生活醫館 130

高年級逆齡先修班

逆轉生理時鐘，越活越年輕！
老年學權威醫生的飲食×運動×心理全方位回春計畫

Younger Next Year：Live Strong, Fit, Sexy, and Smart－Until You're 80 and Beyond

克里斯・克洛利（Chris Crowley）
亨利・洛奇（Henry S. Lodge）
艾倫・翰爾頓（Allan J. Hamilton） 著

曾琳之 譯

高寶書版集團

CONTENTS

獻給親愛的亨利・洛奇

他的才華、愛心與魅力，接納並改變了他所接觸的每一個人。我們對此將永遠心存感激。

——克里斯・克洛利與蘿拉・約克

前言

我的生命之中有許多好運。令人不好意思說的是，我運氣非常好。而且，沒有任何事會比哈利醫生（醫學博士亨利．洛奇）成為我的內科醫生，並說服他與我一起撰寫這本書更幸運了。這件事改變了我的生命。

在華爾街從事法律訴訟工作二十五年後，我和太太希拉蕊搬到亞斯本（Aspen），此時，我對本書有了一些大概的想法，那是最基礎的構想。（我一直想成為滑雪迷，現在我做得到了，這真是好消息。）但是很明顯的是，我需要一位重量級的科學家或醫生共同執筆。所以，當我對此事變得認真時，我們就搬回紐約開始尋覓。我找到了哈利，然後事情漸漸成真了。

我像是花了永遠的時間才找到他（故事收錄在本書中），說服他寫這本書甚至花了更長的時間。畢竟，他在他的專業領域是搖滾巨星，他是創辦人（在接近四十歲的時候！）以及二十二位執業醫生的管理者，哈利也和哥倫比亞大學的醫學院有合作關係，那邊也很需要他。（他後來成為哥倫比亞大學的正式教授，這對執業醫生來說是難得的榮譽。）所以他的時間已經安排得很滿了。但是他喜歡本書的想法，也就是，巨大的行為改變，尤其是養成認真運動的習慣，可以對一個人的健康、幸福、生活品質和老化產生驚人的影響。（減少70%的正常老化，直到你接近生命的終點，以及永遠避開50%最嚴重的疾病與事故。）他之所以喜歡這本書的想法，是因為他多年來都對這個概念很了解，這是他內科醫學診斷的理論核心。他幾乎是紐約唯一一個對行為問題（運動、你的工作、壓力、你的性生活與平常的投入程度）與傳統醫學同樣重視的內科醫生。因為他認為，這些事情比傳統醫學的問題更具影響力，向廣大的大眾闡述這套想法，對哈利是有力的誘因。而且，我長期以來的工作都一直在說服人們做某些事情，我非常努力地說服他。所以我推了一把，他自然地就被吸引了。最後他同意了，可憐的傢伙。

我說他是可憐的傢伙，因為做這本書就像是要求一個已經非常忙碌的人，又多做一份全職工作。這本來會是可怕的重擔，但結果並非如此。恰恰相反，這對我們兩個人來說，都是樂趣。首先，我們幾乎立刻成為朋友，不用多久時間就成為好朋友。這讓一切都不同了。我們的思維模式相似（高度懷疑和分析嚴謹），而且對本書的見解幾乎完全相同的。最後，我們的幽默感一致。在這本書中，我是比較有趣的，但是在生活中，可能是哈利比較有趣。除此之外，我們發現彼此都是在波士頓以北的海邊長大成人，只差了八公里（與二十五年）的距離。最後，那一年對我們兩人來說，都是最開心的一年。

我一度以為我可以完成大部分工作，尤其是寫作，結果並非如此。哈利不是那種指派別人做事情的人，尤其這是他非常在意的事情。最終，我們兩人都參與了寫作。我們採用每人輪流寫每一章的方式，以不同的角度、不同的方式來講述同一個主題。這聽起來不太可行，但最後，這樣合作的成果有著某種魅力。最後，我們所傳達的訊息很誘人：你對自己的老化、健康和生活品質有著你想像不到的掌控程度。每個人都想要得到這股力量，我們似乎對求好心切的A型人格主管和專業人士特別有吸引力。在撰寫本文時，本書已經以超過二十多種語言，售出超過兩百萬本[1]。如果我們所收到的電子郵件來信內容都是可靠的，那麼本書已經改變了許多人的人生。這本書成為了許多人的狂熱崇拜（至今仍是），特別是許多超過四十歲的讀者。

這本書的初版於二〇〇五年一月發行。我們上遍了美國各大全國性的電視節目，這本書並迅速登上了《紐約時報》的暢銷書榜。每個人似乎都喜歡這本書，而我承認，我們也喜歡它。哈利是我所認識的人中最不自負的人，但是當我試圖說服他寫一本相關的系列書時，他曾經說：「不，我們寫了一本完美的書。這就夠了。」

哇！「一本完美的書」，是嗎？甚至我，這個自負的人，可能也不會這麼說，但這並不是荒謬的說法。我們做到了我們一開始的目標。我們將彼此都認為具備重要性且嚴重被低估的觀念，以我們的方式闡述，讓許多人都可以接受它。這個觀念就是，對於幸福快樂、生活品質和老化，行為改變比其他任何事情都有著更深遠的影響。這本書仍然是關於這個主題的唯一一本書。有趣的是，傳

1 編注：本文原文標題為「再版緣起」。

統醫學幾乎完全忽略了行為議題，而雖然本書和傳統醫學大相徑庭，但卻沒有人不同意這本書的內容。在醫學領域沒有，在其他科學領域也沒有，沒有人不同意，而且大眾的反應也非常熱烈。

另一件好的事情是，雖然原版的內容是新穎且前瞻的，但它站得住腳。不論是哈利所預測的事情，或我們兩個都推薦的事情，沒有任何我們所寫的內容，是錯誤的或需要修正的。實際上，隨著越來越多的研究發表，這本書的結論也變得越來越有力，也更顯其重要性。新的研究不斷出現，而這些研究報告也不停地指出，這樣做或那樣做是合理的，這些與我們十五年前寫的內容是完全相同的。相信我，這是一種讚譽。我必須讓你清楚知道，所有這些榮譽都歸功於哈利。哈利曾經說，我們寫的某些少部分內容可能是錯誤的，但書中的主軸將會禁得起考驗。嗯，這件事他倒是說錯了，這本書沒有任何內容被發現是錯誤的。這非常神奇。

這時，你可能會合理地問（甚至有些惱怒）：如果這本書那麼神奇，而你們兩人又都這麼棒，那麼，為什麼要寫這個新版本、修訂本，或不論你們稱它為什麼版本的新書呢？

這是很合理的問題，答案是：這不是修訂版或重新編輯版。舊版的文字（包括我們在書中提到撰寫時的年齡，也是和舊版相同）未做任何更改，也未刪掉任何內容。我們所做的是加上內容，這不是「修訂」，而是讓原本的故事更「完整」。現在回顧原版，會發現當中有幾個明顯的遺漏。它們現在很明顯，但在當時並非如此，因為那時還沒有關於認知功能以及運動和情感連結如何影響認知功能的相關科學。當時的預測甚至還不夠成熟，以致無法納入書中。因此，我們在當時必須省略某些東西，但是今日，這些「遺漏」讓我們抓狂。這正是我們寫了這一版本的原因，我們必須加入一些新的（而且非常重要的）元素。

但是，在此之前，是時候讓大家知道壞消息了。這是一個可怕的壞消息，就像你們許多人所聽到的，因為快速惡化的攝護腺癌，哈利已於三年前去世，享年五十八歲。大多數的攝護腺癌都不致命，但哈利所罹患的這種卻非常致命。哈利已經把自己照顧得很好了，他非常熱衷於「明年更年輕」的養生方法，並且遵循同齡男性的所有常規醫療步驟。當發現癌症時，當然，他有很好的醫療照顧，所有可以做的事都做了。他的壽命超過了預期，但結局來得太快。他的醫生和最親近的朋友都知道，這天可能即將到來，但還是無法接受，至今仍是如此。他曾經非常活躍，在他的專業領域和私人生活中，他都還有很多事情要做。很難相信他在那麼年輕的時候，就荒謬地離開了。但是它發生了，而很多人都非常難過。

無庸置疑，這本書的再版必須要獻給哈利，這是再合適不過了。首先，新的兩個章節與哈利在意的議題和他的個性非常吻合，雖然才兩章，但是這兩章很重要。哈利的朋友——無與倫比的艾倫·翰彌頓（Allan Hamilton）——就像哈利一樣，是另一位博學的專家，但這次他主要以神經科學和腦外科領域的專業，無私地參與並撰寫了讓本書趨於完整的章節。某種意義上，這也是哈利的作品，哈利對於行為改變對活力、情緒、抗壓性和認知效率非常感興趣，而這些正是艾倫的精彩主題。正如你將在我寫的新章節，第二十一章中所看到的，哈利在這個議題上已著墨寫了很多。他會很高興由艾倫接棒。艾倫也是我們這本書的熱情支持者，他買了一箱箱的書給他的同事、朋友和他的每位病人！更重要的是，哈利幾乎完全不可能讓自己撰寫這章的內容，就像他曾經提到的營養學一樣，他只是該專業領域的「學生」，而不是「大師」。艾倫無疑是一位大師。身為亞利桑那大學的教授（驚人地跨了四個領域）和一名腦外科醫師，艾倫一直在傳授這個觀念，並以這個觀念過生活。他也不停在思考它對個人和社會的影響。你很快會在他所參與的第二十二章看到，他是讓原書變得「完整」的完美人選。

我必須要說，寫這個新版本以及找艾倫合作的想法，都是來自蘿拉．約克（Laura Yorke）。蘿拉是我們第一本書的經紀人，但她的貢獻遠不僅僅於此。她對本書的架構貢獻良多。在極少數情況下，當我和哈利對某件事意見相左時，她總是以驚人的公正性調停，然而，當時她和哈利正墜入愛河。正如我之前所說，那是不得了的一年，而對蘿拉和哈利最重要的是他們墜入愛河，並同心成為彼此的靈魂伴侶。蘿拉是哈利的遺作管理人，她與艾倫聯繫且說服艾倫完成他的章節。她還說服了我們的出版商進行這項計畫。如同以往，她是整個計畫的關鍵人物。

艾倫的章節包含一些引人注目且重大的內容，例如，他認為，行為改變對那些我所認為是大腦執行功能的事情，有更大的影響力，包括活力、樂觀、果斷、興趣，最重要的是，純粹的認知智慧。他說，單單智慧就可以提升10%。這太棒了，其他執行功能也可以獲得類似的提升。我們總是被告知，面對阿茲海默症我們無能為力，但是艾倫談到，罹患阿茲海默症的風險將可以降低一半。

這些驚人的改變，不是來自我們非常感謝的傳統醫學，而是來自於認真的行為改變。這是將本書提升到全新的層次。

多年前，一位讀者因為本書而寫信給我們。他告訴我們他所做的改變，以及相應的結果，最後他說：「生活又變好玩了。」我們收到了很多精彩的來信，但這封信可能是我最喜歡的。

我希望這次的新版本，能讓很多人有理由閱讀，甚至是再次閱讀。我希望你們之中的某些人會感動地說：「生活又變好玩了。」

第一部
為你的身體負責

世界末日

—第一章— 克里斯・克洛利撰寫

你現在可能是五十三歲、五十八歲或差不多這樣的年紀。你是個好人，非常成功，充滿活力。你是認真的人，過著認真的生活。除此之外，感謝上帝，你的身體狀況還不錯。你在週末會扎實地運動，好吧，還算扎實，你也許有些超重，自行車已經放在車庫裡一段時間，但是你可以隨時找回那樣的狀態。有時候，你在工作中是壓力性格的A型性格，但是，嘿，你總是完成工作。你是那種人，擁有做對事情的天賦，同時還具備善用天賦的特質。恭喜你。

但幾個月前，你在黑夜中睜開眼睛，對自己說：「我將近六十歲！我幾乎六十歲了！」接下來，你整晚都睡不著。

或者，你坐在辦公室裡，有個討厭的傢伙奇怪地看著你。他們的視線似乎穿過你，好像你不在那裡。當他離開時，這個念頭在你腦中閃過，「那個傢伙以為這裡是搭機出境的登機休息室，我只是短暫過境的旅客嗎？那個笨蛋。」你繞過你的桌子，坐在那位年輕人剛坐過的椅子上，不由自主的嘆息。「退休！我該怎麼辦？」

最後一個場景，你正在參加聚會。一位漂亮的女人經過，她並不那麼年輕，可能大概三十八歲。她的視線也同樣穿過你，就是看不到你，好像你已經死了，好像你已六十歲。同樣地，那天晚上，在黑暗中，你再次對自己說：「六十歲！我要六十歲了！」

早上，你打起精神去上班，你做你的工作，就像最近三十年那樣。但是老兄，那個問題就在那裡。它一直在那裡：「我要六十歲了。我會變成怎樣？我好像不知道答案。」

但你猜怎樣？你確實**不**知道。本書的重點在於**你不知道**，而且你腦中對六十歲的想像並不正確。你知道這對你的父親和他的父親意味著什麼，你知道這對你的前輩和其他數十億男人意味著什麼。但是規則在改變。現在正在改變。你的未來是不同的，將會**非常**不一樣。

哈利（醫學博士亨利．洛奇，我的醫生、本書的合著者和我的好友）將在他的章節中分享新的演化生物學概念，讓你在人生中第一次了解自己的身體如何運作，相信我，這對每個人來說，幾乎都會是革命性的觀點。只要你了解了新的演化生物學概念，然後在你了解後，做一些對你來說很明顯該做的事情。為什麼呢？你可以選擇直到八十歲，都還活得像是個五十歲的人。在你八十歲時（我的朋友，我們是認真的），你可能會在滑雪時直直撞上一棵樹，那是一個不同的故事。或是，你可能會在腦中長出柑橘大小的腦瘤，然後在早上就死了。確實，這些有可能會發生。但是對我們大多數人來說，這幾十年之間的明顯老化並沒有必要性。

比這更好的消息是，**在接下來的五年甚至十年內**，我們大多數人的**身體機能，都可以每年變得**

更年輕。聽起來像是胡說八道或不實宣傳，但這是真的。只有少部分的生物老化是不可逆轉的，就像是你的最大心率每年都會些微下降，你的皮膚和頭髮會變得奇怪等等。但是有70％你認為是老化的事情，都是有選擇的，你沒有必要變成那樣。這不是玩笑，一點也不誇張。這是一個全新的、辛苦的比賽，而且，恭喜你，你有資格參加比賽，你只需要學習該如何參賽。

以下是你自以為知道的：步入六十歲時，你一腳踩在滑坡上，這是步入老年和死亡的長坡，你每年都會稍微發胖、動作變慢、變虛弱，與更多疼痛。你聽不到，也看不到，你臀部的肉消失了。你雙腿間那位你年輕時代的好朋友和玩伴，蜷縮著睡在你腿上，只有每半小時一次，當需要排泄時才會醒來。你變得脾氣暴躁、談話變得愚蠢、牙齒變黃，口氣也不好聞。你沒錢，也沒有頭髮，而你的肌肉看起來像垂下來的布。你放棄了，你坐在那裡等著。等著去療養院……然後被綁在椅子上。本頁下方的圖表一，是你自以為知道的樣子。

這是有可能發生的，在美國，這通常會發生。但這是一個**選擇**，而不是被神聖力量判決的結果。你可以很輕鬆地下定決心，並告訴自己的身體，在你人生中接下來的大部分時間，都以五十歲的狀態活著，甚至活得更年輕。如

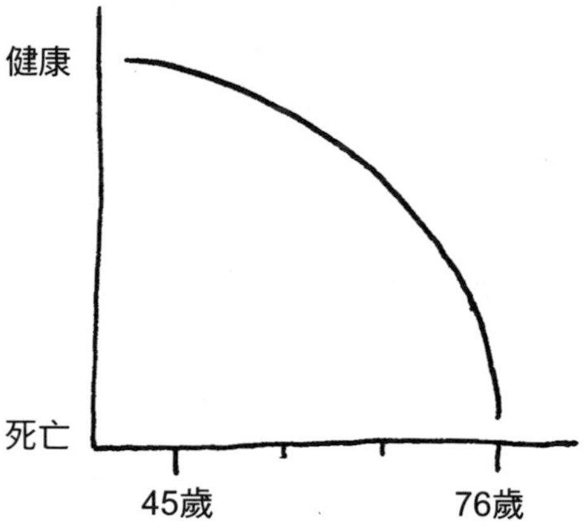

圖表一：從健康至死亡的生命曲線

果你願意向身體發送一些不同的訊號，你就可以離開這道滑坡。你可以保持在一個些微傾斜的穩定水平線上，直到你八十歲及更老。我曾經親眼見到近九十歲的人參加滑雪障礙賽，還有其他同齡的人，在巴塞隆納郊外的陡峭山坡上騎自行車，那裡是專業自行車手訓練的地方。這些人不是只是像瑟縮的老人一樣緩慢前進，而是真的**做到了**。他們盡力去做，而且玩得很開心。

還有一些對體育運動不感興趣的老男孩，他們的身體狀況**也一樣**很好，並且充滿朝氣。這本書要教你的事情是：你不用以你想像的樣子變老。你仍然可以用幾乎相同的方式，做同樣的事情，騎自行車、滑雪、做愛。這是可行的！用幾乎同樣的精力，得到幾乎同樣的樂趣，你幾乎是同一個人。實際上，如果你現在的狀況有點糟，那麼在接下來的幾年中，你可以完全轉變成一個**更好**的人，**然後**讓自己的狀態穩定下來。這不是開玩笑。最壞的情況，可能看起來像本頁下方的圖表二所示。

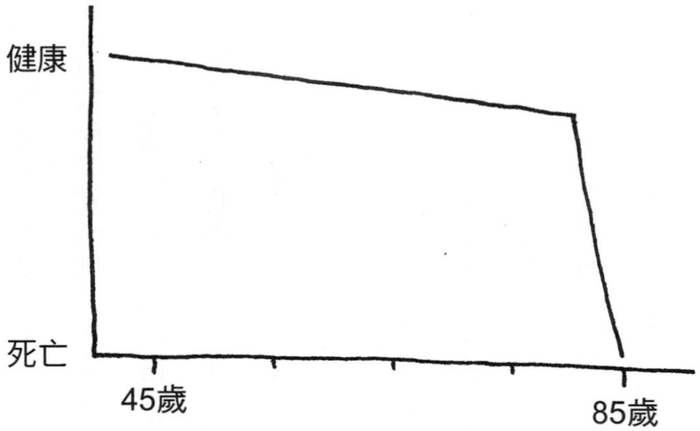

圖表二：從健康至死亡的生命曲線

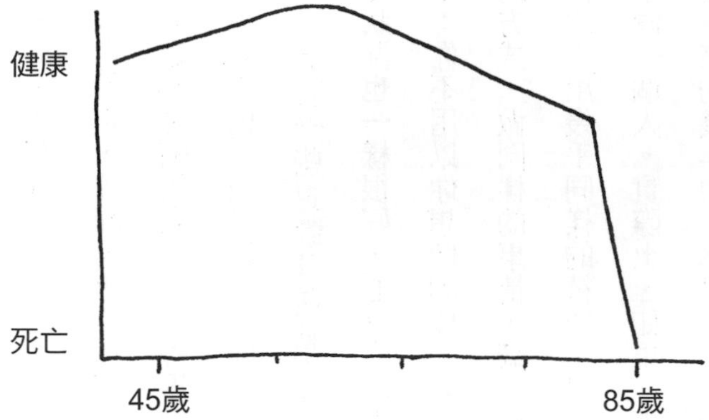

圖表三：從健康至死亡的生命曲線

對於95%的讀者，狀況看起來會像本頁上方的圖表三所示。

如果你的人生還沒有到那樣的狀態，你無法想像上述兩種生命曲線之間，以及與第十六頁的生命曲線圖相比，這差別有多重要，因為你可能也無法想像在美國的「正常老化」有多可怕。不要懷疑，真的很糟，不同生命曲線之間的差異是很深遠的。我們——哈利和我——求你離開人生的滑坡，在你人生的「下一個三分之一長度」的時間，從根本改變。

哈利和我希望這本書對你來說是有趣的，我們希望在你意識到我們有多認真之前，將本書的關鍵重點傳達給你。但是平心而論，我們是非常認真的。你餘生的可能改變，事關重大。請你花一分鐘的時間，思考一下以下數據：哈利說，只要你按照我們所建議的，改變生活的方式，就可以在你生命中最後三分之一的時間內，排除超過50%的所有疾病和受傷的發生率。這些事情不會延遲到你比較老的時候才發生，而是排除掉！這也包括相關的痛苦、花費，與因為重病或重傷而失去的快樂。這值得你花一分鐘思考。你可能還需要考慮這項事實：70％的早逝都跟生活方式有關，而「早」指的是在你八十幾歲之前。

對我而言最重要的，是哈利所說的，包括衰弱、關節酸痛、身體協調性變差與蹩腳的感覺的這些老化相關的「正常」退化，哈利說，這些可怕的事情有70％幾乎是可以預先阻止的，你可以先發制人，直到你人生大約快結束的時候。**這是很大的不同**。我的生活中偶爾也有一些正常衰老的狀況，當時我的關節痛到連基本的走路都很痛苦，為了避免抬腳踏上八公分高的人行道，我在人行道的邊緣尋找我可以步上人行道的緩坡。想像一下那樣的場景，想像一下如此虛弱，以至於你需要晃動身體才能離開普通的扶手椅。**這種事情會發生，它會發生在你身上。它真切、確實會發生。但是它也可以不要發生。**

這些聽起來好像很極端，但其實並不會，哈利將告訴你新興科學所提供的證明，這將完全改變你的觀念。我會告訴你我的生活，關於我在七十歲時像瘋子一樣滑雪、挑戰長途且可怕的自行車旅行與進行**風帆衝浪**運動。我會告訴你，關於我對事情的在乎、投入於做事情，以及在身體機能上，我比十年前的自己更年輕。我會告訴你，我大部分時間都感覺很好。這不是無意義的吹噓或博君一笑的言論，這就像是示範的錄音帶。**聽著，你可以滿六十歲，且在接下來的五到十年裡，每年在身體機能上都變得更年輕**。這是嚴肅的事情。

我對本書的貢獻：我的親身見證報告

我在這本書的角色很簡單：我經歷了我的六十幾歲時期，並且已經退休了一段時間。七十歲的時候，我已經吸收並遵循本書的內容好幾年了，而我準備告訴你這段過程的真切事實。我的故事是第一手的報告，這是個樂觀的故事，當然，而且也是一個誠實與純粹的故事。

好消息是，我過得很好。我已經不是四十歲了，當然不會是過著超完美的狀態。但是，我仍然可以保持像是健康的五十歲的人，儘管有以下這些事實：我狀況最好的時期，也只是運動表現一般的人。我非常放縱自己（我曾經超重十八公斤）。我幾乎每天都喝酒，而且享樂就是我的動力。我絕對是為了享樂而活的人，當我腦中出現了其中的利害關係，以及與成果相比，需要我付出的並不多，我就被說服了。我像大家所知的「男人」一樣，把這當成一份工作，就像是那句俗語：「忍著點，像個男人，做好你的工作。」哦，還要記得每天都要出現在上班場所，這是我們在三十年工作中都學會的一件事，將這個特質用在這些新的承諾上，你就會成功。

另一個好消息是：這個**過程**並不難熬。其中一些（可能是運動的部分）聽起來很可怕，你會認為我們是在開玩笑。但這並不難熬，我們也沒在說笑。如果不好玩的話，我就不會整整一個月，更不用說延續好幾年都做某一件事情，但幸運的是，這些事情是好玩的，甚至會有點上癮。我們會解釋該怎麼做，這是辛苦的，但很有趣，而且有效果。

哈利對本書的貢獻：他將告訴你事實

哈利是真正的專家。他是醫學會認證的內科醫生（也是一位老年學專家），他在四十六歲時就在全國的調查中被評為全美國最好的醫生之一，且長期都名列榜上。他領導著曼哈頓最先進、由二十二位醫生所組成的團隊，他也是哥倫比亞大學醫學院的臨床教授。他同時還是近期細胞與演化生物學發展的認真學生。在本書中，他所負責的部分是關於這些科學的報告（尚未在醫學期刊曝光，且短期內不會發表）以及他在過去十五年間治療五十歲、六十歲甚至年紀更大的病患當中，所學到的經驗。科學是嚴肅的，但是哈利卻讓科學容易理解且具有說服力，但是，當你閱讀哈利所寫的章節時，接受哈利的建議，看起來在邏輯上一點也不瘋狂（實際上，是幾乎必要）。

這些科學是非常新的理論，以至於哈利（在這個領域非常保守的人）警告，隨著研究日新月異地進步，他所說的某些言論可能會被證實是錯誤的，但這不影響主要的論述。他所談論的革命性觀念就在這裡，而這些科學原理是真實的。哈利清楚說明，在你的身體裡面有一股一直在作用的巨大力量，這股力量存在於你的身體各處、在你的每個細胞中，它不斷在作用，讓你變強壯或是變衰弱。這是達爾文的、物種的保存的力量，與你是誰，以及你的生活方式有著深切的關聯。我們或多或少會輪流提及此議題，但在哈利的章節中，他會告訴你這些力量是什麼、如何運作，他還會告訴你如何運用這些力量，將它們重新導向對你有益的方向。例如，如何很大程度地長期凍齡，並非完全停止，也不是永遠停止年齡增加，但是會比你現在所能相信的凍齡時間還長。

有些你將學到的知識，是你一直以來都知道的。生命的浪潮會推著我們前進或後退。當你還是個孩子的時候，潮水就在你身後推進，不管你做什麼，你都會往前進。你變得更強壯、協調性更好、更專注，理解力更好，且更能應付挑戰。但是在某個時候，你體內的浪潮變緩了，搭便車的時間結束了。然後，一瞬間，這股浪潮變成你的阻力。你變得虛弱些、身體變得不太平衡、骨頭變得脆弱，你記不住事情。很快地，這股浪潮將會變得非常強勁，它會將你捲到岩石上，海鷗和螃蟹在那裡，等著吃你肥美的內臟還有眼睛，等著從你的鼻腔啄出黏液、拿走你的頭髮來築巢。抱歉，但牠們會在那裡等著吃你。

有趣的是，這股浪潮並不算強。它非常穩定且毫不留情，所以看起來很強烈。但這股浪潮是可以應付的，你可以將其無窮的力量轉為幫助自己達成目標。就像利用將你打向岩石的這股風的恐怖力量，讓自己安穩地**駛入**風中。哈利不是一個輕鬆活潑的人，但是他很聰明且他的觀點值得仔細研究。他想讓你做的只是改變你的生活方式，從根本上永遠地改變，而我也是。

遇到哈利並重新開始

我之所以會去找哈利，是因為一位有著漂亮紅髮、名叫黛絲莉的皮膚外科醫師叫我去找他。她才剛在局部麻醉藥的作用下，把我的鼻子剝了一半，而我仍然信任她，這需要一定的魅力。那時，我剛從科羅拉多州搬回紐約，我第一次退休後在那裡迷上滑雪幾年了。我年輕時錯過了玩滑雪的階段，我十九歲就結婚，在讀法學院前已有三個孩子。總之，我問黛絲莉她可否當我的醫生，她拒絕了。但她知道有誰適合，那個人聰明、大方……是個了不起的人。她說，這個人是白人菁英，但不是討人厭的人，彷彿這點必須先說清楚。他是她在醫學院念書時的老師，我一定會喜歡他。

於是，我人就在哈利的診療室裡，像貓一樣地小心翼翼。我承認，這是因為我不喜歡醫生。我不喜歡他們高傲地說：「嗨！克里斯。我是史密斯醫生。」（我是「克里斯」？他是「史密斯醫生」？這是什麼意思？為什麼我總是要等一個小時，去遭受這種對待？律師不會這樣做，但是醫生，我的天！然後他們還會對你做那些事！）

哈利舉止討喜，是個極其大方的人，但是我還是很防備。我們剛經歷完所有這些可怕的事情，他抽了幾加侖的血，用可疑的表情，花了很長時間檢查我的耳朵和喉嚨深處，問了許多模糊且令人害怕的問題，並把手指放入我的屁股檢查。最後，是傳統的說詞：「你可以穿上衣服了，來我的辦公室，然後我們可以聊一下。」

你知道他接著會說：「嗯，聽著，我發現你的屁股有一個小腫塊……其實是石榴般的大小。可能也沒什麼，但有一些壞疽，所以讓我們幫你預約住院吧，然後……」我進入他的辦公室，然後，不，他還沒有找到像是石榴大小的東西。他說，實際上，我的狀態還不錯。我的體重超重，但狀態還不差，我經常性的運動有很大幫助。

哈利是個高個子，身為經營這種大規模診所的醫生，他異常地害羞。在與你交談時，他總是看著電腦。你不會說他是書呆子，因為如果你認真思考，他其實算帥……好吧！「書呆子」這個詞可能還是會浮現在你的腦海。他在大學時是划艇隊員，他的外表也很像划艇選手。但是他的打扮與舉止讓我想到「新英格蘭守舊派」，這我當然可以接受，因為我看上去也差不多是這樣。我曾經有一位祕書說：「克里斯，你穿衣服的感覺就像你恨這些衣服一樣。」哈利和我就像是在同一個世界、同一塊弄皺的布上剪下來的，我們都來自波士頓北岸。我們成長的地方只差了八公里，相距二十五年。他繼續嘀咕數字、參數等，說個不停。

然後，因為我正在面試他是否夠格勝任「我的醫生」這個非常重要的職位，我說：「那麼，在診療上你最喜歡的事情是什麼？」

他停了下來，但只有一秒，彷彿他一直在等著討論這個話題。「我真正喜歡的，是與病患建立長期的關係，並幫助他們保持健康，不僅是治癒疾病，而是促進健康，這兩者是不同的事情。我想幫助他們過更好的生活，而不只是做這些治療的工作。」

賓果！「這是什麼意思呢？」我天真地問。

「嗯，我對老化和內科一直都有興趣，我在這兩科都通過了醫學會的專科認證，雖然我不確定老年醫學與內科醫學有多大的區別。」

然後他轉身，安靜地說出驚人之語。

「我可以確定的是，人老化的方式正在發生根本性的革命。」他停下來，思考著如何解釋清楚。「在以前……」他開始切入正題，講述從五十歲到死亡之間，緩慢且持續的曲線，而另一種情境是全新的平穩曲線。他用手在空中實際比劃出線條。「而且你可能正處於這種變革的前線。」

「我？」

「是的。依照你現在的數據……」他開始操作電腦。「沒錯，你的數值很好。嗯，你不抽菸，依照你現在的數值，你只要有更積極的運動習慣，你就可以維持現在的狀態，直到你八十歲，也許可以到九十歲。實際上，如果你多做一些事情，身體的機能可以實際上更年輕。你的身體狀況已經比大多數第一次來這裡的人要好，但是，沒錯，在所有重要的功能上，你在**明年都可能變得年輕**。不只在明年更年輕，在未來的幾年也可以是如此。」

我進入他的世界中。「真的嗎？」

「是。你滑雪，嗯，在你七十幾歲的時候你可以盡情地滑雪。放慢速度，最終你在八十幾歲的某個時間點，可以做到去越野滑雪。你永遠都可以騎自行車。你的狀態會有一定程度的退化，但是基本上，你可以像你五十歲時一樣運動、充滿活力和靈活，直到你八十歲或是更老。在一開始的這五年或更多年的時間，你的身體機能都可以更年輕。」

「我需要做什麼呢？」

「這很難簡單說明，但是有三件事。」你是否注意到，無論如何總是有三件事？

「這三件事，」他說，「是運動、營養和投入。」

「最重要的，也是對大多數人最大的改變，是運動。這是身體健康的祕訣。幾乎在你人生中的每一天，你都應該努力運動，例如，每週運動六天。並且做些肌力訓練，例如，在六天中的其中兩天做舉重。運動**就是**老化的關鍵。這段長下坡……」他再次用手在空中比出拱形曲線，「可以簡單地消失，或往上走一段期間，而你在餘生都可以做自己。」

我有大概四百個問題，但是，我很難得地坐下並等待。

哈利繼續說明。「營養也一樣。你應該以你知道該這樣吃，但卻沒有這樣吃的那些飲食方式進食。如果可能的話，你應該減重到你真正的重量。你是……」他看著螢幕，「八十八公斤，你的體重應該是？你正常的體重是多少？七十九公斤？」

「我猜是七十五公斤，可能更輕一些。在大學時，我曾做一些划船運動，維持在六十八公斤左右，然後一直維持這個體重到我四十歲。」

「好，如果你有一天體重能回到七十七公斤，那很好，但是不要急。無論你體重多少，運動都很重要，然後從現在開始學會理性地吃東西。停止吃那些你知道對你有害的食物，像是速食、大量的脂肪和單一碳水化合物。」他說，節食是愚蠢的，是行不通的，但是如果我做該做的運動、戒掉垃圾食物，我的體重就會隨著時間而下降。

「基因呢？我以為這一切在出生時就決定了，我只能坐以待斃。」

「不，」哈利果斷地說，「這是一種常見的誤解和糟糕的藉口。基因可能只占其中的20％，其他的取決於你。」

「那喝酒呢？」

他再次回頭看螢幕。「社交飲酒者，」他引用我填寫問卷的答案。「一晚喝兩杯。」然後他因為討喜的禮貌而沒有倚著桌子大喊：「騙子！」他只是說了一些，一杯或兩杯葡萄酒如何對身體有益，但超過就對身體有負面影響的事情。飲酒過量對身體有負面的影響，當然。

「投入。」他聳聳肩，彷彿接下來的部分更難說明。

「我的意思是，你必須和其他人一起參與事情，而且你必須關心一些事情，像是目標、公益、人、家庭、工作、休閒活動。尤其是在退休後，你必須投入並扎根，否則你可能會陷入困境。」

他安靜下來，停了一分鐘，有些為難。「對你來說，這將是特殊的。我很難一概而論，但你必須要有自己在意的人或生活目標。你的目標是什麼並不重要，它們不必對社會有重要性或是可以賺錢，只要它們對你來說很重要且很有趣就夠了。你必須要有自己關心的人，與一個讓你自己活下去的理由。如果沒有……」他微微一笑，「你會死掉。」

「就這樣？」我問。

「簡而言之，是的。」

「好。」我準備好了。「該做多少運動？我該吃什麼？」

這就是本書接下來的內容，你會喜歡的。這將拯救你的生命。

你的妻子好嗎？

—第二章— 克里斯．克洛利撰寫

在輪到哈利的章節之前，讓我問你一個有趣的問題：你的妻子好嗎？或是你的戀人或親近朋友？不論你身邊有誰……不論你在誰身邊，她們好嗎？她對於你的年紀與退休，感覺如何？她基本上是鼓勵你的，還是她已經受夠了？她在你身邊支持你嗎？還是在你耳邊說三道四？她喜歡你嗎？你喜歡她嗎？隨著年紀老了，總之，你們覺得對方如何？好吧，我真正的問題是：非常不同的人生正以每小時一百六十公里的高速逼近你們兩人，你們的結合是否夠堅強，足以成為面對這一切的基石？你還有舊的基石、舊的笑容、過去的愛嗎？你們兩人都一起投入這件事情嗎？

我問這些問題的原因，是你很難單獨完成這件事，這就是為什麼。如果你身邊剛好有一個愛你且你也愛的人，那會是很大的幫助。這可能會讓你有些驚訝，有些男人有著這種渴望的想法，哎，如果我能擺脫現況、攬著年輕的玩伴女郎，**然後**，天哪，我的人生就會重新開始。或者，我只要可以玩樂一段時間……短短幾年就夠了。

也許吧，但是我必須告訴你，我不這麼認為。我曾經單身很長一段時間，實際上我很享受……

那是一段美好而危險的時光。就像電影演得一樣，棒極了。但是那時候和現在不同。我碰巧知道，如果你身邊有伴侶，且你的伴侶也擁有你，不論你的下一個階段是邁入六十歲、七十歲或退休，都會容易得多。

但是，如果你身邊沒有任何人，或者你的感情關係非常糟糕，也沒關係，這本書當然不只是為了已婚人士而寫的。還有其他方法，朋友也可以，一個**親近**的朋友就夠了。志趣相投的人脈網絡也一樣，尤其是你們因為對某種事物的熱情而連結在一起。祕訣，就是和他人產生連結，於是你在邁入人生的下一個階段時，可以有人支持你。我們天生就是群體動物，走失的話我們就會發冷、流鼻涕，特別是在冬天到來的時候。

稍後，哈利將告訴你，一些有關哺乳動物天生以群體方式運作的瘋狂知識，以及我們的大腦中有一個獨立的腦負責這件事情。這很奇怪，但也很真實。成對和成群運作的傾向深植於我們的身體和大腦之中，無法擺脫。所以，回到我的問題：你的妻子好嗎？或是你的伴侶或那位好友好嗎？我們最好的建議是，如果你碰巧有一段好的關係，請不要在退休的改變漩渦中揮霍浪費它。你將會需要它。

值得一提的小事情是，有為數眾多的男人都做錯了。有些人在年紀到五十幾歲和六十幾歲時，許多維持了三十年或更久的關係，會突然破裂。在那些關係即將轉化為非常美好的事情時，這些人就放棄了。也許是因為退休，或是突然多了那麼多時間相處在一起，所帶來的壓力。誰知道，但這確實發生了。這並不是好事，因為此時你需要一些認真的陪伴和穩固的根基。這正是許多原本的基礎被連根拔起的時期，事情會變得令你害怕。

我是一個樂觀的傢伙，你也應該如此，樂觀是生活最好的方式。但是，讓我們誠實的面對這件事，如果你不留意，邁入六十歲可能會變得非常糟。就算你已經很注意這件事了，想一想，真的有些人在六十多歲時就**死**了。不是被車撞到，或是從自行車上摔下來，而是死於半自然的原因，像是心臟衰竭和各種的癌症。當然，**你**有很大的可能不會死，我明白，特別是如果你依照我和哈利所說的方式去做。但是死亡確實存在於某處，它會讓你情緒低落。你一直聽著遠處的瀑布聲，並且一直好奇著那是什麼聲音，彷彿你不知道。害怕，你非常、非常害怕。本書的基本規則之一是：「忍著點，像個男人，做好你的工作。」這是很棒的建議，但執行可能很難，這時若是有人在你身邊陪伴是件好事，最好是你熟悉的人。親愛的，你將一個人獨自往瀑布走去，但是有人陪你的時間越長越好，特別是在晚上當你躺著，聆聽著瀑布聲的時候。我們是群居動物，互相依偎著彼此。

計劃、擬定方案、做好準備

你很有可能還未退休，也許一段時間內也不會退休，但是我和哈利在本書中仍然討論了許多退休的議題。我們這樣做，是因為退休茲事體大，你應該儘早做好準備。釐清一下我們討論的這些事情，我們在討論時，假定每個人都快要退休或已經退休，如果你距離退休還有很長時間，那太好了，我們誠懇地建議你，去做在美國沒有人做的事情：好好思考退休這件事情。計劃、擬定方案，並做好準備。從朋友與你投入的事情中建立新的人脈，讓這些新的連結在你的工作結束時，仍然伴隨著你。花一點時間思考如何打造一個全新的自己，如果你剛好有另一半的話，想想如何與你的伴侶建立新的關係。你們之中許多人也將會從事兼職工作或開始新的事業，如果你也有這樣的打算，那麼現在就伸出你的雙手，讓你的人脈發生作用。在你還沒退休時，先弄清楚你未來要做什麼與該如何做。退休可以是美好且終身難忘的經驗，退休將會是你此生最有趣，也最重要的經歷之一，但這不會太容易。你不該未經深思熟慮，就邁入退休狀態。好吧，現在我們回來說故事。

在美國，退休是很棘手的一件事情，這也是你在邁入六十歲的時候不該孤身一人的原因。科學讓你還有三十年的人生，天啊，某些人要面對的是四十年的人生。但你不會擁有老球隊的優勢，他們如果明天就要你離開，他們就會得到他們想要的結果，一切都會發生在突然之間。某一天，你將從群體的一分子、複雜社會組織中重要的一員，變成一個站在大街上、人脈破碎的人。也許你可以擔任顧問，或者你照常去辦公室，但這都無所謂，你已經是歷史。他們會為你瘋狂地哀悼約三十秒鐘，然後繼續他們的生活：「哎呀，我想念老比利。我可以吃他剩下的午餐嗎？」

「當然可以，老兄。在這裡，讓我也吃一點。」

好像你已經死了。

你會很辛苦。支撐著你的人生的整個人際網絡，包括你的同事、朋友與競爭者，是推動你生命的強大飛輪：你該做的事、你驕傲或恐懼的事情、你融入的地方與你未融入的地方。一切都在瞬間消失了。這個社會頑固堅持著核心家庭、缺乏個性的城市與失根，也沒辦法填補你的匱乏。我們應該改變過去組織社會的方式，更有效地使用剩下三分之一時間的人生。我們應該建立可以長久存在的目標和社群，我相信我們會的，只是這些未能在你的時代發生。一百年來，美國社會一直在這條怪異的、粉碎的、孤立的道路上倉促前進，使我們變得更加圓滑、溫和，以融入我們所熱衷的全球經濟，在短期內這都不會停下來。所以，你只能靠自己了。

我們這些美國的男人們，**自認為**自己很好。我們都認為自己是牛仔與個人主義者，只是在我們上路之前，碰巧做了一段時間的工作。這順便做的工作，你知道的，就做了三十年，但我們仍然是過去那些獨立的傢伙。我們認為自己擁有無法被剝奪的核心價值與孤獨的力量，在電影結尾中，以堅毅的目光騎著馬往夕陽前進。就像艾倫．拉德（Alan Ladd）在電影《原野奇俠》（*Shane*）的結尾離去的身影一樣。你知道嗎，老兄，那只是電影。當你的時候到了，得騎上馬離開、步入退休時，你的喉嚨會哽住，喉嚨的腫塊會像是俄亥俄州的坎頓市一樣大，你不如乾脆一開始就待在坎頓。而且你會很害怕，那些比較幸運的人會問：「從現在開始，**我們**該做什麼呢？」

我可以為你提供答案。不管是好是壞，如果你有另一半的話，**你們兩個人**將在一個奇怪的新世界中，打造全新的生活。你將建立一個新的家園，它存在的時間必須要比片尾的字幕還要長得多。在過去，男人或多或少可以指望退休幾年就逝世，但你不會這樣。你可能還會活二十年，也許是三十年，**幾乎是你人生的三分之一時間！**因此，你們新的生活圈最好是很牢固、很舒適，而定居家園主要就是你們兩個的工作。

如果你很幸運，擁有一段可以承受一定程度壓力的關係，或者，如果你可以重組或重塑已有的關係，讓這段關係足以承受壓力，那麼很有可能，你們兩個將在很長的時間，成為彼此最主要的資源，這段很長的時間可能會跟你們接下來人生的長度一樣長。你們的工作包括擔任主要的陪伴者、主要的合資者、主要的鼓勵者或勸說者。對於我們當中的許多人而言，這將成為我們社會結構的重要組成，並持續一段時間。但是就算是全世界最好的關係，也不能、且不應該代替你從工作中獲得的一切，這樣就太瘋狂了。幾乎可以肯定的是，這段關係將成為你主要的資源。因此，儘早開始情緒的對話，無論過去如何，你們現在都是**真正的伴侶**，盡可能敞開心地交談，並找出誰對某件事感興趣，與誰可以承受什麼樣的負擔。

然後，一起做一些新的事情吧。例如，想像一下在書的其餘部分中，哈利和我將大力宣傳的重度運動計畫。如果你們有可能可以一起執行這套計畫，或者只是執行計畫的某一部分，都會更有趣，也讓事情更容易。你可能會想：「為什麼？拜託，她又不在乎這種事情。」或者，「她跟不上的。」這些想法也許是正確的，但也可能不是。

給你一個難為情的例子。當我的妻子希拉蕊和我認識時，好笑的是，除了去酒吧之外，她從不做戶外活動，而且她只穿黑色衣服。我們搬到了科羅拉多州，然後她像超人在電話亭換裝一樣，瞬間將這個角色拋到腦後。突然間，她開始滑雪、健行、騎自行車，還有一些天知道是什麼的戶外活動。無論如何，她都不是真正的「運動員」。我也不是。當我們搬回東部時，我開始執行所謂哈利的法則，她起初冷眼相待，但是後來她也加入了，我們兩個不分軒輊。好吧，我們不完全是不分軒輊，儘管她的年齡稍有優勢，但我還是比較狂熱且比她強壯一點。但是我們一起做了很多這套計畫中的運動，大概每週有幾天會一起鍛鍊，我無法告訴你那有多好。

想一想那場景：早上六點鐘，外面天色還是暗的，是時候努力起床，該去討人厭的健身房了。如果你們兩個一起去，就會容易**許多**。你們一起出門、一起進行鍛鍊，然後在冰冷的空氣中，滿身汗水的一起回到家。你們兩人**都**感覺很好，互相打氣。這樣真好。

在新罕布夏州時，我總是會在湖上划船。今年夏天，希拉蕊突然加入了。我們肩並肩一起出發，她在她的奧爾登海洋牌（Alden Ocean Scull）賽艇上，我在我的小河白廳牌（Little River Whitehall）划槳船上。我們通常在黎明時，在靜止的水照到陽光變熱之前划船，這時連潛鳥都在嘲笑我們。我經常划得更遠，但也不一定總是如此。大部分時候，我們都一起划船，我無法告訴你那有多美好。這些天，我們一起騎自行車，這也是沒有人在十年前可以預料到的。

因此，不要太確定你的另一半不會參與運動之類的，她可能讓你誤會了。另外，在你們下一個三分之一階段的人生中，她會比你更擅長某些重要的事情，可能是結交新朋友，以及，在你們的生活中和孩子與孫子維繫關係，在這種地方，你們可以互相幫忙。或是，她可能更擅長為你們兩個開發新人脈、投入的事情和經營人脈網絡。這些關鍵領域是她可能可以承擔的重任。

堅持下去

某種意義而言，你人生中接下來三分之一時間的婚姻，會比較容易經營。這就像以前在農場的夫婦比較少離婚、比較不會有焦慮，因為丈夫和妻子都扮演著經營農場的重要角色。同理，你們兩個都扮演著重要角色，讓你們的新生活可以發展，因此你們自然地對彼此更尊重、給予更多的關注，而且單純地比過去更關心彼此。還有，你那瘋狂的睪固酮也退化了，這也有幫助。

我還要誠實的告訴你一件事。一些年長的男人會突然轉身看看自己的妻子，然後想著，嘿！是不是哪裡出了錯，為什麼**我的床上有一個老人！我必須擺脫這裡！**這樣想的人，好像覺得自己看起來很帥氣，你知道的，你的小腹在那裡，你的牙齒發臭，但是沒關係，這都是難免的。我們社會有一個慣例，男人總是比女人老得更好看。當然，當他們快要死時，就不具有這項優勢——男人比女人早五年死亡！當我們死掉的時候，看起來並不會比較可愛，但是，男人忘了這點，還以為他們像是已逝世的奧斯卡影帝保羅．紐曼一樣，會永垂不朽。因此，女人可以不在意**她的床上有一個老人**，但是你卻覺得你必須擺脫這裡。

我們冒昧的觀點是，這種想法是矯情的情緒在作祟，最可能的，是你對於發生在**你身上**的改變感到恐懼，並將恐懼向外投射，這時不該是採取行動的時候。在這本書中，我們不會談論離婚、年輕的妻子，與這些相關的事情。這些太獨特、太個人了。但是我們確實有一個建議，與其坐在那裡，沉浸在沉默並越來越憂鬱，思考著彼此有什麼問題，為何不擁抱彼此的生命力，在這個關鍵時刻，當你們都需要肯定的時候，適時對彼此肯定地說「好」？評估一下你們雙方最美好的特質與最棒的優點，**並重新接納彼此的生命力**？這是個好主意。

話雖如此，你的伴侶可以為你做的事情是有限的。如果你才四十多歲並且自以為是，那麼你將不會相信這件事，但是確實有可能，你在退休的初期階段，會過分依賴你們的關係。男人——甚至像你和我這樣優秀的男人——面對準備退休也是會說不出話來。我們拒絕接受，並待在原地不動。因此，當這一天到來時，我們之中的許多人會眼裡含著淚水轉過身，希望我們的伴侶可以承擔所有的重擔，包括使我們感興趣、感到被愛、感到被恨和被逗樂。抱歉，男士們，她們不能。她們不能，也不應該承受這種負擔。在你過去三十年糟糕的言行後，你的伴侶可能非常愛你，也可能不愛你，即使她們非常愛你們，她們也無法承受那麼大的負擔，也不該這樣做。

你將需要努力與他人和其他團體建立連結並投身其中，使你的生活延續。你將必須像鍛鍊身體一樣，練習自己的魅力、說服力、對事物感到有趣的能力，並領導其他人。這些是隨著你一生而發展的特質。在退休或準備退休期間，你如果可以越廣泛、越多元與他人建立連結並互動，你的生活就會越好。

但是現在而言，這些都是後話。這一章的**基本法則**是：和你的妻子、重要的伴侶或是最好的朋友保持聯繫（如果你身邊剛好有這一個人）。無論如何，都要重新校準、重組並強化你們的關係。在邁入人生下一個三分之一的時期，擔任彼此全面的合作夥伴，在困難、甚至充滿敵意的新環境，一起開拓家園。你們一起努力，事情會更順利，你們也會有更多的樂趣。從這本書開始，邀請你的伴侶讀這本書，並且一起討論。利用哈利對演化生物學的見解，讓你的身體和心靈在接下來的三十年都維持強健。

你們是在美國西部場景中的小伙子，你們將一起擊敗達爾文進化論的賭局，因勝利的獎賞而活下來。她將騎著馬，在河邊等你，或是你會等著她，而你們兩個都將為自己的生命而前行。經過這些年，你驚訝這竟是一個浪漫故事，而你們兩個都在這故事之中。

—第三章— 亨利・洛奇醫師撰寫

老化科學的新趨勢

擔任一般內科醫師十年後，我坐下來，好好整理我自己。我所看到的一切，改變了我的生活，改變了我的診療方式，並最終促成了與克里斯一起寫這本書。事情發展順利，我愛我的工作與我的病人，我也有很棒的同事。但是那些我一開始的病人，都快步入六十歲、七十歲和八十歲了，而事情正在發生。有些人不只是我的病患，也成為我的朋友，但大多數人我都偶爾才會見到，可能是為了年度健康檢查一年碰面一次，或是因不時出現的問題而碰面。年度檢查就像縮時攝影一樣，在那些斷斷續續的畫面中，我看到我所關心的人，在驚人的一個畫面之中就老了。許多人久坐不動，而即使是那些適度活動的人，也變得越來越超重、身體變形和冷漠。有些人病得很重，他們患有中風、心臟病發作、肝臟問題、癌症和嚴重受傷。許多人死了，而這些時間點似乎沒有道理。

醫學最難的事情之一，就是告知病患壞消息：「我們需要做更多的測試」、「這看起來有些可疑」、「你坐下來，我們好好談談」……用所有我們曾經說過的委婉表達，來解釋病患的人生突然發生了一個不好且不可逆轉的轉折。我越來越意識到，大多數的這些對話都提早發生了，而且，是出於顯而易見且可預先避免的原因。

這並不是因為我做錯診斷，或是在X光檢查時漏掉東西。我所做的，是美國的醫生都很會做的事情，那就是，當人們因為生病而來求診時，對他們進行治療。我的患者得到了良好的醫療照護，但我開始認為，他們沒有受到好的**健康照護**。大多數人的退化和病痛，是來自於三十年來生活方式的問題，而不是疾病。我就像美國大多數的醫生一樣，做錯的工作做得很好。現代醫學並不關心生活方式的問題，醫生不治這些問題，醫學院也不教，保險公司也不理賠這些問題。我開始認為，這樣是站不住腳的。我一直在這些問題上花時間，但並未將它們視為主要焦點。我有太多患者都過著很糟的生活，這也包括一些非常聰明和能幹的人，其中有些人快死了。

在擔任內科醫生十年後，我有些進一步的想法。律師和銀行家會形容大多數的現代醫學是一種交易，而且是一次性的交易。你膝蓋受傷或是心臟病發作，然後你去看專科醫生，然後做短暫且密集的修復或治療，然後大家分道揚鑣，可能永遠不會有交集。我意識到，我的做法完全不同，我很常與人有長期的關係，甚至維持二十年、三十年。這是擔任內科醫生最好的事情之一，我幸運地可以長期觀察患者的生活，這使我與其他專家的立足點不同。我「被知會」患者的生活狀況，以及他們的死亡情況。我「被知會」正常的美國生活方式，尤其是美國人的退休方式，是危險的，有時甚至是致命的。我「被知會」，無論我們的醫療照護水準如何，我們也都需要良好的的健康照護，而我們當中很少人可以獲得它。

莫名其妙的是，我們的社會苦於醫療費用高漲、肥胖盛行、心臟病和癌症，卻很少關心這些事情。簡單的事實是，我們完全知道該怎麼做。**有70%的過早死亡和老化，都與生活方式有關。**心臟病發作、中風、常見的癌症、糖尿病、大部分的跌倒、骨折和嚴重受傷，還有更多的疾病，主要都是由我們的生活方式所造成的。**只要我們願意去做，我們可以消除五十歲以上男女超過一半以上的疾病。不是拖延它，而是消除它。**這是一個很快可以實現的目標，但我們卻沒有朝著這個目標前進。取而代之的是，我們使這些問題成為「正常」老化情況的一部分，而使這些問題變不見。然後說，「哦！那是變老的正常現象。」

「正常老化」並不正常

我越研究老化的科學，就越清楚地知道，這些疾病和惡化並不是年紀變老的正常現象。它們是難以接受的暴行，但我們已經習慣了這種暴行，因為我們丟臉地將標準訂得太低。許多人下意識地認為自己會「變老－然後－死亡」：這是一個片語，幾乎是一個字詞，當然，也是一個無縫接軌的概念。在這個概念下，當他們變老並且體弱時，他們很快就會死亡，因此生活品質的下降並不重要。**這是一個非常錯誤的想法，在做你的人生規畫時，這是危險的假設。**實際上，你很可能會「變

老－然後－活著」。如果你願意，你會變得老弱，但死的可能性不大，你比較可能會這樣活著一段很長、很長的時間。現今，大多數美國人都可以活到八十幾歲，無論他們是身體狀況很好，或是在助行器上拖著腳步行走，而且這個壽命數字正隨著時間演進而增加。所以，不管你喜不喜歡，你都可能活到九十多歲。這是你該在你生命最後三分之一的時間過得很棒的好理由，而不是讓自己在肥胖、關節痛和冷漠的一連串沮喪中度過。「正常老化」是不該容忍且可避免的，你可以跳過大部分的「正常老化」並變老，不僅是優雅地變老，而且還可以享受真正的快樂。

我的領悟是：「作為醫生，我不能坐在這裡看著我所喜歡和關心的人走上一條可怕的道路，卻沒有任何作為。等著汽車撞車，然後做好傷者和垂死者的治療工作是不夠的。」如果有70％我所看到的嚴重疾病都是可以預防的，那麼，預防這些疾病就是我該做的工作。在這條戰線有一個好消息，你不用等待總統的委員會或國家衛生計畫做些什麼。這場戰爭一次只需要一個人開始、戰鬥，然後戰勝，就從你開始。

自從我領悟這番道理以來，我檢視了這些年來，源源不斷首次來看診的病患，讓我感到震驚的是，其中有許多人抽中**不健康**的籤，現在，這似乎已經成為美國人的命運。懶惰和垃圾食物的可怕影響，不僅僅是發生在老年人身上，也影響越來越年輕的族群。我和每位新病患都會進行和克里斯之間一樣的談話，如果病患對此有所反應，新的合作契機就會展開。好消息是，大多數人都了解箇中關鍵，而且其中很多人都走向通往年輕的路。

從細胞開始改變

我們正處於老化科學的改變之中，這是一個更龐大的革命的一部分，讓我們對人體如何運作的理解，可以小到是細胞層級的理解，它為健康地老化打開了大門。這場革命背後的科學，是龐大且驚人的，涵蓋了細胞生理學、蛋白質構造、生物化學、演化生物學、運動生理學、人類學、實驗心理學、生態學和比較神經解剖學等多樣的領域。研究的明確結論仍在持續浮現，但基本的規則很清楚，四十歲至九十歲的男女都應立即採取這套作法。只要他們這樣做，就可以比他們的父母、祖父母或其他任何在生理上同年紀的人，過得更好、更快樂、**更健康**。

讓我們回到過去。十年前，健康的基本科學原理仍是未知的領域，在地圖上是一大片空白。但是，我們終於從研究疾病中，學到了足夠的知識來了解健康。結果證明，健康在生物學上比疾病更複雜。生病就像是火車偏離了軌道，此時物理定律會決定一切，車禍是可怕且具破壞性的，但是科學的理論很簡單。健康則是相反，它有精心設計的控制機制讓火車保持**在軌道上**，而這些機制的科學——我們身體的藍圖——非常複雜。幸運的是，這些控制元件易於操作，你只需要了解有關生物學演化的兩個基礎背景知識，即可掌控自己的健康。

首先，人體不是巧妙整合的一套完整設計。大自然把奇妙但古怪的生物群體湊在一起，成為你的身體，它們來自演化相隔數百萬年、甚至數十億年的不同物種。人類獨特的可相對拇指在我們手臂的末端擺動，與另外多幾公斤重的大腦，是你唯一特殊的「人類」部分，其他一切都來自別的物種。不要以為我們在說的是黑猩猩，我們談論的是細菌、恐龍、鳥類、蠕蟲、瞪羚、獅子——清單上還有很多。無論你的父母是在一九五〇年、一九三〇年或是任何時間點，以極度樂觀與誇張的方式創造出你，你身體的基本結構和運作都是由數十億年前的細菌所發展而來的。讓這些細胞運作的訊號，不是引發文藝復興或憲政政府的有意識思想。它們根本不是思想，它們是原始的電流脈衝和化學訊號，比意識的起源早幾十億年。

第二，你可以用那奇蹟般的、創造出文藝復興的大腦，來控制深層的原始細胞，但不是以你預期的方式，你必須使用密碼與自己的身體對話，並遵守某些不變的法則。我們將在這裡提供給你密碼，並解釋法則。順便說一下，這不是我們的法則，是自然的法則，你無法逃避它們。

一些好消息……與但書

你繼承了一筆生物學上的財富。無論你是否認同，你都擁有著令人驚嘆的出色身體，與真正令人稱奇的大腦。實際上，你的腦部是由三個獨立的、令人驚嘆的腦所組成，它們來自三個完全不同的演化階段，並共同運作。簡單來說，你有一個**爬蟲腦**、一個**情緒腦**和一個**理性腦**。它們的化學作用不同，在解剖學上是分開的（神經外科醫生可以像剝橘子一樣地分開它們），並具有不同的功能，但它們緊密地連結在一起，讓你可以度過你的一天。

但是，有個但書是，你的身體和大腦是在大自然中生存的完美設計，它們都不是為了速食、電視或退休生活這類現代生活而設計的。它們的設計是為了讓人可以在大自然中生活，而在大自然中，只有最適者才能生存。你的大部分身體部位，都和購物商場沒有關係，就像劍齒虎和購物商場也無關一樣，如果任由它們自己運作，你的身體和大腦將始終如一地，一定會誤解二十一世紀生活的訊號。

退化是可以選擇的

從現在開始，請你記住，老化與退化之間有著很大的不同。老化是不可避免的，但在生物學上它是一個緩慢的過程。很多我們所謂的老化，以及**大多數我們最害怕的變老，實際上都是退化**。這一點非常重要，因為我們擺脫不掉真正的老化，但退化是有選擇的。這代表著大多數的**機能**老化也是有選擇的。

老化是不可變的生物規律，你無法改變：頭髮變白、地心引力會帶來影響、開始可以用優待票價看電影。無論你的生活多活躍，你的最大心率都會隨著時間而穩定下降，這對你是很重大的影響。無論你的生活方式如何，你的膚質都會變差。因此，無論如何，你**看起來**都會顯老。但是，你的**行為**跟**感受**不用顯老，這才是最重要的。我們還沒有找到一種可以持久的方法，但是老化可以是一個緩慢、最小化且非常優雅的過程。甚至在外表上，一個好看、健康的老人，與一個放任一切的老人，兩者之間也存在著很大的差異。

大自然用你的身體與生俱來的退化傾向，來平衡生長與退化。這些訊號並不強大，但它們是持續的，它們永遠不會停止而且每年都在增強。克里斯把這稱為無情的浪潮，這是一個很好的比喻。無論你怎麼稱呼它，在我們四十幾歲和五十幾歲的時候，我們的身體都轉變成「預設退化」的模式，享受免費青春浪潮的旅程已經結束了。在缺乏生長訊號的情況下，你的身體和大腦會退化，而你將「老化」。現在，我們可能不滿意這種安排，但是我們也無法改變它。我們可以做的事情，是覆蓋那些預設的訊號、逆著浪潮而游，並將退化逆轉回成長，而且非常輕鬆就可以做到。

我們該如何避免退化？改變我們傳送給身體的訊號。覆蓋退化程式的關鍵，是日常運動、情感的投入、合理的營養，與真正投身於生活。但一切都始於運動。

你必須要常常運動，因為運動就代表了你是誰。更重要的是，這也代表過去你**曾經是誰**，代表了你幾億年前的起源。你的身體是來自數萬億祖先的禮物，而你存在的事實代表著牠們都存活下來了。牠們每一個都做對了某件事情，每一個都將多一點的力量、速度和智慧傳遞給下一代。

我們的身心是為了與自然環境和諧共處而精密設計的工具。我們確實是為了在順境中成長而設計的，為了保持警惕、狩獵、探索、共同合作、建造、笑、玩耍、奔跑、康復、去愛，和生存。要做到這事情，我們的身體和心靈都需要強壯、活躍並且完全同步。

然而，在生物方程式的另一端，退化必須在必要時發生，因為每一部分的身體結構都需要能量來維持。每條肌纖維、每一小塊骨頭和軟骨、每一組大腦網路連結、每一個皮膚細胞，甚至每一個思想都會消耗必須的能量燃料。而每一份能量消耗都必須有助於生存和再生，否則會降低遺傳的成功。因此，在環境狀況差的時候、壓力大的時候、乾旱、飢餓或冬天時，我們被設計成停下來、冬眠與休養，加速停止發育和退化的發生。從物種的角度來看，一旦完成了多年的生育和撫養，這可能是一個很好的老化方式。在這種模式下，可以減少食物的耗損，當然，死亡會更快發生，為下一代在生存壓力中騰出空間。這是達爾文的老化程式，大自然也是依據這個老化程式打造你的身體，這也是退化每年都會變得更加持久的原因，就是因為這樣生命的循環。現在，你即將邁入人生的這些階段，這種說法你可以接受嗎？

也許不行。從個人的角度來看，從你的角度來看，這都是有問題的。這是可怕的生活方式，而且，這完全不合理。我們住在溫度可以控制的房子內，並不是處在冰河時期，而且大多數人都是吃太多，而不是吃太少。沒有寒冬跟饑荒會讓我們全面停下來，你可能因此認為，我們的身體會開始適應並遠離半冬眠的防禦機制。但是人類逃離這些壓力源才一百年左右，在人類的發展上，這是一個驚人的事件，但是從演化的時間來看，這不算什麼。我們的身體結構根本無法適應現代的退休世界，它們在未來也不會適應。是的，數百萬年來，人類身體系統的設計並沒有任何改變，我們的身體系統被設計成在不確定的環境中運作，那時的食物永遠不夠吃飽，而且總是充滿危險。

演化的改變可能會發生，但是不會在幾百萬年內發生，所以你可能會需要做其他安排。你可能會想從現在開始，想辦法應付你那老化且遵從達爾文規則的身體，然後看看在你的人生中，可以做些什麼來強迫你的身體適應。請記住，如果你不介入，你的身體就會持續誤解現代世界的訊號，它會啟動「預設退化」的設計。你會開始退化，最後死亡。要了解原因，我們需要同時考慮自然界中的好的情境和壞的情境，以及我們的祖先如何使用現在我們仍具備的機制和訊號，以適應它們。

在春天的大草原

我們從生長、變年輕的訊號開始說起，回到在春天的非洲大草原：這個時候，我們有充裕的時間，身在我們成長的地方。下雨了，草茂盛地生長，水坑裡滿是水。攻擊的掠奪者相對較少，它們不是主要威脅，我們只需要警覺心和彼此尊重就可以應付，我們不會焦慮。獵物很多，但是羚羊、堅果和莓果散布在廣闊的區域，因此每天都要花費數小時的時間狩獵和採集。即使在今日，在非洲西南部喀拉哈里沙漠的布西曼族每天也是步行十三至十六公里尋找食物，在步行之間，他們也會在打獵時奔跑和急速衝刺。**這項運動，在春天狩獵和覓食的體力勞動，一直是傳達生活美好的唯一且最有力訊號，代表春天到了，該生活和生長了。**

回應這項運動所發出的化學訊號，你的身體會變得苗條、有力且更有效率。多餘的脂肪變得不必要，因為能量的供應非常穩定，你的身體維持適度的脂肪儲備來應付困難的時期。超過適度的脂肪儲備就是負擔，因為攜帶脂肪行動只會消耗能量並減慢你的反應時間。你的骨骼強度和關節健康狀況都強化了，足以應付行程中反覆出現的衝擊。你的心臟和循環功能增強，為肌肉提供血液和氧氣，你的肌肉變得結實、柔軟、協調。你的免疫功能增強，修復身體持續的耗損，也就是因活躍戶外活動而造成的扭傷、割傷、瘀傷和輕微感染。

你的大腦也改變了。當大腦從你的身體獲得這些一致性的身體訊號時，它會產生一種樂觀的化學反應：理想的狩獵心情。在類似的運動環境中，動物實驗顯示出實際的身體和大腦化學變化，讓好奇心與活力增加、探索的意願增加、與群體成員的互動增加、敏捷性提高以及某種對全世界來說，都像是更樂觀的情緒。

苗條、強健、快樂、樂觀、充滿活力且精神奕奕：這是大自然在理想環境下為你所設計的狀態，也就是你在春天所該有的狀態。這樣美好的生活在那裡等著你。在這種生活中，你的特徵是具備強壯且適合有氧運動的肌肉、健康的心臟、苗條的身體、良好的骨骼、好的免疫系統、性慾高漲，以及機敏、好奇、樂觀的心，幫助你在群體中有好的工作表現並建立強大的人脈網絡。

我們將告訴你如何達到這樣的狀態，但是在這之前，讓我們先看看我們現在的生活方式，有著什麼樣的陰暗面。看看現代的生活方式，其中包括垃圾食品、看過多的電視、長期的通勤、工作壓力、婚姻壓力、睡眠品質不佳、人造光和噪音，最糟糕的是缺乏運動。現在的退休生活，則以無聊和孤獨取代退休前的工作壓力和通勤。春天大草原上的那種生活呢？差得遠了。自然地，這種生活方式發出致命的危險訊號，而你的身體和大腦接收到這些訊號後，也會發生致命的變化作為反應。

你必須理解這個矛盾，無盡的卡路里和缺乏運動，會向你的身體發出訊號，告知身體你即將飢餓、很可能無法生存，因此，你的身體和大腦就會陷入低度的憂鬱狀態。諷刺的是，在自然界中消沉憂鬱是正常的，這是重要的生存策略。真實的大自然不是美麗的日落、鳴叫的鳥兒在花園裡高歌、小鹿斑比和小兔子在林間的空地玩尾巴，而是殺戮的場所。在真實的大自然中，有50%的小羚羊在剛出生的頭兩週，就會被土狼撕裂。在這裡，殺戮或是被殺不是比喻，而是致命的真實，每天都在上演。真實的大自然沒有任何犯錯的空間，不是空間不大，而是**完全不容許**犯錯。適應美好的時期很容易；適應惡劣的時期（乾旱、冬季或危險）則很重要，死掉的動物無法重生。

當冬天到來，草原變成凍原，夜幕降臨後，溫度驟降至零下攝氏七度。從北部呼嘯而來的暴風雪帶來了凍雨，然後是下雪，雪堆積到三公尺高，把食物都掩蓋住，讓獵物躲入洞穴無法移動。所有你可以得到的少量食物，幾乎都只夠被燒成碎屑，只能讓你維持生命。你開始了冬天漫長的飢餓，隨著幾個月的時間過去，你只剩下皮膚和骨骼。你在秋天累積的脂肪，在對抗寒冷和饑荒時穩定地消耗掉。在等待春天的這段時期，你困在和死亡的緩慢競賽中。

我們現在很難理解的是，這是規律、**正常**的人類經歷，而將憂鬱作為最終防禦的方式，根深蒂固地存在於我們的骨子裡。我們在每個冬天以及每次乾旱或饑荒時，都會使用這套防禦機制。我們因憂鬱而倖存下來。不是臨床診斷的憂鬱症或服藥中的憂鬱症，而是為了生存而憂鬱，藉此讓我們減緩新陳代謝、建立脂肪的儲備、離開一切而轉向自己，然後讓自己冬眠，將一切降低至最低限度。除了最關鍵的系統以外，我們讓身體的所有系統都停止成長並退化——停下來，得以存活。

其實，**所有的慢性壓力都是以同樣的方式運作。**身體上與精神上的慢性壓力，都會告訴你的身體，環境已經越來越糟，而且你正面臨辛苦的生存挑戰。在這種情況下，你的身體會選擇低度憂鬱與身體衰弱，作為身體的健康狀態。問題是，這樣特定的健康狀況訊號，幾乎就是美國標準退休生活的生活方式：久坐不動、減少社交聯繫、吃掉一切手拿得到的東西。這是飢餓與冬天的主要訊號，你的身體會對此有所反應。憑藉著數十億年生存下來、無懈可擊的確定性，你的身體將對你的行為做出反應。

久坐是退化的最重要訊號。你的身體就像是天空的老鷹一樣，每一天都在看著你做些什麼以及呈現什麼樣的行為。在大自然中，除了缺乏食物之外，你不可能會久坐不動。請記得，人類來自於非洲，在那裡，不論狩獵的成果多豐碩，都會在幾個小時內腐壞。沒有冰箱、沒有便利商店，也沒有微波的爆米花。你每一天都需要起身去狩獵好幾個小時。不出去狩獵的**唯一**原因是饑荒，不論你吃了多少食物，只要你不運動，這就是你每天告訴身體的事情。在那些日子裡，你是在告訴自己的身體，該變老了、該退化了，該為了生存而讓自己憂鬱——活力低落且冷漠。該將每一份多餘的食物都儲存為脂肪，放棄免疫系統，溶解肌肉，讓關節退化。是時候找一個洞穴，窩在角落，然後開始發抖。

而這一切都會立即發生，因為無論你做什麼，退化的訊號都會持續發送。這就是克里斯所說的浪潮。你的身體組織和神經迴路**總是**在退化，肌肉、骨骼和大腦總是在溶解，就像陽光下的冰淇淋甜筒一樣。好消息是，退化的訊號雖然持續但是微弱。如果你不發送任何生長的訊號，退化將獲勝，但即使是一個不強的生長訊號，例如像樣的體能鍛鍊，或甚至只是一段美好但僵硬的散步，也足以淹沒退化的聲量。重點是，你必須每天做一些事情來告訴你的身體，現在是春天。這是本書的關鍵，它並不複雜，但是你必須每天都努力做。

請記住，退化不是生物性的老化。退化是由於我們久坐不動的現代生活方式，所引起的枯萎。退化來自於當太陽出來時，打開電視；來自於看電視時，打開一罐啤酒喝；來自於每一次開車到速食店，都買超大份的薯條或富含糖與咖啡因的汽水；來自於在高爾夫球場仰賴電動車移動；來自於你一個人坐在家裡。

退化來自於放棄生活，不再參與事務，但是只要透過我們討論過的達爾文法則，退化可以停止或是徹底減緩。老化取決於自然，但退化取決於你。

生長：大腦的化學特性

假設你選擇要讓自己維持「春天」時的健康狀態，你該如何讓你自己的身體理解你的選擇？在你運動時，有些事情會自動在你的肌肉和其他組織中發生，但是關鍵的部分由大腦所控制。不是你的理性腦，而是你的爬蟲腦——那是可回溯數百萬年前的腦。

這個腦是聾、啞與瞎的，不誇張，除了嗅覺，它與世界沒有直接聯繫。在你的頭顱內，這個腦一直都是黑暗、潮濕、有點鹹鹹的，維持在溫度攝氏三十七度。你的爬蟲腦只知道你透過生活方式所告訴它的資訊。你的爬蟲腦和身體在一個辛苦的世界中進化，沒有第二次機會，它們的運作機制與地球繞太陽的軌道一樣基本。直到你死去的那一天，它們都仍將堅定地相信，你仍然生活在大自然中。這就是為什麼，你選擇的日常生活方式，會決定你的健康狀況，無論好壞、無論你是否喜歡。你的健康狀況，是大腦對自己**所認為**的世界的完美詮釋。這與疾病無關，這是不同的事情。沒有人會選擇生病，雖然生病經常來自於健康狀況不好的種種累積，但生病只是單純的不幸。而**你**可以選擇自己的健康狀況，你可以將其視為負擔或權利、禮物或詛咒，但你不能放下，也無法逃脫。

如果你了解規則，你就知道就是個好消息，因為拿到控制權並不難。

掌控的第一步，是了解整個系統的設計，這讓我們回到起點。生命的最初始於三十五億年前，我們的直接祖先是藻類、酵母，然後是細菌。這個族譜並不丟臉，這是令人敬畏的起源，我們應該對此感激。我們認為自己可以脫離演化，反而給自己造成極大的傷害。你的族譜可以追溯到三十五億年前，其中的每一秒都花在讓你所繼承的身體和腦更完美。提醒你，沒有任何一秒被浪費掉，整整三十五億年都花在讓你變得完美。

訊息時代

你有大約一半的基礎代謝機制，直接來自於細菌，幾千年來一直在運作，都沒有改變。這些單細胞的細菌祖先與酵母和藻類，都活在不止息的街頭抗爭中，每個細胞都獨自作戰。而所有高等的有機體，從蠕蟲到人類，都具備多個細胞可共同運作的組織，整體比部分更強大，其原因就跟公司組織通常比個人更成功的原因相同——溝通。

簡單的有機體透過細胞之間直接滲透的化學物質進行交流。這是你嗅覺的起源，也是你最原始的感覺。在早晨，咖啡和培根的味道喚醒你整個身體的方式，就是嗅覺發揮作用的好例子。一般來說，身體內的細胞越多，使它們全部起作用所需要的訊息就越多，而隨著我們進化後更龐大的身體與更複雜的組織，我們發展出原始的神經系統，以及稱為荷爾蒙的化學訊號，透過血液進行輸送。隨著我們不斷進化，神經系統和荷爾蒙系統變得越來越複雜，適應能力也越來越強，這使我們可發展的生物可能性越來越多。

今天，你身上到處都是訊息。你擁有數十億個細胞，且每個細胞都不斷向它的鄰居發出極細小的化學訊號。你的每塊組織都有著豐富的神經連接和荷爾蒙受體，數百萬的訊號一直在你的身體內飛來飛去。所有的網路流量與世界各地電話的訊息量，和你體內的訊息量相比都相形見絀。

這不是比喻。從你的受孕開始，直到你死亡，你每天都在發送**數萬億個**內部訊號。你每天都在對你的身體說話，年復一年、口夜不停地持續嘮叨著。你不會閉嘴，你也無法閉嘴。你所有的組織，包括你身體和大腦的每個部分，一直在聽你說話。它們仰賴你的每句話，服從你的每個命令，但是它們不說英語，而是解讀你的身體語言。當你知道自己跟它們說了些什麼時，你將會嚇得發抖。

大自然的語言

大約五億年前左右，我們的早期無脊椎動物祖先（蝸牛和水母等）發展出我們今天使用的大多數神經荷爾蒙和大腦化學物質。這些化學物質與安眠鎮定藥物、腎上腺素、古柯鹼和嗎啡非常相似。我們出現的時候，我們並未發明這些東西，我們只是在沿著進化階梯往上爬時，如撿現成般的接受了它。這是真的，蠕蟲和蝸牛用以運作其身體的神經系統，和你現在閱讀這些文字時使用的化學物質和荷爾蒙，是相同的。

從蠕蟲發展到最初的腦，又花了幾億年的時間，但最終是魚找到了答案。鮭魚擁有與你相同基本架構的爬蟲腦，或更準確地說，你擁有了牠們的腦。魚將其傳承給兩棲動物，然後從兩棲動物分支出恐龍、爬蟲動物和鳥類（更多的祖先，族譜上的人越來越擠），而牠們都在不斷改善爬蟲腦。結構上來說，它位於脊髓的頂部，每秒整理數百萬筆輸入，並協調相應的輸出。

我們是在兩億年前從爬蟲動物分支出來的，但我們卻帶著牠們的禮物，即爬蟲腦。我們在今日仍透過爬蟲腦來讓身體運作，它幾乎沒有太大的改變。這是你純粹的爬蟲腦，但它非常厲害！它沒有感覺，沒有真實的想法，但是具有非常複雜的反應。它是一件藝術品，堪稱是奇蹟，是絕對的寶物。想想馬林魚跳出水面或老鷹猛撲獵物的畫面，這種純粹的詩意動作正是這個腦的功能。因此，請拋開所有將魚類、爬蟲類動物和鳥類視為低等生物的觀念。任何一隻活著的鳥，其身形的優雅與協調性，都是你無法相比的。

神經科學家將這個腦稱為爬蟲腦、後腦或原始腦。每個名稱都帶有一點輕視的意味，好像在人類大腦新皮質日益完善的路上，這個腦是一小部分未加工的機械。然而反過來說才是更準確的意義，事實上，爬蟲腦負責我們身體的運作，並且幾乎完美地做到了這件事。你如果用理性腦去騎自行車，你會發現自己用臉頰在人行道上衝浪。你可以去看看美國跳水運動員格雷格·盧加尼斯（Greg Louganis）的過往畫面，他在空中完美協調地旋轉、翻滾，然後自由落下，毫無痕跡地進入水中。這完全是自動的，在這之間沒有任何思緒。這是爬蟲腦的作用，而你的腦天生就和他的腦一樣強大。

你的身體腦也負責你的新陳代謝，它不斷驅動你的每個器官、組織和細胞，以滿足你當下的即時能量需求。它會主動監測身體各方面的狀況，讓你的整個身體保持在最佳的和諧狀態。這就是為什麼運動是成長的主要訊號，因為它是你的爬蟲腦的語言。請讚頌這個腦，並了解到，它每天都以某種奇蹟般的自動駕駛在運作。這個腦每一秒鐘都能**準確**執行你叫它做的事情，這是你身體的主要控制中心。

你需要和你的爬蟲腦重新產生連結，你將它關在壁櫥中太久了。在無數的白天工作之後，在無數的晚上看電視之後，這台神奇的機器正等著你將它取出來好好使用。**不**這樣做會是危險的浪費，因為爬蟲腦有其黑暗的一面，也就是退化。

生命就是以能量為主。對大自然而言，能量是最重要的事情。在三十五億年之中，生命遊走於能量和耗力之間一條極為薄弱的邊界上。從生物學而言，沒有退休甚至老化這些事情，只有生長或退化，而你的身體希望你在它們之間做選擇。速食、久坐的生活方式、現代壓力、孤獨、退休和老年都沒有演化的基礎，但是你的爬蟲腦有，而且演化的基礎既遠古且原始，超出了你的想像。數十億年的生命，且特別是死亡，將爬蟲腦訓練成像是鯊魚一樣，以無情的效率關閉不必要的功能，就如同其起源。就像鯊魚冰冷麻木的眼睛一樣，這個腦不在乎你的快樂，也不會考慮你的退休。它是一台不間斷的機器，不停地追求輸入與輸出、成長與退化之間的完美平衡。無論你喜不喜歡、知不知道、負不負責任，它每天每秒都在執行工作。考慮到這一點，請思考一下你的爬蟲腦從你今天的生活方式中學到了什麼，並且，它告訴你的身體是要成長還是退化。

離開演化的坍塌

這場比賽對我們來說已經改變，因為我們在現代生活中擁有的奢華享受和生活選擇，和生物學沒有任何一致的地方。在自我超越智力的非凡勝利中，我們就直接假設我們是為了這一生而「被創造的」，我們是為了二十一世紀的生活而特別設計的。這是非常錯誤的觀點，你必須要忘掉它。

在地球上超過三十億年的所有世代的生物之中，我們獨一無二地走出了演化的實驗坩堝[2]。我們只是站了起來，就走出了大自然。我們大多數人都不太可能碰到飢餓，我們不狩獵，亦不會被獵捕。對我們而言，生活並不是遊走在饑荒和食物過剩之間。從塑造我們物種的角度來看，飢餓或寒冷造成的死亡已經消失。人類有史以來首次有足夠的食物可以吃，而沒有任何人能夠吃我們。這種發展的重要性或變化的影響深度之大，完全不誇張。幾乎無法理解的是，在我們這個時代，很大的一個問題是飲食過量，還有懶惰。我們的祖先為了自己的生命而奔跑了數億年，他們拚命尋找食物，將它們儲存在體內，以抵抗乾旱、寒冰和飢餓的威脅。然後，轉瞬之間，所有這些威脅都消失了，基本的造物法則不再適用。我們可以說，對世界的運轉而言，這是有史以來最巨大的改變。

可以理解的是，我們達爾文式的身體和原始的腦追趕不上這種驚人的狀況。我們生活在這種新的安全之中，生活在這個富裕的新時代，就像是喝醉酒的水手才剛從可怕的危險中逃脫出來一樣。理所當然地，我們病了。我們忘了自己的根源、忘了我們的過去、忘了我們的身體和心靈是如何形成的，並且罹患可怕而又怪異的新疾病。我們的身體不知道如何「解讀」這種食物過剩的生活，我們讓自己越吃，卻離死亡越近。我們的心靈不知道該如何「解讀」沒有危險這件事情，我們不需要狩獵或聚集，我們無所事事，我們讓自己軟化而離死亡越來越近。我們驚人效率的心臟開始像是罹

2 編注：坩堝（Crucible）是實驗室中使用的一種杯狀器皿，用途是盛液體或固體進行高溫加熱。另外，冶金學中用來融化金屬的容器也被稱作坩堝。

患傳染病一樣出現問題，在自然界沒有任何物種出現這種狀況。

簡而言之，這種生活方式是由人類所打造的，就如同我們也是被大自然打造而成一樣；而我們採用了這種生活方式，但這無非就是一種疾病。思考一下：我們的生活方式比癌症、戰爭或瘟疫更致命，尤其是在退休之後（特別是在美國）。現代醫學讓我們的壽命更長，但我們許多人卻生活在悲慘之中，而且有許多人都在過於年輕的年紀就死亡。這本書的重點在於，我們必須學會自己治癒自己，否則，在所有的這些過剩之中，我們的身體會相信自己被饑荒緊抓著不放，然後我們用這樣的身體過活，然後……年紀輕輕就死於不必要的痛苦。

那麼，我們如何在退化和成長之間做選擇？如何在老化和變年輕之間做選擇？我們不會再成為獵人或採集者，我們也不會成為農民。我們不會像一百年前的農民一樣，活在每天從額頭滴下汗水的生活中。因此，作為替代，我們必須模擬成功活下來的人，模擬他們的某些生活。為了控制我們達爾文式的身體和心靈，我們必須透過身體發揮影響力。我們的身體跟心靈緊密地連結在一起，以至於不能單單只考慮其中一邊的狀況。

你在這裡得到的資訊很簡單，所有你身體進行的活動，所有你吃的食物，所有你的思想和感受，所有你的情感和體驗，都會依照數百萬年或數十億年前以來——如石頭般堅固——的自然法則，來改變你的身體和大腦。進行體能鍛鍊並參與生活，會在你的整個身心引起大量「成長」的訊息潮。只要你發送正確的訊息，你數十億年演化歷程而來的數以萬億的祖先就會跟你站在同一陣線，發送出數十億個原始訊息，讓你變得更強大、更敏捷、更聰明，並且更能夠承受重擊。運動是改變你的身體和爬蟲腦的唯一方法，而且如果你這樣做，你將變得「更年輕」。你不會完全變年輕，但是會以驚人的程度年輕化。

當你刻意讓自己穩定且積極地生活，就會發送身體的訊息，加上你所發送的熱烈參與生活的情感訊息，**將可以覆蓋掉預設的訊息**。你只需要相對少的努力，透過運動、互動、求愛，就可以模仿年輕人的巔峰時期，然後你的身體就會跟著變年輕。記住，這股浪潮是不停歇的，但是它並不強烈。如果我們持續地堅持，如果我們每一天都活躍且投入於生活中，我們可以抵抗這股浪潮，甚至逆流而上，持續到非常老的年紀。這需要努力和做例行的工作，不過我們大多數人一生的生活經驗也就是如此。將這些天賦和紀律用來對付這些新的問題，你就可以設定一個**可實現**的目標：在你八十歲和超過八十歲以後，仍然活得像是五十歲的人。

逆著浪潮而游

一第四章一　克里斯．克洛利撰寫

當哈利和我開始寫這本書時，原本設定這會是一本簡單的書。最終，它仍然是一本簡單的書，只是在某些地方變得有些複雜，這就是為什麼我們認為最好先在這一章闡述「哈利的第一法則」。在你迷失、覺得無聊或決定去喝酒之前，這是你要先學習的一個簡單規則，這也是在其他所有方法都失敗的時候，你需要遵循的法則。

它是這樣的：在你的接下來的人生，每週都運動六天。抱歉，就是這樣，沒得談判，也沒有藉口，認真運動六天，直到你逝世為止。好吧，如果你仍處於四十幾歲的階段，且卡在工作、孩子和旅行之間，或許可以通融為一週運動四至五天；但就算你是四十幾歲的人，一週運動六天還是比較好。而在你五十歲以後，一週運動六天就是必要的，因為，屆時前文提到的那股浪潮將開始追過你，你需要幫助才能遠離岩岸。實際上，我的規則版本是「每週做**激烈**運動六天」，但是哈利要我不要嚇跑大家。

這不是一本寫給古怪男性的運動書，甚至根本不是運動書。哈利的第一法則很有可能不是我們最重要的建議。但這是**第一項法則**。付諸實踐，你就可以看到早期的結果，然後讓自己投入其中。這項法則會開拓你的視野，讓你以不同的方式看待下一段三分之一時期的人生。它會為你提供做其他事情的力量、樂觀和靈活。正是這個魔法，讓你擺脫掉筋疲力盡、老邁且失敗的可能性，沒有這個法則，你可能會變成完全不同的一個人。一旦你掌握了這個法則，剩下的，你就都可以駕馭了。

持續運動的概念似乎很瘋狂，但其實不會。那股**浪潮**才是你人生中的瘋狂事情。你想一想，在你自己珍貴身體內的這股古怪浪潮，想要你變老、變胖、生病和變笨，想要你跌倒、胡說八道、受傷、流鼻涕、變憂鬱，想要將你一把打上海岸，海鷗和螃蟹正在岸上等著要吃你的內臟，**那才是瘋狂**。為此做些什麼是理智的，而運動是理智的。

不要把運動當作運動，你可以將運動視為不斷發送「生長」的訊息，來覆蓋掉這股瘋狂的浪潮！將此視為用你身體唯一懂的語言，告訴你的身體，要更強壯、更靈活，在身體機能上更年輕。會需要這樣做，因為這是唯一可行的方法。

哈利和我不會傻到認為你現在就會「啪」的一聲把書放下，出門去健身房。但是我們認為，最終，你將會做到這一點，這就是為什麼我們現在要告訴你一些可以幫助你正確思考的事情。在後面的章節中，我們將明確告訴你該做哪種運動，以及該進行多少運動，以及如何使用你的**心率監測器**。老天爺，這些細節遠多過你可以接受的量，但我們現在先把這些忘掉吧。目前，我們希望為你做好準備，讓你至少有機會開始這套養生方法，我們認為這套方法是革命性的，你的生活方式將有巨大的變化。請閱讀接下來的一段文字，很快地，你或許會想認真嘗試我們所推廣的這種生活，這會對你有所幫助。

把這當成你的新工作

我們認為你不該逐步開始。更好的作法，是直接揮別過去，對未來做認真的承諾。如果你已退休或即將退休，我們主張你將其視為你的新工作。如果你離退休還差得遠，那麼將其視為下班後的第一要務，並盡力而為。但是請記住，隨著年齡的老去，固定的運動將在優先事項列表上往上爬，因為這股浪潮正在上升。浪潮有其優先順序，你也必須有你的優先，否則你將被浪潮捲走。

無論一個人是公司的總裁，還是在中階的某個你叫不出名字的職位，他在職涯生活中都會學到一件事。他們學會去上班。沒有想太多，他們就會學到孩子和富二代所不會的技能。他們學會每天去上班，並做好他們的工作。這種簡單的訣竅，是推動生活最強大的力量之一，而你已將它深深地刻在你有意識與無意識的腦中。太好了，現在，在你的新生活中使用它。

出門去上班的這個習慣，其中一項很棒的優點，是它的優先順序在很前面。除了重病或嚴重的家庭問題外，工作勝過一切，而日常運動也應該用這樣的方式去對待。如果你希望美好的新生活可以成功，你就必須讓定期運動具備那樣的優先地位。這可能很難，有些人難以將運動視為「認真的」事情，他們對於做運動感到有些內疚，因為運動太像玩樂了。

我們只能說，這是傻話，把它忘掉吧。在你接下來三分之一人生的時間之中，你所做的一切都比不上每天運動重要。如果運動感覺像是玩樂，那太好了，你是比較幸運的人。但運動是非常認真的，因為它可以避免你成為可悲的老傻瓜。你認為還有什麼比這更重要的嗎？**對吧！**

男人都喜歡談判，而哈利和我常常被問到：「為什麼要六天？為什麼這麼重要？為什麼不能三天？兩天？還是一天？有運動總比沒運動好吧？」

不，你這個笨蛋！「有運動總比沒有運動好」是錯的！換言之，無論如何，對於五十歲以上的男性來說，這和一週運動六天差太多，我們甚至不希望你思考這件事。這樣想會耗盡你的力量和意志力，會讓你被浪潮沖到海岸上。一週運動六天，就是因為**必須**要六天。不要爭論，你有沒有想過告訴老闆，你希望每週工作兩天？**拜託！**

實際上，應該是七天。這股潮汐在一週七天都會發揮作用，它是蟒蛇。人們認為蟒蛇會把獵物壓碎，但其實不會，牠們只會包覆著你，然後等待。你一呼吸，牠們就會縮緊空間。你再呼吸一遍，牠們會再次縮緊空間，直到你死為止。這股浪潮就是這樣，你一放鬆，它就會縮緊你鬆懈下來的空間。因此，不要懈怠，你很幸運，每天只要一個小時的時間就可以有效果。

請容許我說，我還不到七十歲就很了解人的性格缺陷，及其必然會說可悲的藉口。有時候，你會藉著一個可悲的藉口而堅持自己無法運動。好吧，那將會發生，但是，你不能斷定這時候就可以改變「哈利的第一法則」。不，法則仍然成立，你應該試著盡快恢復到一週運動六天，不要嘗試讓法則去配合你，那太蠢了。

我們正在開拓正確的道路

另一個我們總是聽到的說法是：「是的，但你們都是運動員。這不過是另一種運動風潮。我不是運動員，我討厭運動。所以這不適合我。」

哦，是的，這適合你。哈利和我在小時候都不是擅長運動的人，但是感謝上帝，我們都投入於做運動，因此運動變得有趣了，但這不是重點。關鍵是，穩定的運動是針對你身心的程式訊息，告訴你的身心不要變成流著口水的老傻瓜。一週認真運動六天並不極端，這只是走在路的正中間。這條路只是還沒被開拓，這就是我們一起在做的，我們在開拓這條路。

早些時候，哈利說了些吸引我注意力的話：「在二十年內，如果每週沒有做滿六天運動，自我毀滅的程度就像是每天抽兩包菸一樣。」在我小時候，人一天抽兩包菸是正常的，現在，他們終於不走那條路了，而我們開拓的這條道路，由你來帶頭前進。

幫助頹廢的自己全速啟動

進入這種新生活的最好方法，是深呼吸、做出重大的決心，然後全力衝刺、一頭栽進去。你可以盡可能地戲劇化並大肆宣傳，告訴大家你所知道的事。或是打開一瓶好酒，不論你需要做什麼來讓自己開始動起來，因為，面對現實吧，這並不容易。這是你能做的最重要事情，但這並不容易。因此，讓這個新生活的一開始就盡可能地盛大、喜悅、隆重，來增加你成功的機會。不要決定「嘗試個幾天」，那是行不通的。不論你需要多久，請你認真考慮，前奏曲響起，然後在你接下來的人生，你都要投入其中。

你可能會想到來趟「全速啟動」旅行，一趟以運動為主的旅行。例如，你和你的另一半請假一週，然後去新英格蘭進行自行車旅行。也可以是俄亥俄州，或歐洲，只要你負擔得起，哪個地點都可以。如果你在這幾年完全放縱自己，你將需要一些鍛鍊才能進行這類的旅程，但是，無論你身處在健康量表上的何處，你都可以找到適合自己的行程。

你並不需要花很多錢，你可以在你家附近某個地方騎自行車。或者，你可以在湖邊或海邊，租或借一個小屋與一對海上獨木舟，只要每天練習大約四小時，你就可以有一個好的開始。你還可以去洛磯山脈或阿帕拉契山脈健行，或是前往美國東部或西部的數百個滑雪場之一，它們價格非常合理，而且地球上沒有比滑雪更好的運動或樂趣了。你還可以去水療中心，或是「體能訓練營」，雜誌裡有很多這類的資訊。但是，不要去一個強調用藥草包裹全身和修指甲的地方，你需要的是一個提供認真鍛鍊和飲食的地方。研究一下，找一個比較好的。

或是，你可以去一趟高山滑雪之旅，去美國西部或新英格蘭滑雪一週，或者兩週，如果你可以的話。或是一個月，如果你負擔得起的話。這正是我邁入四十歲時所做的事情，我在大多數人都已經放棄的年齡，從瘋狂的法律工作中抽身整整一個月，幾乎是從零開始學滑雪。這有點極端，但是這讓我在退休時擁有主要的生活樂趣。順帶一提，本書中有很多關於滑雪的話題，只是因為哈利和我碰巧都在滑雪。

不要因為你沒辦法洗澡就拖延……

如果你沒有足夠的資金盡快進行一趟「全速啟動」假期，那就算了，你就直接開始吧。開始新的生活太重要了，你不該用未能去一趟全速啟動的假期當作藉口，這樣就太可悲了。

去年夏天，我在一個時髦的一八九〇年代營地，找到一本奇妙的書，那時我在這裡寫作。這個營地位於新罕布夏州，在溫尼珀索基湖的一個小島上。我發現的這本書寫於一九〇五年，是一本丹麥的運動書，由我的其中一位祖父（一位英國的貿易教授）所買的，內容有點偏向是給運動迷的書。這本書很棒，書中有很多關於運動棒鈴的內容，以及穿著內衣的大鬍子丹麥人，還有關於澡盆的重要性的詳盡建議。由於某種原因，該書的作者對洗澡有所堅持。最後，他提出了很好的觀點：「不論你是體弱還是強壯的人，不論你的年紀老或少，我都建議你立即開始這些運動，從今天開始，不要拖到明天⋯⋯不要因為你沒有澡盆無法洗澡而拖延。你可以在方便的時候買一個，與此同時，你只要用濕毛巾擦拭自己的全身就夠了。」

所以，不要因為你沒有時間或錢去一趟時髦的自行車旅行，而將時間浪費掉。你可以用濕毛巾擦你的全身，然後繼續做。

不要因為你不滑雪，就拖延這件事的開始，大多數人都沒有滑雪，滑雪在這裡只是代表激烈運動的比喻。無論如何，滑雪是有用的，而且無論你是四十歲還是六十歲，你都可以在幾週內學會滑雪（你可以在一天內學會越野滑雪）。試試看，滑雪很有樂趣，它可以帶你踏上一條你在接下來的人生中能夠愉快前進的路。

「全速啟動」旅行的最後一個重點：這些只是預賽，不是主要的活動。主要的活動是你接下來的人生。在「全速啟動」的途中，請你隨身帶著這本書。在晚上，你和你的伴侶可以在舒適的房間裡，一起讀這本書，並且針對結束旅程回家後該怎麼做，交換想法。計劃、擬定方案、把東西寫下來，然後開始記筆記。找出你們之中，誰負責擬定計畫、誰負責啟發性思考，然後分配任務。

準備好你們回家後要做什麼，這才是重點。

加入健身房

很多人可能會為此跟我爭論，但是，你必須加入健身房；你不一定要找很高級的健身房，普通的健身房就夠了。健身房擁有無法取代的優勢，如果你認為做戶外運動比在室內運動更開心、更健康十倍，都沒問題，但無論如何，你都需要加入健身房。在下雨的時候、在冬天的時候，你會需要去健身房。你也需要健身房的團體課程跟重量訓練器材，你還可以在健身房找到教你做重量訓練的大老粗。你需要像上班一樣，有一個地方可以去。你或許有很多機會可以做不需要健身房的運動，像是騎自行車、跑步或是滑雪。但是無論如何總是有些時候，你會只是需要讓屁股離開床、去健身房。

如果你住在一個小鎮，鎮上只有一個健身房，那就去那裡吧。如果你住在紐約、芝加哥或是洛杉磯，每隔幾個路口就有一家健身房，那你就該仔細思考、好好做選擇。最優先該考慮的條件是什麼？大概是費用吧。有些地方可能所費不貲，如果你負擔不起就不要去。其他比較簡單的健身房，幾乎擁有所有你需要的一切，也就是說，具備固定與移動式的一些有氧、重量訓練器材，以及夠大、夠乾淨的空間讓你使用。

這是你現在生活中最優先的事情，當你在決定自己可以負擔多少時，請記住這點。不要只因為便宜就選某個你討厭的健身房，然後退出，這只是表面的省錢。離你是否夠近也很重要，光是到達健身房就已經成功一半以上，但這不是唯一的事。就像公司或大學一樣，這些地方都有自己獨特的風氣和氛圍，因此，找到一個適合你的地方很重要。在紐約，接近我附近街區的地方，就有一家漂亮的健身房，但由於某種原因，它吸引了一群壞脾氣且沮喪的人。我寧願多走幾個街區，去另一家有趣一些的健身房。我通常喜歡健身房的人是不同年齡層都有，且大家各有不同興趣，些微著重年輕和活潑。這只是我的喜好，你決定你的。

我的太太希拉蕊跟我剛加入一個健身房，那裡的其他會員都是二十幾歲和三十幾歲的年紀。

設施很棒，但是，就算現在我的身體狀況不錯，且讓我告訴你，我和那些年輕的硬漢一起在更衣室裡，仍然感到奇怪。年輕的運動族群之間有某種急躁感，如果你已進入中年，就會對此感到不自在。我已經克服了這個問題，但我仍然認為，對五十幾歲和六十幾歲男人最理想的健身房，是年輕會員的數量剛好，而有某些會員和我們年齡相仿。這對我來說並不容易，因為我這麼老，我希望這本書能吸引更多人加入，我需要有人陪我。

如果你體態差到無法去一個有很多年輕人和健身迷的地方……停止，這不是藉口！還有很多健身房適合老人，如果你有錢的話，甚至有更多地方提供一對一的服務。如果是我的話，我會克服，然後去一般的健身房，但是每個人的喜好不同。最重要的事情是**去做**。

比會員年齡混合更重要的，是一家健身房的精神。試著弄清楚教練和工作人員之間是否彼此友好，是否會彼此打招呼之類的。健身房的氛圍應該要能讓你覺得舒服，畢竟要去健身房已經感覺夠糟了，如果那裡人不對，那你根本不可能去運動。當然，你的健身房還需要提供對的運動，像是飛輪、瑜珈、手球、壁球、游泳，與其他可以幫助你維持健身習慣的活動。

如果你已經有所喜好，請記得要謹慎消費。很多這些地方會堅持要你簽約、購買最低幾個月以上的服務，因此，請好好閱讀最終的合約。退休人士需要特別注意的，是如果你可能會遠行好幾個月，請務必查看暫停會員資格的規則，這個部分要小心，別被坑了。最後一件事：確保水管是乾淨的，毛巾也要像樣。有好的毛巾是必要的條件。

最棒的祕訣：試試看上團體課

我發現上課或參加小組活動會激發很好的運動動力。我自己最喜歡的是飛輪課，但我不會推薦飛輪課給每一個人。飛輪課的課堂上，是一群騎著固定自行車的瘋子，大家跟著大聲的音樂和教練的瘋狂指令騎車。不適合你？那踏板課或Zumba舞蹈課呢？你自己挑，但是無論如何，你都要嘗試一些課程或團體活動。

第一，因為課程有固定時間，所以你會建立一定的運動紀律，讓你更有可能會去運動。其次，一旦你抵達了課程所在地，你放棄運動的機率就很低。你自己一個人運動時，你就會很容易放棄。因此，就近找一下運動課程，其中可能有某個課程會吸引你，這將是一件幸運的事。

為了佛瑞德．古德斯通而暫停印刷

這是一個關於健身房的好故事。就在我們應該交出本書最終書稿的那天，我在六點三十分，春天的大雨之中，走進健身房上飛輪課。我注意到班上的一位老人，他像是在拉火車一樣。他的體態很好、精力充沛，但是很老，就跟我一樣老。我在離開教室時和他攀談。他就是佛瑞德．古德斯通。他七十四歲，是一位退休的醫生。原來，他已經連著七年，每週做五天的飛輪運動。他也做重量訓練，我稱讚他看起來狀況很好，他說，這沒有什麼偷吃步，完全是靠他自己維持，「很有趣的是，因為這些運動，我比五十歲時的體態更好。我的體態甚至比我的兒子們還好，他們都太忙了。我的妻子今天早上有別的事情，不然，我們通常會一起運動。我們喜歡運動，但是你也需要有紀律。」他點了點頭，再說一次：「你必須要有紀律。」因此，我為了佛瑞德．古德斯通喊停印刷、修改本書的內容。他是一個可愛、講話輕柔且有紀律的人。他今年比過去二十五年都更年輕。

就我看來，最終，你所需要的，是養成良好的運動**習慣**，在舒適的健身房上規劃好的課程，可以幫助你養成運動習慣。

祕訣二：訂定運動的時間

退休的一種奢侈，是你可以隨時做運動。但你知道嗎？不論你是還在工作，或是已退休，如果有一個固定的時間，做起運動會容易得多。這是一個你換裝去健身房的時間，或是你去賽道，或是去水邊的時間。每天都是同一個運動的時間，你就不用每次還要做新的決定。對我來說，清晨運動是最好的，反正我是一個老人，那時候我也睡不著，我在六點起床後直接去上運動課程，你也可以試試看。

接下來是一些比較無聊的建議。如果你還在工作，為了讓運動變成優先的事，建議你早點上床睡覺。六點去健身房是個好主意，但是你可能無法看深夜電視節目。這很難放棄，但運動是最重要的。如果你希望長壽、可愛討喜，你就必須做一些犧牲。

哈利無法在一大早運動，但是他會在結束一天的工作後運動。我們必須要讚賞他，在非常忙碌的生活中，仍然維持著規律地運動。有些人適合中午運動，取代吃一頓豐盛的午餐。無論如何，挑一個時間。我仍然認為清晨最適合老年男人運動，唯一的祕訣是要有時間表、養成習慣。沒有人可以每天輕鬆決定去健身房，讓運動「自動化」，否則你將會放棄。

祕訣三：加入熱情

如果你很幸運地對運動抱有熱情，你一定要將這股熱情放入你的運動計畫裡面，如果你喜歡做有氧運動，那你可以將有氧運動規劃為你主要的運動項目。不論是跑步、越野運動、游泳……，做就對了。就算你喜歡的運動不是有氧運動，你也可以以它為主軸規劃你的日常運動，讓每天的運動都更有趣。不要錯過任何可以讓這件事變有趣的機會，不要錯過做你喜歡的事情的機會。

就個人而言，我很幸運的是現在可以享受這麼多運動的樂趣（諷刺的是，我小時候運動的狀況是一團糟）。我喜歡滑雪、騎自行車、駕船、划船、風帆衝浪，還有各式各樣的活動。當我坐在討厭的大腿股四頭肌的健身機器上，在痛苦之中將那堆負重物往上推時，我想到了科羅拉多州滑雪勝地亞斯本的顛簸，或是佛蒙特州斯托的陡峭滑雪場。當然，這是地獄，但是鍛鍊的回報將會在那些魔幻的山丘上，這將是值得的。令人愉快的是，一套認真的有氧運動和重量訓練計畫，絕對會徹底改變你做其他運動的能力，這樣的想法可以幫助某些人維持他們的運動計畫。

騎自行車也是一樣。當我坐在滿是男人和女人騎著飛輪車的昏暗房間內，大聲的青少年音樂都快讓我的頭受傷了，我的心臟好像要從胸口跳出來，但是在我的心裡，一眼看出去，我在新罕布夏州北部湖邊的石牆之間，騎著自行車在瀰漫著松樹香的路上，正準備攀登一座宏偉的山丘。這使我的快樂加倍，讓我繼續前進。如果你有所熱情，請激發你的熱情，這會對你有所幫助。

所以，你現在會問，這套認真的運動計畫應該要多認真呢？過了一開始的前幾天之後，你必須做夠劇烈的運動，才能補足你之前的懶散。現在，你只需要知道這點就夠了。在未來，你會想要流汗，你會想要繃緊你的肌肉，你會想要感覺到身體在拉扯、在伸展。但是在散步時、在一場高爾夫球賽或是在一小時的花園散步之中，這些都不會發生。你現在不用擔心細節，你只要知道，你必須挑戰生活中的界線，讓你的船錨在浪潮來襲時仍能穩住。

那些最棒的人都討厭運動

哈利和我最喜歡的朋友中，有些人很討厭運動，他們覺得運動很辛苦。這些人是只靠「心靈富足」就可以生活的人，他們是愛看書的人、瘋狂的專業人士、藝術家……與園丁。他們是那些喜歡吃、喝和聊天的人，他們享受在家裡閱讀的私密感。他們討厭運動比賽、討厭運動，而且**因為**比賽和運動而討厭學校。他們也討厭像我們這種試著告訴他們運動有多棒的人。他們永遠不會改變。

好吧，他們會改變的，只要他們從自己的世界探出頭夠久，他們就會聽到一些事情，像是：「心靈富足」並不能讓一個人的人生完整，心靈跟身體必須是一體的。

除此之外，從達爾文演化主義的角度，你理所當然是一位運動員。就算你在國中時手臂瘦弱，就算你的眼手協調能力是一個痛苦的笑話，讓你寧願閱讀勝過做幾乎其他所有的事情，你的天性仍然是群體生活與狩獵。你無視人的基本天性會害到自己。你可能不**喜歡**運動，但是無論如何，你還是要運動。這是為了你的心臟，為了你的心靈，為了你不朽的靈魂，也是為了我們。我們希望你好好活著，讓我們還可以聊聊天，甚至可以一起去喝杯飲料。

一第五章一　亨利．洛奇醫師撰寫

夜裡的可怕聲響：生長與退化的生物學

就生物學而言，沒有退休甚至老化這類的事情，只有生長或退化，而你的身體仰賴你在兩者之間做選擇。因此，在這章，我們將帶你到幕後了解這個過程，這是新的生物學運作機制，永遠改變了我們對老化的認知。如果事情變得太複雜，只要記得，我們討論的永遠都是生長和退化，聚焦到簡單的這點，細節就會比較容易理解。

首先，你可能會認為自己的身體是一件「物體」，就像是帝國大廈或一輛汽車，但事實並非如此，你的身體是由肉、筋骨、脂肪，以及許多其他部分所組成，這些部分會隨著時間而分解，必須不斷進行重建。你大腿上的肌肉細胞大約每四個月就完全換新，這些肌肉細胞日日夜夜、一次一個輪流換新。也就是一年有三次，你會擁有全新的肌肉。你從孩童時代就牢牢站穩的雙腿，從去年夏天至今，大部分都是全新的。你的血液細胞每三個月會更換一次，血小板每十天更換一次，骨骼每幾年更換一次。你的味蕾每天都會更換。

這不是一個被動的過程。你的身體不會等某個部位磨損或壞掉，你的身體會在某個部位該有的使用壽命結束後，摧毀它並用新的替換。

這是一個全新的概念，我們在這裡先停一下。生物學家認為，你體內大多數的細胞只會存活相對較短的壽命時間，在那之後，細胞就會死掉。一部分原因是為了讓你適應新的情況，另一部分原因，是較老的細胞比較容易罹患癌症，因此不會死的細胞並不是一個好主意。最終的結果，是你一直在積極地破壞身體的多數地方，這是故意的！你丟掉大量完美且好的身體部分，然後騰出新的生長空間。你的脾臟的主要工作，是破壞血球。你有一隊特殊的細胞，它們的唯一作用就是溶解你的骨骼，以便其他細胞可以重建它們，就像是在秋天修剪植物，讓植物在春天可以生長。

訣竅呢，當然是生長的量要多過於拋棄的量，在這裡，運動就會發揮作用。事實證明，你的肌肉控制著全身的生長的化學反應。收縮肌肉的神經衝動同時也會發出微弱的訊號來增強肌肉，在肌肉的生長與退化之間達到瞬間的化學平衡。然後，這組相同的訊號會把這兩個訊號發送到身體的其他部位。如果一瞬間的生長訊號夠強，它們就可以覆蓋掉萎縮的訊號，你的身體就會啟動增強的機制來強化肌肉、心臟、微血管、肌腱、骨骼、關節、協調性等。

因此，運動是超級訊號傳遞員，在你每次踏上跑步機、開始出汗時，運動都會激發和活化數以百計的化學串聯反應。這會在肌肉和關節之間啟動強化和修復的循環，這也是正向的大腦化學反應基礎。這將讓你直接邁向我們所承諾的——一個更年輕的你，你的免疫系統也會因此而強化、睡眠品質更好、體重減輕、胰島素調節功能正常並燃燒脂肪。你的性生活會強化，對心臟病、中風、高血壓、阿茲海默症、關節炎、糖尿病、高膽固醇和憂鬱症具有顯著的抵抗力。這些都來自運動，但是，如果讓你的肌肉閒置，退化就會再次主導一切。

運動是健康的壓力

當你非常劇烈地運動時，你會感到肌肉緊繃。你耗盡了肌肉所儲存的能量，且實際上對肌肉造成了一些傷害。運動的壓力是好的，因為它會先帶來破壞，接著是重建，然後，你會一點一滴變得更強壯。在你每次使用肌肉後，你的肌肉都會有一點點的磨損，需要做許多的小調整和一些小修復。這種類型的傷害稱為**適應性微創傷**，對你的生長和健康很重要，這是向你的身體發出訊號，讓身體知道現在該修復損傷了，不只如此，這些訊號會讓身體知道，肌肉需要增強一點，才能為明天儲存更多能量，肌肉內需要多建造一些小血管，才能變得更年輕。

這套機制是運動過的肌肉，會將酶和蛋白質釋出到你的血液中，它們會在血液中啟動強烈的發炎連鎖反應，白血球會被此吸引而開始破壞的過程。這些血球就是在你要裝修房子時，來幫忙的破壞小組，這些帶著長柄大錘、鐵橇、手推車和大型垃圾卡車的傢伙，會將舊的水泥破壞、將整個牆壁拆毀，讓你的房子回復到只有健康地基的狀態。

白血球是免疫系統的一部分，你可能因此認為白血球的存在，主要是為了保護你免於感染。嗯，那是故事的一部分，但是免疫系統的另一項工作，是每天摧毀體內的大量組織，讓你的身體可以生長。白血球是殺手細胞，它會摧毀細菌、病毒和癌細胞，白血球會以有毒且腐蝕性的溶劑將它們溶解，就像是除漆劑一樣。但是它們也使用這些相同的機制，來摧毀每天自然死亡的數百萬個細胞。

在運動的短暫壓力下，這套機制的效果很好。破壞完成後，就會開始生長和修復的工作。在健康的身體中，破壞其實會觸發修復的過程，發炎會自動觸發修復，退化會觸發生長。拆除工作完成後，水管工、電工和高級木匠就會開始工作。新的水管、電線和牆面將重建在需要的地方。所有值得保留的舊東西、基礎結構和細節部分，經過拋光和磨砂後都恢復到一開始的狀態。

你只要記住兩件事。第一，退化會觸發生長。第二，運動會引起發炎，而發炎會自動啟動修復的機制。發炎會有一段精心安排的時間來做它的工作，那就是當拆除人員拿起電話直接打電話給木匠的時候：「我們完工了，現在換你了。」發炎和修復、拆毀和翻新、退化和生長，它們在自動的循環中，全都必然地結合在一起。

你的身體所面臨的挑戰任務是去調節發炎，讓退化與生長維持著健康的平衡。如果壓力是短期的，那麼退化會觸發進一步的成長。但是，如果壓力是長期的，那退化將會持續發生。這套機制從我們最原始的祖先就開始運作，比我們的大腦開始主導一切還要早。這套簡單的機制可以在自然界中完美地發揮作用，適量的發炎會自動開啟生長，但是，太少或太多都會阻礙生長而只讓原本的退化發生作用。

深入探討：改變的媒介

你的體內有兩條資訊的高速公路：神經系統和循環系統。你可能會驚訝於血液中竟然承載著訊息，但就是如此，尤其是血漿。血漿由數千種化學物質和蛋白質所組成，是一條複雜且流動著的河流，血漿不停地發出訊號，幾乎控制了人體的所有事情：生長、退化、情緒、免疫功能、癌症監控、脂肪代謝、性能力、關節健康等等，而這些全部都透過發炎和修復的機制在運作。

這套機制的運作方式如下：當你的細胞感覺到損傷時，例如運動造成的傷害，它們會自動釋放化學物質啟動發炎，開啟修復的階段。其中的一些化學物質會被釋放到血液中，而這些化學分子會將白血球吸引到受傷的區域，就像水中的血會吸引幾公里以外的鯊魚一樣。當發炎完成破壞階段的工作後，白血球會離開，留下乾淨、全新的表面，施工的團隊就可以開始生長階段的工作。

這種化學反應是本書所討論的新科學的主軸，因此，讓我們在這裡更詳細地解釋。控制發炎的蛋白質稱為細胞激素，它們會調節你身體的所有生物規律。細胞激素是傳遞訊息的分子，實際上，它們會打開或關閉你體內每塊組織和細胞中的所有新陳代謝路徑。每塊組織都有其特定的細胞激素，但這些細胞激素會在你身體內交互作用，協調生長或退化的平衡。

你的體內有數百種，甚至數千種細胞激素在工作。它們調節著生長和退化，小至最微觀的地方。但是，為了方便理解本書的內容，請你想像你的全身只有兩種細胞激素，即兩種主要的化學物質，它們控制著每塊組織和細胞的生長或退化。這是很大的簡化，但出乎意料的精確。介白素-6和介白素-10是控制肌肉生長和退化的特定細胞激素，我們因而稱這些化學物質為細胞激素-6和細胞激素-10。

細胞激素-6（簡稱C-6）是發炎（退化）的主要化學物質，而細胞激素-10（簡稱C-10）是修復和生長的主要化學物質。運動會讓肌肉細胞和血液中產生C-6，而對C-6的反應會產生C-10。這是人體處理退化與生長的絕佳機制，C-6其實會**觸發**C-10的產生，退化會觸發生長。

現在，讓我們根據這些新的資訊，重新來了解運動如何改變整個身體。你有六百六十塊肌肉，幾乎占你除脂體重的50%。這些大約三十四公斤或四十五公斤的肌肉，儲存著大量的C-6和C-10，如果你夠努力運動的話，這些肌肉就儲備著大量的青春。運動會產生C-6，觸發修復、換新和生長。所有的有氧運動都會依照運動的持續時間和強度，以對數的量產生C-6。馬拉松運動員在馬拉松比賽結束時，身體C-6的量會提高一百倍。這是一個自動的衡量標準，可以計算你做多少運動、引起多少發炎以及生長。換句話說，也就是你將會釋放多少C-10。

C-10是關鍵，因為你追求的是生長的魔法。但是生長太複雜了，無法簡單地解釋清楚。但是破壞很容易解釋，重要的事情是不要破壞瓦斯總管或任何不該破壞的東西，其他的工作基本上只靠長柄大錘和大型垃圾卡車。但是生長關乎於藍圖、熟練的木工與電工，這全部都由C-10所控制。

誠實地跟你說，我們不會在本書中討論細胞激素實際運作的細節，它太複雜了。但是當你的身體變得更強壯、更健康、更年輕時，你就會看到C-10的作用。關於C-10最重要的是，C-10會透過C-6自動啟動。發炎會引導生長，這是關鍵的概念。C-6會在馬拉松比賽後達到峰值並打開修復的細胞激素。修復的細胞激素有一個小時左右的峰值，然後在運動後維持幾個小時較高的水平，持續修復你的身體。

沒有運動的時候，你只有20％的血液會流過肌肉，在受訓的運動員身上，這個比例會提升。當受訓的運動員運動過後，這比例會上升到80％。想像一下，洪流般的血液因為運動而流過你的肌肉，搭載著發炎與修復、生長和治療的訊息，並將它們帶到你身體的每個角落。從你的頭頂到腳尖、從心臟到前列腺、從手指到膝蓋，每個關節、每個骨骼、每個器官，每個你偉大大腦的微小部分，都會沐浴在C-6之中，然後，你每次出汗時，都會沐浴在美妙且讓你變年輕的C-10中。這是好的平衡，好的退化會觸發生長。

播放音樂

但是，同時很重要的是，並不是所有的退化都是好的，而且細胞激素-6不會總是觸發細胞激素-10的產生。當我們久坐不動時，魔鬼會為閒散的肌肉找到工作。你會持續、緩慢地發炎，**但不足以啟動**C-10。生長的爆發僅會由運動獲得的C-6激增而觸發。

你還記得在以前，當你聽錄音帶聽到睡著，然後在半夜醒來，看到錄音帶已經播完在空轉？那微弱的**嘶嘶、嘶嘶的雜音**，填滿著背景的寂靜？那就是C-6在背景播放的聲音。C-6穩定地、不停地流到你身體的每個角落。沒有C-10就沒有修復、沒有生長，只有退化，就像是你在晚上聽到的嘶嘶聲。

另一個令人沮喪的是，無論你做什麼，隨著年齡增加，你都會分泌更多在幕後運作的C-6。就像是凹槽中的灰塵，令人難過，但是是存在著的事實。浪潮對你不利，就像是你半夜聽到的**嘶嘶、嘶嘶雜音**。

你的大腦也是這套機制中的一分子。長期的情緒緊張也會產生在背後發生作用、如涓涓細流般的C-6。孤獨、無聊、冷淡與擔心都在**嘶嘶作響**。你可以維持健身習慣，或充實自己的生活，或是兩者都做。兩者都做會好很多，但是讓我們回到運動的主題。當你運動時，你會獲得夠多的C-6，足以觸發C-10。你可以播放生長的音樂。這並不難，你只要讓C-10每天都工作。只要每天運動，至少要流汗，就能保證你的身體健康。你將可以在八十歲時健行上山，在七十歲時挑戰進階的高級難度滑雪道，在五十歲時體態比你的孩子更好，但是更重要的是，你將會更健康、更放鬆、更樂觀。為什麼？因為C-10會在運動後一小時布滿你的身體，就像是日落後自動灑水的灑水器一樣。

C-6和C-10只是某種化學級聯反應的簡稱，它們和幾百種蛋白質一起起舞有關，我們才剛開始了解這種複雜的細節。細胞生物學家也會告訴你，發炎只是在清除程序上的侵蝕所引起的殘骸。因為這套機制的完整細節，可能需要五十年左右才能讓你完全理解，因此我們以C-6和C-10來比喻廣泛的概念。

研究人員對一萬名男性進行了兩次壓力測試，時間相隔五年。在研究結束時，最健康的受試者，其死亡率是最不健康的受試者的三分之一。想想看：三分之一的死亡率。更鼓舞人的是，那些在第一次壓力測試時習慣久坐不動，但在第二次測試中變健康的人（在這五年中改變生活的人），他們的死亡率降低了大約一半。讓你的死亡風險降低一半……你很難與此爭論。更振奮人心的是，益處是持續性的，當你的體態變得越來越好，你的死亡率就會越來越低。在壓力測試時，男性受試者只要可以承受多一分鐘的壓力測試，死亡率就降低8%。這就是運動所帶來的好的壓力：發炎無法阻擋生長。

在大草原生活的壓力

身體或情緒上的壓力，會在你自動化且原始的大腦觸發大量「戰或逃」反應的化學物質。當獅子從灌木叢後面跳出來時，腎上腺素會湧進你的血液，並透過血液遍及你身體的每個角落。腎上腺素會觸發C-6家族的所有成員與數百種其他的化學物質激增，且改變你體內幾乎每個器官和肌肉的活動和生物學。有兩件事情會發生：第一，是你的緊急力量，包括體力、視力和精神的集中，都會躍升至最高強度。更有趣的現象是所有非必要的力量都會關閉，讓你的身體專注於應付危險。你的胃、腸和腎臟會停止運作，肝臟會停止清潔你的血液，並將其糖分反過來直接倒在你的血液中，給你額外的優勢。你的免疫系統會停止所有在背後運作的監控活動（例如針對癌細胞），並準備好應對即將發生的巨大創傷。你的大腦會放棄長期思考，不再發展長期記憶或更高的認知功能，而專注於現在。肌肉的建造停止，骨骼的建造停止，血管的建造停止，血管的修復停止，簡而言之，在生死攸關的情況下，每一分能量和精力都從長期轉向立即、從基礎建設轉向生存。

在自然界中，這種壓力的反彈比退化更劇烈。換句話說，C-6的激增會觸發更大量C-10的激增。因此，你變得更強壯、更快、更聰明與更機敏。

在自然界中，生死攸關的情況就在那幾秒鐘內，獅子要麼瘋狂奔跑地抓住羚羊，要麼就失敗。經過三十秒鐘的抵抗後，羚羊可能會活著回家，抑或是死了。在這種情境下，不論你是獅子還是羚羊，化學反應都是相同的，但我們暫且將自己視為羚羊。只要你逃過一劫，這就是很好的壓力。這個震驚的事件會告訴你的身體，外面存在著掠食者，而維持敏捷與強壯很重要，因此，當腎上腺素消失後，當你的身體又回到生長和修復功能時，你的身體會以全新的活力和目標去運作。獅子也是如此。牠們一天會攻擊羚羊群十次，然後多半會餓很多天，但是攻擊失敗後，腎上腺素會讓牠們的身體知道，需要變得更快、更強壯。

我們的身體**就像是**這樣，渴望著突如其來的速度爆發、長跑到新的草地、覓食和漫遊，其中，有許多時間是處於警覺但低壓力的狀態，中間穿插著一些興奮的時刻，以及一點點危險。這就是為什麼我們都渴望一點興奮，希望生活有變化。腎上腺素和C-10是完美搭配。

但是，這種正向的訊息——生長得更好一點、變得更強大一點——取決於**每天的**化學變化。包括覓食和放牧的化學、狩獵的化學、逃跑或捕獲獵物的化學。這些是**日常的**化學反應，是生活的日常節奏，而且這些訊息是累積的。日復一日，訊息不斷累積，在C-10占優勢的每一天，你都在生長。

現在，我們準備來討論現代「進步」生活的壓力。我們已經放棄了日常化學的變化，不運動、身處在恆溫控制的室內、日復一日地吃太多食物與人工照明，但最重要的，是沒有運動。那我們還剩下什麼呢？我們塞在交通中，一次通勤就花好幾個小時。我們整天都處在工作的壓力中。然後退休後，我們的健康狀況突然就下降。我們不會回到覓食的狀態，而是重複在逃離獅子，這創造了一種全新的、現代的慢性壓力化學變化。

動物不太會因為被獵捕而承受長期的壓力。只有環境的變化會帶來長期的壓力，例如乾旱、饑荒或冬季的慢性C-6與少量C-10。現代生活的壓力也發出了同樣穩定的退化訊號。實際上，現今在我們體內發現的關鍵化學物質（例如皮質醇、腎上腺素和睪丸激素）水平，和人遭受飢餓、沮喪、戰爭、家庭虐待、創傷後壓力症候群、慢性病和其他長期處於危險的**環境**或其他危險的狀態下相比，兩者的水平是相似的。

因為現代生活所造成的長期壓力，發炎的化學反應會持續存在於我們的體內，但是修復的工作從未開始。退化成為你身體的職涯發展方向，你的血液變成發炎性的、腐蝕性的C-6混雜物，將退化帶往身體各處。這不是兩個月的乾旱或四個月的冬季所出現的慢性壓力，而是數十年的情緒緊張、數十年的久坐不動、體重超重，與數十年孤獨生活的慢性壓力。浪潮對你不利，在深夜中，那道嘶嘶、嘶嘶的聲響永遠存在著。

你可以控制這個循環。通勤、孤獨、冷漠、過多的酒精和電視，都會觸發循環中的發炎階段。但是，每天的運動、歡樂、玩樂、參與感、挑戰和親密感，都會觸發關鍵的修復階段。這也是為什麼一個體重超重十三公斤、每天抽一包菸，但是每天運動的人，他的統計死亡率低於纖瘦、久坐的不抽菸者，因為生長和退化的機制也掌控著心臟病和中風的生物學原理，你可以想像一下那個畫面。

一切都與循環有關

在美國，大約有六千萬人患有某種形式的心血管疾病。他們之中的大多數人都不知道這件事，因為它已存在在那裡，只是還在潛伏期。這些人就是五十歲以上的絕大多數美國人，自一九一八年以來，甚至在第二次世界大戰期間，每年心血管疾病都是主要的死因。而久坐不動正式被歸類為主要的心血管危險因子，與吸菸或高膽固醇相比，久坐不動增加更多的風險。而劇烈的運動是真正有效的事情，可以將你死於心臟病發作的風險降低一半。

讓我們暫時談談心臟病發作的過程，它幾乎與我們的心臟無關，而是與我們的循環有關。心臟不會失能，但是冠狀動脈會，動脈一旦阻塞、血塊凝結，我們就死了。在人體中，動脈隨時都受到血液中的細胞激素-10影響。在自然的狀態下，動脈永遠不會磨損，它們從不硬化、從不阻塞，且從不破裂。然而，在現代生活中，數十年如一日，我們的動脈一直受到發炎和退化的化學作用影響，沐浴在C-6之中持續五十年。它們因此變得虛弱且發炎，白血球入侵我們的血管壁，然後從內將血管壁破壞、扯掉舊的管道，事後，再吸收膽固醇。這事後的部分，也就是吸收膽固醇的部分，是會害死你的。

從生物學而言，膽固醇的累積只是一件小事情，是奇怪的意外。長期的壓力不會殺死你，長期的壓力會溶解你身體很大的部分，但不會殺死你。但是，我們將這件事情向前推進了一步，因為我們將長期壓力與起司、奶油、紅肉、洋芋片、糖和薯條結合在一起。在自然界中，長期的壓力總是伴隨著飢餓，血液是腐蝕性的，但不帶有脂肪。在野外，沒有膽固醇可以吸收，你的長期壓力是來自於你快餓死了。

C-6會將白血球細胞引入你的動脈壁，當你的慢性壓力與不良飲食習慣結合時，白血球細胞將變成吸塵器，將脂肪從血液中吸出。白血球會成長到討人厭的比例並吸收過多的脂肪，以至於動脈壁的實際細胞機制都被掩埋在成堆的黏糊之下。我們甚至不再稱它們為白血球細胞，我們稱它們為泡沫細胞。在失控的翻新工作中，你的血管壁充滿了所有隨機拆除後的廢棄物，並被脂肪和膽固醇牢牢地黏住了。幾十年來，這變成了所謂的斑塊，而斑塊至少會害死我們之中一半的人。

現在，讓我們談談你的心臟。主動脈是一條直徑約兩公分半的巨大管道，你的心臟透過主動脈將血液輸送出去，血液的輸送和心臟病發作無關。你的心臟也是一塊肌肉，需要自己的血液供給，而心臟病就發生於此。不是發生在心臟向外輸送到全身的血流之中，而是在供給心肌的血液之中。血液透過從主動脈分支出來的兩條小動脈，進入到心肌。這些動脈甚至有更細小的分支，每個分支的大小都相當於一條空心義大利麵條的大小，將血液帶入你的心肌。關掉其中一條義大利麵條，你的一塊心肌就會死亡，你會心臟病發作。如果是關掉更重要的管道，這就會是一次嚴重的心臟病發作，你可能會死，或是以我們所稱為冠狀動脈失能的方式活下來。

就生物學而言，你的心臟是一部**簡單的**機械：四個腔室、四個閥門和一個小的起搏器。整件事情就是這樣，它不是引擎，只是燃油泵，只要三十九點九五美金，還送你安裝服務。心臟在很久以前就已經演化至完美，從那時之後，心臟都不需要任何改善。只要你的免疫系統不排斥異物，我們明天就可以用狗、牛、鹿或狒狒的心臟替換掉你的心臟。對於久坐的普通美國人來說，可卡犬的心臟可能就夠大了。那麼，運動對心臟有什麼影響呢？答案是，不多。但運動會為你的循環帶來奇蹟般的作用；會害死你的，是你的循環。

強健的心臟

在你的一生中，你的心臟總共會跳動約四十億次，不會停下來，沒有一分鐘的休息或恢復。一開始，你有著最佳的心臟功能，它就在那裡，用你一生的時間等待著你。但是你的循環功能——讓血液和氧氣深入肌肉的能力——發生了巨大變化。如今，儘管你過著有些罪惡的生活，你的心肌幾乎仍然是完美的，它在你的人生中已經跳動了幾十億次。但是那些小動脈卻不是如此。甚至那些「健康的」五十幾歲的人，他們的動脈也被斑塊覆蓋，看起來就像起司披薩上的醬料一樣。醫學院的學生在首次進行屍體解剖後，總是會發誓戒掉披薩……大約一個月。

我們假設，現在你的身體沒有任何地方會爆裂，但是，先不等你的屍體解剖，我們也假設你的動脈中也有著大量的披薩餡料，這是輕微的、無臨床症狀的阻塞。你的壓力測試都會顯示正常，但你無法將所需要的足夠血液，輸送到心肌的每個部位。這裡還沒有什麼戲劇性的事情，這不是真正的心臟病，只是血液流量略少於心臟所需。穩定、少量分泌的C-6，但沒有C-10，斑塊因此逐漸變大，變成屍體解剖時的披薩餡料，這就是半夜發出聲響的**嘶嘶聲**。

如果你有機會看到自己的血管攝影照片，你會驚訝於心臟擁有那麼活躍的運動能力。在心跳開始，心臟充滿血液的時候，它的大小大約等於一顆葡萄柚的大小。每次跳動時，它都會猛烈地收縮到拳頭大小。冠狀動脈和那些細細的義大利麵條，就嵌在心臟的表面上，它們也會跟著心臟收縮。它們會盤繞、彎曲並扭曲成原本長度的一半，然後以大約每分鐘八十次的速度，啪的一聲完全伸展回到原來的長度。而這在你的一生中，會發生四十億次。

動脈非常有彈性且強壯，但是隨著膽固醇斑塊的成長和僵化，動脈的管壁會脆化。（「動脈硬化」完全就是字面上的意思。）到某個時候，當阻塞物變得更大且更硬時，動脈中的某塊膽固醇斑塊就會破裂。這只是動脈內壁上一個微小的小切口，就像你刮鬍子時刀片劃到、一天後就沒事的小傷口。

但這仍然是一個缺口，這是一個有著一點點滲血和腐爛的小切口，發炎的膽固醇藉此從斑塊中滲入你的血液。有趣的是，即使這是**動脈**的內壁，但仍然是一個切口，你的身體認為它必須止血，因此，在你的血液中會形成血塊。血塊會長大到塞滿空心的義大利麵條，流向這部分心肌的血液會停止流動，你就會心臟病發作。你數十年來有毒的生活方式，會在一個心跳間就讓你嚐到苦頭。你的那塊心肌會在幾小時內壞死，你的血液的發炎越嚴重，斑塊破裂的可能性就越大，血塊也可能會越大。這是久坐的人、憤怒的人和與世隔絕的人，心臟病發作機率較高的生物原理。

中風的發生方式是一樣的，但是，是肇因於血塊形成在大腦的大頸動脈壁，而不是心臟的小動脈壁上，因此，在這個時候它們並不會阻塞。取而代之的是，一塊血塊會破裂並漂浮到你的大腦中，直到血塊跑到一個小到會塞住的小動脈，你大腦的那一部分就會壞死，那就是中風。

有兩種方法可以逃離這種致命的情況。首先，是透過飲食或藥物來餓死膽固醇斑塊。發炎的症狀仍然會存在，但致命性會比較小。你會變老、變衰弱，但是死亡的可能性卻不高。

第二種逃生方法，是將生物症狀從發炎轉變為修復。運動或快樂的生活都可以做到這點，兩者同時作用是最好的。這章是運動的章節，但是當我們開始談論你的生活方式時，請記住這種生物學原理。請記住，運動和情緒有著相同的化學作用。運動和情緒會影響彼此，並且透過彼此發揮作用。「跑者的愉悅感」是真實的，無論是身體上還是精神上。情緒、激勵、興奮、恐懼、焦慮、樂觀、情慾和挑戰的化學物質從上往下，從我們頭部的大腦流入血液中，而局部發炎和修復的化學物質會從頭部以下的肌肉流入你的血液中。

停止多重災難

整體而言，人的死亡率會隨著運動而下降。你會認為，是受傷的血管會殺死你，而運動會治癒受傷的血管，這種想法並不奇怪。血管布滿身體的每個角落，而每條血管都會一起沐浴在發炎或修復的化學物質中。在腦動脈的斑塊會引起中風和失智症。在你腎臟的斑塊會引起高血壓，最壞的情況是腎臟透析（洗腎）。在你陰莖的斑塊會引起陽痿。這些都不是誇張的說法，這是現代的老化現象，而且越來越糟，不會更好。當然，遺傳與諸如吸菸和糖尿病之類的事情，會加速這一個過程，但在這背後，是久坐不動、緊張的生活方式和高脂肪飲食的多重傷害。它們才是真正的殺手。

運動可以減少因血管疾病導致的死亡，這一事實不足為奇，但是運動與生活方式會共同導致癌症死亡率下降的事實又如何呢？我們現在已經可以看到，就像心臟病發作和中風一樣，癌症也是一種免疫、發炎症狀與生活方式的疾病。C-6再次出現，那是在深夜的**嘶嘶、嘶嘶聲響**。

運動會改變所有這一切。只有定期運動，才會讓血液的化學成分改變。久坐不動的慢性發炎訊號，會被生長、療癒與復原的訊號所取代，C-6會讓位給C-10。請記住，你的身體有一半都是肌肉，在運動後的幾小時內，肌肉會釋放出大量的C-10到你的血液中，而你的血液會流動到身體的每個地方。這就是生長或退化的生物學。心臟病會被健康取代，死亡會被生命取代。最重要的是什麼？運動可以逆轉退化的化學反應。你將可以逆著浪潮而游。

一第六章一　克里斯・克洛利撰寫

生命是一場耐力賽，你該為此做好訓練

天啊！C-6和C-10是生長與退化的女巫姐妹，在你的身體中流動，做著神祕的工作。懶惰是退化的強力訊號，這真嚇人！運動是生長與好好活著的重要訊號，哇！

好吧，你腦中具備了這些驚人的知識，你已經準備好面對「哈利的第二法則」了。這項法則是這樣：**在你的餘生中，每週有四天做認真的有氧運動**。當然，第一項法則仍然適用，你還是必須每週運動六天，只是無論如何，六天之中有四天都必須做有氧運動。（我們之後會談到，在六天之中的其他時間做肌力訓練。）你也知道的，有氧運動是一種可以使你的心率加快，並保持這種狀態的持續性運動，包括騎自行車、慢跑、踩踏步機與快走等。有氧運動不包括網球雙打和高爾夫，這些是很棒的運動，對你來說也很棒，但不是有氧運動。我們所談的是具持續性的耐力運動，可以提高你的心率並使其維持升高的狀態。

最終，大多數人將每週進行四天的有氧訓練（做到不同的程度）和兩天的肌力（或重量）訓練，但先不要急。在前幾週或幾個月內（對我們之中的某些人來說，可能是永遠），只要每週有六天做有氧運動就夠了。這之中有很大部分是以相當低的運動強度在做運動，雖然你會出汗，但還是可以相對輕鬆地進行交談。這就是我們所謂的「長而緩慢」的有氧運動，在此期間，你的心率將達到最大心率的60％至65％。（你現在不必擔心細節，請放輕鬆。）

每週有六天做長而緩慢的有氧運動，其原因是，作為第一步，我們大多數人都需要提升血液在身體內循環的能力。循環是保持健康和**做事**的關鍵，循環的重要性大於其他的任何事情。循環控制著我們向肌肉提供燃料和氧氣的能力，它們在肌肉中燃燒產生的能量使我們維持活動。而且，以驚人的緊迫性，循環也會帶走燃燒過程中的殘骸。當你在運動中喘氣時，這並不代表你的身體渴望更多的氧氣，而是代表你的身體迫切需要擺脫廢棄物。同理，你的肌肉燃燒不是由肌纖維撕裂或受壓迫而引起的，而是來自乳酸形式的「灰燼」堆積。最後，循環會帶來奇蹟的C-6和C-10的浪潮，可以預防心臟病發作和中風，產生良好的情緒，以及哈利談論的所有其他奇蹟。

我不知道你現在感覺如何，但我想你可能會想闔上書，去看電視，或是撞開門，然後去用很快的速度騎自行車八十公里。這些我都不建議做，你現在最該做的舉動——哈利對此也深信不疑——是對你今天的體態進行實際的評估，然後依據你的狀態開始運動。如果一開始太簡單，你會感到無聊，如果一開始難度太高，你會放棄或傷到自己。為了幫助自己找到定位，你可以參考接下來這三個人的一開始的經驗，他們是非常不同的男人，這些人都根據哈利的建議開始或繼續進行運動計畫。

無法走到郵箱的人

故事從我最喜歡的約翰開始。他是哈利的病人，已經六十五歲了。在他停止工作前的身體檢查，體重是超重四十五公斤。他的膽固醇高、血壓高、體力差，非常危險，而且他吃大量的垃圾食物。他在工作上和家中都承受著很大的壓力，雖然他對自己的工作並不熱衷，但他對退休感到焦慮。他的身體很糟，他也很沮喪，換句話說，他就像他這個年齡與生活地位的許多美國人一樣，也許他不是典型，但是也很接近了。

約翰和他的妻子正要搬家，搬到佛羅里達，距離海灘只有一個街區的地方。哈利因為擔心他而開始和他談到運動。約翰聽不進去，「不！」他快要生氣地說，他不是會運動的人，他從來都不是一個做運動的人，也不打算現在開始運動。哈利輕描淡寫地說：「好吧，但是如果你什麼都不做，你可能很快就會死。」約翰想了一下這句話，很不情願地同意每週六天、每天一次在沙灘上散步一段時間，反正就試試看吧。

第一天，他走了大約八百公尺，感覺還不錯。第二天早上，他覺得自己像是被卡車撞了一樣，全身都在痛，他幾乎無法起床。但是，重點是，第二天他還是出現在沙灘上。他蹣跚下了床，上帝保佑他，他吃了幾顆止痛藥，然後又去了沙灘。這次他走了大約一百公尺，然後筋疲力盡地回家。第三天，他做了同樣的事情，之後的幾天也是如此。不久，他每天可以走幾百公尺，然後更多。他覺得自己像是笨蛋一樣，在沙灘上搖搖擺擺地走到喘不過氣來，但是，每天他都起身做這個工作。幾個月後，他在柔軟的沙灘上走了一點六公里，他感覺好多了。他精力充沛，對美食更感興趣，對於在佛羅里達重新開始生活，感到更有熱情且更樂觀。這就是C-10的日常工作發揮了魔力。

一年後，約翰回到紐約去找哈利進行年度的健康檢查。他說，一週有七天，他都在沙灘上走八公里。他的體重減了二十七公斤，他的膽固醇和血壓都在正常範圍內，而且看起來年輕了十歲。他感覺很好。他到今天仍然感覺很好。

這很明顯：如果你在第一天時，幾乎難以用慢速在跑步機上維持十五分鐘，請不要覺得自己像是笨蛋。這對你來說很重要，而且你的雙腳已踏上了神聖的道路。會發生作用的，不是你在第一天、第三十天或第六十天時的辛苦，而是你每天都持續做些運動。一週中的每天都要做些運動，然後在一週結束時，你將可以持續做到二十分鐘，或是三十分鐘的運動，隨你。稍微推自己一把，但不要將自己逼到極限。如果你換上運動衣，去健身房（或在路上）做一些有氧運動，你就很值得稱讚了。那股浪潮每天都在流動，如果你想和浪潮對抗、保持年輕，你也該每天都做些什麼。不久後，你應該可以每天做到四十五分鐘的有氧運動。

在本書中，當我們談到要做一天的這件或那件事情時，除非另有說明，否則就代表這項運動實際上至少要做四十五分鐘以上。

專業的運動員

在光譜的另一端，是哈利的病人埃米特，他是一位專業的耐力賽運動員，在越野滑雪和長途划艇比賽中皆曾經表現出色。埃米特的妻子也是一位專業的運動員，他們一起贏得了許多賽事。儘管有這段經歷，但在埃米特六十歲時，他們兩人的人生道路開始變得顛簸辛苦，埃米特質疑自己是否該繼續進行耐力訓練。而哈利的回答是肯定的，埃米特於是以全新的活力和決心投入於其中。

對埃米特來說，這代表一套精心設計的鍛鍊計畫，著重於參加一系列的美國越野滑雪大師賽。他平均每天要做兩個小時的有氧運動或肌力訓練，而且成效很好。埃米特以六十一歲的年紀，在他參與的賽事中獲得第四名，他繼續訓練及繼續參與比賽。在全美國和他同齡的人之中，他是體態最好的人之一。這本書的內容不是為了像埃米特這類專業的運動員而設計的，但是當你擔心自己可能做過頭時，請記住他。在你追上他之前，你可能還有一點空間。

值得一提的是，儘管埃米特一直都是一個運動量很大的人，但他在五十幾歲時患有一些嚴重的疾病。你可能會問，為什麼？如果運動能治癒一切，那麼像這樣的人怎麼會生病呢？答案是，疾病和死亡有著隨機性，就像生命也有著不可測的隨機可能性。這裡面有遺傳學的因素，遺傳學的因素不如人們所想像的重要，但仍然有一些重要性。然後，還有運氣不好。但關鍵是，遵循我們所推行的生活方式，就可以極大地增加身體健康和擁有美好生活的可能性。我的意思是，將可能性提高

70%。你無法獲得保證，你仍然有機會碰到這樣或那樣致命的狀況，但70%並不差。在醫學領域，沒有任何一種藥物或療程，可以有類似這樣的效果。

在中間者

當我第一次與哈利交談時，我的身體狀況比約翰好得多，比大多數哈利的病人更好，但無法與埃米特這種真正的運動員相比。因為哈利的敦促，我開始做飛輪運動，這代表著要加入一個二十至三十人的班級，大家一起在室內自行車機上運動，伴隨著音樂和教練的激勵話語。我本來就很喜歡騎自行車，我也聽說飛輪是一種很好的運動。另外，如果我要遵守哈利的法則，我就必須找到，在我可以控制的大量時間內，每天都可以做的事情。我覺得飛輪課符合我的需求。

所以我就去上課了。我人在健身房，以驚人的價格簽了一年約，而且我拿到了飛輪課表。課程時間是早上六點三十分，我感到非常害羞，因為我很老、我超重十八公斤，而且我穿上自行車服並不好看。教練是位令人驚豔的漂亮女人，帶有輕微的歐洲口音。她看到我的無助，來到我的自行車旁，告訴我該怎麼做。自行車的前端有一個巨大的飛輪，上面裝有類似煞車的裝置可以調整，調整讓踩踏變得更容易或更困難。它很難啟動，而且真的很難放慢速度。我感覺如果我弄錯了，好像就會傷到腳踝，也許會弄斷腿。

一起上課的人都是二十幾歲和三十幾歲，外表好看的人。有一兩個老人，但沒有一個人比我老。音樂開始了，是帶有沉重、強迫性敲擊聲的嘈雜音樂。教練帶著麥克風，她開始告訴我們如何踩踏板，要踩多快和用多大的阻力。我的聽覺感覺已經死了，但是我盡力跟上，加速、減速，用架子上的旋鈕調緊或放鬆阻力。我感覺自己好像會跌下車，但是我並沒有。我也沒有為了調慢該死的飛輪速度而弄斷腿，但是**我知道**可以調整放慢速度。

「離開座椅！」教練大喊。所有人都離開座椅站了起來，瘋狂地流汗。

「阻力！」她大喊，每個人都向右旋轉阻力旋鈕。我自以為很強的股四頭肌開始尖叫。這會持續幾秒鐘？實際上，這持續了大約三分鐘，但我撐不到三分鐘。我提到過教室的四周都是鏡子的牆面嗎？是的，四周都是鏡子，而我看到了自己的臉。我很害怕，於是就坐下了。（教練經常催促新手不要站太久。）我的臉是紫色的，是不好的紫色，而我出汗的方式像是嚴重疾病的發作，而不是健康身體的流汗方式。

在那之後，我只有做到教練要求做的某些事情。老天，但是我待在那裡。我待到最後一刻，總共四十五分鐘。終於結束後，接著是做伸展運動。

我的臉色仍然很差，當我最後蹣跚走出房間時，教練走上前說：「你做得很好。第一次？」

「妳怎麼知道？」我給了她一個蒼白的笑容。

她只是點點頭，然後再次說：「你做得很好。」我跌跌撞撞地回家、洗澡，然後上床睡覺。現在才上午七點四十五分，我的一天已經結束了。幸好我退休了，我沒辦法這樣去上班。

不要跳過這節內容

你會看到同一個建議兩次，一次是我，另一次來自哈利。這不是形而上的建議，而是真實的建議。我建議你，在開始任何鍛鍊計畫之前，先諮詢你的醫生。在你的年紀，你可能有自己完全不知道的症狀，突然且全新的運動計畫可能對你的身體造成嚴重威脅，不要冒險。在現在的階段，你無論如何都應該每年看一次醫生。在開始認真的運動計畫之前，請務必先去看醫生。

同樣地，讓我與哈利一起提醒你，第一天不要過度運動。我自己在第一天是過度運動，但我是個極端的人，我必須用極端的方法才不會無聊。哈利有許多關於第一天瘋狂運動，接著累倒整整一週，或是永遠放棄的故事。記得，這本書的原文書名直譯是《明年更年輕》，而不是「明天更年輕」。走你自己的路，現在的你，是一個有點老的男孩了。在你的循環系統裡面，有著黑炭和黏黏的爛泥，而且你的肌肉和關節還沒準備好全面承受運動。慢慢來，聽起來無聊，但這是個好建議。

好吧，騎飛輪有點激烈，但是它的好處，是對於像我這樣脾氣暴躁的人，可以吸引我的注意力。騎飛輪很**難**、很有趣，這是一個挑戰。我在第二天又去上課，帶著一點恐懼。從那以後，我每天都去，持續了很長一段時間。我已經做飛輪運動很多年了，我仍然可以從中獲得刺激。對於一個喜歡吃、喝，且天生不運動的人而言，我的狀態非常好。有時我會為了沒有做更多鍛鍊而感到內疚，但是從哈利更理性的角度來看，我是成功的案例故事之一。他說，我大概已經發揮我健康體態的70％潛力（約翰達到約95％，有些職業自行車手的狀態則是百分之百），這很好，只要我持續下去，我可以做任何我想做的事，而且我幾乎時時刻刻都感覺很好。你也會愛上這種感覺。

所有這些故事的重點是，有許多做有氧運動的方式。我不鼓勵你在第一天就走到臉色發紫的地步，哈利對這種狀況也會感到驚嚇。但我確實鼓勵你，最終要讓自己邁入做吃力的有氧運動的階段。記住，在佛羅里達州的沙灘上散步，對約翰來說很吃力，但是你必須做**對你來說**吃力的事情。對於埃米特來說，我早期的飛輪運動方式可能太容易了，對六十多歲的大多數美國人來說，則是太難了，而對約翰來說，卻幾乎是致命的。

現在，哈利和我對於如何開始做有氧運動有同樣的看法。請你慢慢開始做，一開始，先讓自己感覺良好。在你站穩腳跟前，都只需要保持這樣的速度。當你感到更自在時，再加重。跟著你自己的步調做有氧運動，最終再給自己一點推力。不要慢到讓自己覺得無聊。在你經過數週的訓練，且仍然感到自在後，**為了你自己**而加重訓練。當時候到了，你會知道的。

那麼，該做什麼樣的有氧運動呢？

有氧運動的選擇很多且選項都很親民，你選擇哪種有氧運動並沒有差別，重點是要選擇你喜歡的，或是，選擇你可以忍受的。如果你有喜歡的有氧運動，就從你喜歡的選項開始做吧！如果沒有，以下是一些你可以參考的思考方向。

很多人喜歡做健身房的耐力訓練器材，像是跑步機、滑步機、階梯機與滑雪機等。特別是在早期的訓練階段，使用這些運動器材是合理的。它們易於使用、易於調節「運動量」，而且對大多數人而言，運動的過程都是可以承受的。你可以戴著耳機聽音樂或看電視，這對很多人都有幫助。對我來說，最好的器材是滑步機，使用滑步機的時候手臂和腳都可以動到，因此我可以同時做上肢和下肢運動。

簡單的跑步機似乎是最受歡迎的，用跑步機來做運動也很好。給你一個提示：我認為你最好調高跑步機的**傾斜角度**，用「爬上陡峭山坡」的角度來進行鍛鍊，而不是在平坦的角度上快走或跑步。這樣做，對你腿部肌肉的鍛鍊效果更好，關節的震動更少，而且你會更快達到劇烈有氧運動訓練的效果。

划船機很棒，但是全美國大概只有七個人具備使用划船機必要的最高標準體格，那就是能夠使用划船機運動撐到足夠長的時間，以達到好的運動效果。如果你是那厲害的七人之一，那太好了。越野滑雪機也是同樣道理：諾迪克品牌（NordicTrack）的經典滑雪機對於可以持續做的人（包括無限善良的哈利）來說，是一種很好的鍛鍊方法，但是即使我自己喜歡越野滑雪，我也無法持續做下去。

如果你願意，你可以選擇跑步。和我同年齡的大多數男人都告訴我，他們的關節無法承受跑步，但是幸運的例外也很多。如果你有好幾年沒有試著跑步，請謹慎開始以增加你成功的機會。在開始的第一天請從少量的跑步開始，大概跑十五分鐘左右。在這個階段，只要跑幾分鐘的時間就可能會傷到你的膝蓋、脛骨或腳踝，但後果卻會持續數月或數年。一九八二年，在我四十七歲的時候，我因為騎一輛壞掉的自行車而傷了跟腱。我花了一年的時間才重新開始騎自行車，直到二〇〇四年我才能跑步。肌腱的癒合緩慢，無聊總好過你受傷，然後放棄。跑步與跑步之間，請間隔一天。甚至每三天跑步一次，然後在這之間做些其他的運動。用比你感覺自在還要慢的速度，持續做跑步運動。這並不是說你應該永遠落後。最終，你會想要用心率監測器，來確保你做到足夠的劇烈運動量，但這不會在你剛開始運動的前一兩個星期發生。

挑一項療癒運動做

現在，讓我簡短、衷心地推薦你做天堂般的**療癒**運動。某些運動，例如網球，會將你全身拉開，因為它們是離心運動。其他的運動，例如跑步，則會毫不留情地敲打你的關節。但是，有一些運動實際上可以讓你重新將身體組織在一起，做完這類運動後，你的肌肉，尤其是關節，會感覺比運動前還要好。騎自行車就是這類的運動。游泳、越野滑雪和划船也是，它們是具有療癒作用的運動，在你的運動清單中，至少應該包含其中一項療癒運動。

關於自行車與安全的提醒

如果你已經有一段時間沒有騎自行車了，你也許會想提醒自己，你已經五十或六十歲，不再是二十歲了，你必須更加謹慎，騎自行車的全程都該戴著安全帽。我在紐約市這樣的交通狀況下，仍然騎自行車，但誠實跟你說，這開始嚇到我了，我不認為這是個好主意。實際上，如果你是重新開始這項運動，我會建議你在一個非常平靜且郊外的地方開始。

而且，騎自行車和滑雪或任何「動態」的運動一樣，你會比過去所習慣的更需要環顧四周。騎自行車和滑雪運動最重要的，是可預測性。走在你可預見的路線上，只有當你非常確認後方沒有人時，再轉彎。你想玩得開心，但你也想回家。

沒有比自行車更漂亮、更完美做到形隨機能，且更符合你的目的的機械了。在我三十幾歲、剛離婚的時候，我把自行車放在壁爐架上，那是在我淒涼的小公寓裡面，唯一的一件藝術品，在我混亂的生活中，它象徵著美德和美。與僅僅十五年或二十年前的車型相比，新款的自行車（複合材料／漂亮的石墨／鈦合金）有著大幅的進化。如果你負擔得起，請馬上出去買一輛新的自行車。你也可以不這麼做，只要花幾百美元，你就可以買到一輛具備現代齒輪和煞車的超級公路自行車。如果你是初學者，或是接近初學者的程度，那你可能需要一輛「多功能」自行車，它更舒適，而且價格也不貴。

騎自行車還有其他三項重點：一、你已經知道該怎麼做。二、對你的身體非常好。三、對你的雙腿很好。稍後，我們將會指出，在你接下來的三分之一人生中，鍛鍊雙腿是很重要的。腿部衰弱會導致你需要使用步行器或坐椅子。當你不確定該做什麼運動的時候，就開始做可以幫助雙腿的運動，例如騎自行車。

或是，你也可以去游泳。游泳很便宜，也很容易。而且，如果你精力充沛地進行鍛鍊，游泳就會是很好的有氧運動。喜歡游泳的人，總說游泳是完美的運動，而我們可以明白為什麼。在游泳時，你幾乎會用到身體的所有肌肉，游泳對氧氣的需求很高，而且還可以像瑜珈一樣，用健康的方式伸展你的身體。當你看到游泳者的身體，你會想，這很完美……這正是我接下來人生三分之一的時間，想要成為的樣子。我的兒子提姆曾經是鐵人三項運動員，他會做舉重鍛鍊加上半小時的游泳。他說，半小時的游泳本身就是一項非常劇烈的有氧運動，而這種組合是完美的。如果你真的喜歡游泳，全美國各地都有大師級的競賽組織。你需要的配備包括 Speedo 泳衣和一副護目鏡。如果你對於自己穿 Speedo 的外表不滿意，那就戴護目鏡把臉遮住就好。

一開始要做時間長且緩慢的運動

在接下來的兩章中，我們將會針對這個主題做更多討論，但現在你僅需要堅持住「漫長而緩慢」的步調——你的呼吸非常劇烈且有些出汗，但不會致命。你的體態強化後，在運動的時候，你要可以做到邊做運動邊說話的程度，而且你還可以繼續做同樣的運動，做更久的時間。選擇你要做的運動，然後每天做二十、三十或四十五分鐘，持續做一週左右，或是持續做一個月，無論你需要多長的時間。

如果你所在的地方接近雪地，請你不要錯過越野滑雪。就算你從來沒試過也沒關係。一方面，滑雪很簡單，只要一天，你就可以滑得很好。畢竟，滑雪是某一種步行。當你掌握了滑雪的技巧，你就可以到世界上最美的一些地方，讓自己做大量的、最好的有氧運動。在地球上，沒有什麼事情勝過在積滿雪的樹下優雅地滑雪，還有在洛磯山脈的山坡、在佛蒙特州的鄉間路上，與在你家鄉的高爾夫球場上滑雪。滑雪時，你唯一聽到的聲音，是你自己愜意的滑雪板所發出的嘶嘶聲。你可以偷偷去試一下，接下來的日子，你都會感激我。

當然，你第一次去健身房的經驗可能不會是愉快的。畢竟，你可能體態不佳，甚至有可能，你有著胖胖小豬般的身材，你穿運動服的樣子可能不太好看。（當我剛開始真正投入做這些運動時，我的體重是九十公斤且汗流浹背，我看起來很討人厭。）而且，當然，你的年齡稍長。正如哈利和我所堅持的，這可以是你的「新工作」，但是健身房肯定看起來不像你的辦公室。你不熟悉方向，不管那裡的規則是什麼，你都不懂該如何按照那裡的規則行事，而且以那裡的標準來看，你可能是個失敗者。健身房的人令你恐懼，一方面是那裡幾乎所有人都比你年輕得多。而且，其中一些人絕對是健身迷，他們體態良好並以自己的外貌為榮。你強烈地感覺到，他們用微妙的神情看著你，或者，鄙視地看著你。

不要管這些人，你又不是去那裡交朋友或找一夜情。你在那裡，是為了挽救你的人生，忍著點，像個男人，做你的工作。想想約翰在海灘的第一天，以及他現在的狀況。如果這種感覺真的讓你快發瘋，讓我告訴你，它很快就會消失。首先，在我去過的所有健身房中，大家對於五十幾歲、六十幾歲，甚至年紀更年長，卻仍然出門運動的人，都由衷地感興趣與讚賞。就算是世界上最自負、最以自我為中心的健身迷，在某種程度上也會意識到，在某個時刻，他也將會變成一個老男人，而他只**祈禱**，自己到時候可以成為仍在鍛鍊的幸運者之一。

只用後腳走路的狗

我無法告訴你，過去十年來有多少次，一些友善的年輕人會在健身房、騎自行車時或山坡路上接近我，並對我說：「老兄，我希望我在你的年紀時可以做到像你這樣。做得好！」

他們很感興趣，想知道你的做法，以及他們能不能讓自己的老爸跟著做？而且，在我們這個年紀，你不必表現驚人就可以獲得讚賞。這就像一隻只用後腿走路的狗，牠能夠做到這樣，這件事本身就很棒了，牠走路的樣子是否優雅，不重要。

因此，穿上你太小件、塞滿肉的運動服，然後出門去運動。你已經非常優秀了。

說謊、自虐與相關問題

這套鍛鍊計畫的成功，需要克服最大障礙之一，也就是說謊。人們會就自己的所作所為，對自己撒謊。這絕對是在妄想，他們會堅持，自己不停在做像是約翰所做的幾分鐘步行或其他的運動，而他們做的正是每個人所需要的訓練。或是，他們與親愛的朋友們在高爾夫球場上度過的許多美好時光，有時候，他們甚至自己提背包呢，上帝保佑他們。這是胡說八道。打高爾夫球很棒，但它不是有氧運動。別對自己撒謊，請讓自己流汗，你必須出門去**做些運動**。

我一直在和人們談論這本書，而在所有的這些對話中，無論男女老少，唯一不變的是，幾乎每一次，正在和我交談的人都會開始告訴我，關於他或她自己的運動養生方法，以及這些方法有多棒。這很荒謬，這些人都身形龐大、肥胖，在他們說話的時候，在每個句子中間都必須做深呼吸。

他們的臉浮腫、肥胖、毫無希望，顯然無法往前跑一步，就像是當天晚一點的時候就會死掉一樣。

這些人有著如此可怕的體態，都告訴我，他們完全贊成做運動，而且他們已經很努力了。嗯，這是胡說八道！這是無恥的胡說八道！我拜託、拜託、拜託你，無論你告訴我什麼、告訴你妻子什麼，告訴上帝什麼……**請停止對自己撒謊！**

如果你像奶油一樣胖，那麼你做的運動量離足夠還差得遠。如果你呼吸困難，如果你看起來好像身體的狀況很差，那就不要說謊，你正在阻礙你自己！

哈利提供一項有趣的資訊。多年來，人們嘴巴說出口的認真鍛鍊的程度，和他們的死亡率之間幾乎沒有太大反差。參與調查的男性所說出口的運動量的多寡，和他們過世的年齡之間存在明顯的關聯。

我們可以同意這個結果，就是運動越多，你就活越久。但是對於參與調查的女性受試者而言，兩者根本沒有相關性。這很奇怪，因此，研究單位進一步做測試，透過壓力測試評估這些參與研究者的實際健康狀況，並分析實際健康狀況和死亡率的關係。這次，男性和女性之間，其兩者關聯性都趨近完美。為什麼呢？對於自己的運動量說謊的女性比男性多。男人說了些謊，女人則說了很多謊。男孩們和女孩們，請把這些謊話都收起來，之後當我說到要用心率監測器時，請認真聽我說，你們兩個人都是。

寫給那些體弱、身體不協調的人

那些像我一樣從小就瘦弱，或者體態不佳而不擅長運動的人，對於這本書的內容可能最不認同。就我個人而言，我成功地用四年讀完高中，且在這段時間內都沒有收到任何一封加入校隊的邀請函。在我高中時，這在那所學校是個渺小的奇蹟。我記得九年級的春天，在挑選棒球「社團」球隊的時候。最後，我們這群沒被選到的人尷尬地站著。「好吧，你收那些人。我收這些人。」因為每個人都必須要參與社團。

嗯，令人振奮且有趣的現象是，像我們這種人，比起童年那些像是神一樣的同儕，更能夠輕鬆享受這套養生方法。

有兩個原因。第一，對於專業的運動員來說，他們現在遠不及自己二十幾歲時的狀態，或是比不上任何時候的狀態，這讓他們難以接受。他們生悶氣、喝酒、拒絕玩樂，他們過著地獄般的生活。我有許多從小就認識、喜歡運動的朋友，他們的人生變得支離破碎，而連運動量低於他們最佳狀態的運動，也不願意走出門去做。

我不知道這是為什麼，這不是我的問題，也許也不是你的問題。如果你小時候不是超級運動健將，你就不必克服自己，你只要有做運動就可以了。恭喜你。

第二，如果你小時候不是運動天才，那你有充分的理由去期待，在未來某個時候你將達到**個人**

最佳的狀態，而且你**每一年都可以更年輕**。我的個人故事是，我已經七十歲了，現在是我一生中滑雪表現最好的狀態。這完全不誇張，可以肯定的是，我在二十八歲時並不能算是一位滑雪者，但是我現在就像是滑雪的神一樣。

這麼說好了，任何一天，在嚴峻高山上我的狀態都勝過60％的人。你知道這有什麼樂趣嗎？在一天的最後，以高速和優雅的姿態，滑雪而過那些山丘？這種樂趣讓我笑了。我是可笑的老傻瓜嗎？我當然是。我丟臉地輸給像是埃米特這種真正的滑雪運動員嗎？我當然是。但我很享受它，我們比賽誰先滑到山底！

運動的生物學原理

一第七章一　亨利・洛奇醫師撰寫

數十億年前，地球上的生命分成兩塊偉大的領域：可以動的動物與不能動的植物。我們的祖先選擇了動物那邊，自那以後，我們的基本生物學就沒有改變。當你的體態勻稱、當你做運動與當你跳舞時，你都和地球上的其他動物共享著運動的古老化學作用。

我們的肌肉會收縮，讓我們得以活動。我們的肌肉是複雜的機械，在數百萬個稱為粒線體的微型引擎中，利用氧氣燃燒脂肪或葡萄糖（血糖），然後產生收縮的能量。這是簡單的內燃機制，就像是你的汽車一樣，只是少了火焰。粒線體是肌肉收縮的關鍵，也是地球上的活動演化的關鍵。

細菌在二十億年前發展出粒線體以燃燒氧氣，其目的不是為了產生能量，而是為了擺脫當時蔓延到大氣中的氧氣，從那時到現在，氧氣都是劇毒的。氧氣有毒，因為它在分子上具有爆炸性。這就是在加入氧氣時火會燃燒，而移除氧氣時火會熄滅的原因。在細胞內部燃燒氧氣的能力，賦予了動物活動的動力。但是游離氧是危險的，它會破壞我們的ＤＮＡ並導致細胞死亡，最終導致心臟病和癌症。氧氣的儲存和處理是一項危險的工作，因此精心設計的氧氣排毒系統，會全天候工作保護我們。我們吃的水果和蔬菜中的抗氧化劑會吸收剩餘的游離氧（所以要大量吃水果和蔬菜），當所有的這些系統都努力做好工作時，我們就可以活得很好。細菌沒有這些機制，取而代之的是，細菌利用氧氣在粒線體中燃燒糖，產生無害的水和二氧化碳，這就是廢氣。

五億年前，細菌的粒線體以某種方式往我們原始祖先的細胞內移動，我們的祖先利用粒線體在肌肉上作用，有氧代謝的機制因而誕生。從那時起，有氧代謝的機制就可以無限供應這種容易得到的能量，這種以氧氣為基礎的能量推動了較高生命形式的劇變。細菌的粒線體使所有更高等動物的生命都成為可能，細菌的粒線體存在於當今地球上每隻動物的每個肌肉細胞中，這也包括你在內。所有動物的行動，都是由繼承自細菌的粒線體提供能量，這是你在公園散步、跑馬拉松、抓鼻子或游泳來回一圈時所消耗的能量。你的粒線體中的ＤＮＡ，仍然有著細菌的、非人類的ＤＮＡ，就像是繼承一些古老且永久的信託基金一樣，你繼承了細菌的粒線體。順便說一句，植物從藻類繼承了光合作用，就像我們從細菌中吸收粒線體一樣，所以，當今地球上所有的生命能量，都來自藻類或細菌所產生的機制。

通往更高等能量的路

我們簡單回顧了過去幾十億年並建立正確的觀念後，現在，讓我們來討論如何塑造自己的體態。有氧運動和在肌肉中產生更多的能量有關，這代表，你需要增加更多的粒線體，並為它們帶來更多的燃料和氧氣。粒線體可以燃燒脂肪或葡萄糖，就像是一輛可以選擇用柴油（脂肪）或汽油（葡萄糖）的汽車，這取決於你的需求。長途旅行時就用柴油，要維持速度和加速時，就用高辛烷值的汽油。大部分時候，你的肌肉都喜歡燃燒脂肪，因為脂肪是效率較好的燃料，但是如果是追求速度和力量的激烈運動，你就會燃燒葡萄糖。在休息和輕度運動時，你會燃燒了95％的脂肪和5％的葡萄糖。大多數脂肪都不儲存在你的肌肉中，它儲存在你的腹部和臀部周圍，以及其他一些主要位置。你的身體必須透過循環將脂肪帶入肌肉中。這比看起來要難，因為你的血液主要的組成是水，而脂肪不溶於水。脂肪必須在稱為三酸甘油酯的特殊分子之中搬運，你的醫生或許在你上次做身體檢查時曾提過這種分子。從肌肉的角度來看，麻煩的事情是，微血管一次只能處理幾個三酸甘油酯分子。因此，每條微血管只能將少量的脂肪輸送到粒線體。持續做有氧訓練，可以讓你的身體建立大量新的微血管網絡，為肌肉帶來更多脂肪。無論如何，最後，你將盡可能地輸送最大量的脂肪，而如果你想做更快或更劇烈的運動，你就需要開始將葡萄糖帶入粒線體以作為第二種燃料。

在做更**劇烈**的運動時，你會不斷燃燒脂肪，所有額外的能量都來自於燃燒葡萄糖。大部分的葡萄糖都預先儲存在你的肌肉中，但是你的循環系統需要做兩階段的工作，首先，是要帶入更多的葡萄糖和燃燒葡萄糖所需的氧氣，然後帶走廢氣，尤其是二氧化碳。

不論你從任何角度來看，循環都是運動的基礎。數月甚至數年持續做有氧運動，可以顯著改善你的循環系統，這是運動拯救生命的方式之一。運動會壓迫你的肌肉，讓肌肉釋放足夠的C-6來觸發C-10，而運動造成的可適應性微創傷所釋放的C-10，會促進新的粒線體產生、在肌肉細胞中儲存更多葡萄糖，並促進新的微血管生長，以餵養這些粒線體。你的體態變好，肌肉也會變硬，因為肌肉中充滿了所有新的粒線體、微細血管和多餘的葡萄糖。這是一個有趣的景象：你全新且硬化的肌肉，塞滿了因為運動而長出來的所有東西。

狩獵和群聚活動的新陳代謝

只要是定期做有氧運動，任何形式的有氧運動都可以達到這個效果，但是如果你了解燃燒脂肪和燃燒葡萄糖的差別，你就可以從運動中獲益更多。這是有氧運動真正有效果的關鍵，因為不同的運動強度會觸發身體的不同生物變化。

你的身體天生有著兩種有氧運動的節奏，那就是輕度與劇烈，而它們依賴兩種截然不同的肌肉新陳代謝方式，取決於你使用的燃料。低強度且輕度的有氧運動會燃燒脂肪，而高強度且激烈的有氧運動會燃燒葡萄糖。這是關鍵的區別，因為這兩種節奏會觸發覓食與狩獵不同的兩種新陳代謝，這是我們重要的身體節奏，這是重點。在自然界中，這兩項活動占用了我們大部分的清醒時間，而每一項活動都需要明顯不同的身體和大腦功能：高度協調性和特定的思考方式、情緒、能量、消化、免疫功能與肌肉新陳代謝。我們的身體和大腦適應日常生活的方式，在很大程度上，取決於我們的運動模式，至今日仍是如此。不管你是在公園裡散步而不是在覓食，或者你是在上飛輪課而不是在狩獵：輕度或劇烈的有氧運動仍然是C-6、C-10與身體其他無數生理和化學節奏的主要控制訊號，包括你的行為與情緒的基本大腦模式。這些都不是在現代的新發展，它深深扎根於演化時期的迷霧中，但是你可以透過你的運動方式來控制它。

這就是克里斯會要你去買心率監測器的原因。你需要知道你可以燃燒脂肪，與燃燒葡萄糖到多激烈的程度，因為這掌控了你整個身體的健康和身型。要確定哪種新陳代謝正在發揮作用，以及哪些訊號正在發送，你的心率是唯一的答案。心率監測器就像賽車上的轉速表，你需要知道每分鐘的轉速，才能知道何時換檔。你的心臟跳越快，向肌肉輸送的血液就越多，而且你的肌肉可以從血液中吸收更多的脂肪，直到你達到大概最高心率的65%。克里斯將在下一章告訴你公式，但對於一般五十歲的人來說，這是每分鐘一百一十下的心跳。如果你現在六十五歲，則是大約每分鐘一百下的心跳。這就是你要在監測器的螢幕上尋找的數字。對於我們大多數人來說，這是還可以、有一點費勁的走路速度，這也是你的第一個檔位的自然極限。

當你更逼迫身體做更劇烈的運動時，除了脂肪之外，你將開始燃燒葡萄糖，而你會需要更多的氧氣。這代表你該為肌肉增加更多的血液，而你的心跳會加快。當心率高於最高心率的65％，就代表你正在燃燒葡萄糖，你已經進入了不同的新陳代謝模式，你已換到第二檔。

你的身體將開始吸收儲存在肌肉中的葡萄糖，將葡萄糖送到粒線體中，產生跑步和狩獵所需的額外能量。然而，在某些時候，葡萄糖代謝也有其上限。你可以將大量的氧氣帶入血液中，並帶走大量的二氧化碳，但是如果超過一定的消耗量，化學物質就無法在血液和肌肉之間或肌肉內部做移動，而且會跟不上需求。這種情況會發生在當你達到最大心率的80％左右時，對於五十歲的人，這是每分鐘一百三十六下心跳；六十五歲則是一百二十四下。當你的心率超過最大心率的80％時，肌肉就會缺氧，葡萄糖將無法完全燃燒至二氧化碳。取而代之的是，你會堆積一種叫做乳酸的汙泥，這種汙泥是未完全燃燒的糖，每經過幾秒鐘的運動極限後，肌肉功能就會關閉（例如奮力跑過足球場的長度）。就像是從脂肪轉換為葡萄糖一樣，在氧氣不足的情況下，會轉換為「無氧」代謝，對整個身體產生連鎖反應。

要知道自己何時達到、何時超越這些門檻的唯一方法，就是使用心率監測器。你無法憑自己的感覺知道，即使是連續多年、每天訓練六個小時的奧運運動員，也無法憑感覺就知道自己的新陳代謝模式。當然，沒有心率監測器你還是可以達到好的體態，只是你會浪費大量的時間和精力。

低強度有氧運動：追求距離而非速度

運動強度是調節全身和大腦化學反應的主要訊號，這個概念很重要，值得我們花些篇幅來討論，我們從輕度的運動開始。輕度的有氧運動節奏輕鬆，是長而緩慢的運動，可以達到你最高心率的65％。達到這個水準時，你的肌肉大部分燃燒的是脂肪，因此，這是你最省燃料的運動節奏，也是你可以整天保持的節奏。

這是你在覓食時曾經的節奏，在過去覓食的時後，速度不重要，但距離很重要，現在，你將這種節奏用於走路。你或許會認為，在這個區段運動很浪費時間，但是，這是很好的步調，這是你的身體和大腦療癒與成長的代謝區。在這個區段中，穩定且低量的C-10會讓基礎的組織緩慢且持續的生長，包括肌肉中的血管與粒線體，以及全身的修復與健康。更激烈的運動可以讓你的體態更健美，但長期的輕度運動可以增加你的耐力與提升整體的健康程度。使用你的心率監測器做這些戶外運動，你會愛上這些運動，而當你了解這些運動對你的身體內部有何幫助時，你就會上癮。

讓我們在沙灘上散步，更深入地談一談。當你在早晨第一次醒來時，你的身體仍處於睡眠狀態且肌肉處於冬眠狀態，這時，你的血流是涓涓細流，燃燒後的脂肪只是新陳代謝的小火苗。當你舒展身體，迎接新的一天時，變化開始了。你只要睜開眼睛，就會啟動腦部的大部分區域、釋放腎上腺素，並增加流向肌肉的血液量。當你滾下床時，你的心跳會加快一些。你開始移動、走路、刮鬍子和淋浴，然後你的心跳加速，每次跳動都會供應更多的血液。遍布雙腿的動脈膨脹，迫使富含氧氣的血液深入肌肉纖維，發送使身體恢復活力的化學訊號。你的膝蓋和臀部向其他部位傾注潤滑的液體，然後僵硬的感覺開始離開你的關節。吃一頓清淡的早餐、喝完咖啡，然後走出大門前往海灘，在那裡，美好的一天又開始了。

你的腳趾間鋪滿沙子，清晨的陽光從水面上落下。給自己五分鐘緩慢、輕鬆的慢步來熱身，然後放鬆一下，開始進行對身體好且費勁的步行。你在步行的前二十分鐘，會感覺自己可以持續這樣走好幾公里。你放鬆地走，肌肉在低度的火焰中燃燒脂肪。當你放鬆並開始大步前進時，脂肪會燃燒得更熱、更快。當你達到心臟最大輸出量的65％時，你的腿部肌肉正處於低有氧區間的上限。（「有氧」是指你的肌肉擁有所需的所有氧氣。）這是你可以燃燒脂肪的最快速度。就像是柴油，行駛距離長，但扭矩小。你可以走整天，但你無法走快。

而且，你其實不必走快，因為你已經穩定地步入C-10的區間。從公共工程專案的角度來思考成長和修復，建立州際公路需要時間，你在健身房運動的第一天之後，新的微血管也不會立即萌芽。你的身體會先考慮一下，規劃路線，並且在開始建造之前先準備材料。你的身體也不信任你，或者更準確地說，不信任大自然。只要你偏離軌道一會兒，即便是短時間的怠惰，施工也會停止。運動真正的益處，來自數月和數年持續、穩定的生長。短期讓體態變健美很有趣，但卻會誤導你，這仰賴於C-10的激增，這是在一月冰雪融化期間，你的身體用來覓食的代謝技巧，你的身體隨時準備在寒冷再次襲來時進入冬眠狀態。經年累月的運動則不同，它們會產生緩慢而深沉的C-10流量，讓你的基礎組織維持長期、穩定的生長。

這一切都是透過在你的血液和體內精心設計的化學舞蹈自動進行。時間長且緩慢運動的C-10模式，實際上調節著身體和大腦中的數十種化學信號。包括你可能認識的名詞，例如生長激素、睪固酮、胰島素、腎上腺素和血清素，以及你不認識的名詞，例如內皮生長因子、腫瘤壞死因子和血小板衍生生長因子。關鍵是，做時間長且緩慢的運動，可以強化你的肌肉、心臟和循環，調動你所儲存的脂肪，然後做更多讓你身體修復的事情。時間長、緩慢的運動與現代生活的慢性發炎相反，這是帶來青春的潮汐。

開始運動後，你可以輕鬆將你以前的循環和粒線體能力提高一倍。幾個月的時間長、緩慢運動，將使你具有快樂、禪意般的強大有氧能力。這是禪意的，因為你的大腦不知道你正在跑步機上行走。它認為你正在覓食，且會讓你自動進入投入其中但又放鬆的化學狀態。你的思緒很清楚，與休息時相比，你的心情更平靜、更有活力。你在腦電圖上的腦波模式會與冥想狀態相似，這是有充分理由的：這是你在威脅較低時，在大自然中使用的步調。

有趣的是，在腦部放鬆與集中注意力的途徑，會隨著使用而強化。定期運動可改善長期記憶，並降低罹患阿茲海默症的風險。我們偏好的低強度有氧運動是長途的健行，與長時間、輕鬆地騎自行車，坦白說，在跑步機上緩慢走一個小時或更長的時間，是非常單調乏味的。此外，你可以嘗試將覓食與搜尋的精神層面與身體層面重新整合在一起，這也是有意義的。划一個小時的船到你最喜歡的釣魚區，是開始夏日的美好方式。健行八公里到森林裡去賞鳥，是完美的搜尋活動，而在週末的早晨騎三十公里自行車，則是純粹的天堂享受。

高強度有氧運動：攻擊獵物群

當運動激烈到使你的心率超過最大心率的65%時，你就需要新的能量。你需要的能量超過你能從脂肪中獲取的能量，因此你的肌肉會開始燃燒葡萄糖。轉換到高速檔會改變你的新陳代謝，因為激烈的運動是你開始狩獵的自動訊號。

高強度有氧運動的運作方式如下。除非進行狩獵、被獵殺或玩耍（玩耍是前二者的演練），否則自然界的動物**絕不會**離開其低度有氧活動的區間。葡萄糖是有力但昂貴的燃料。你的身體知道，你在覓食時**永遠不會**移動得夠快來燃燒葡萄糖。那將浪費能源，也就是說，從生物學而言這是不合理的。如果你消耗的是葡萄糖，那麼你一定是在狩獵，這會觸發主要的新陳代謝轉變，從而影響你的肌肉、大腦、腸道、免疫系統、腎臟、肝臟、心臟和肺部。

想像一下，獵物就在眼前，你的腎上腺素激增、C-6激增、身體關掉非必要的功能，血液充滿你正在活動的肌肉。你變得專心投入且保持警惕，你會注意到更多細節，你的腳步也更活躍。在實驗室中，若是在較激烈運動的狀態下，透過核磁共振掃描就會看到你大腦全新的區域會亮起來。你可以更快地處理視覺訊息並更快地進行計算；你的注意力轉而專注向外，反應能力更敏銳且唾液流量增加。回到海灘上的場景，這代表你已經熱身、充分投入並準備跑步了。當你大步前進時，你的頭抬起、鼻孔張開、瞳孔擴大。你會感到更有活力、頭腦清醒且更年輕。這並不是因為任何意識，而是因為你加強運動而自動開啟了一系列複雜的控制機制。

你的手臂自由擺動，你的呼吸越來越重，你的腿部開始真正的工作。當你的心率穩定上升超過最大心率的65%時，你會感到能量激增，歡迎來到高強度有氧運動區間。你剛開始燃燒葡萄糖，亦即你的高辛烷值汽油，你跑步的距離不會太遠，但是動力卻更大。從那時起，低量的脂肪會一直在背後燃燒，但從此刻起，所有額外使用的的燃料都是葡萄糖。

在你先前做時間長且緩慢運動的日子裡，你為自己打造了更大的引擎。現在，添加葡萄糖後，額外的粒線體和血管就像是用火箭燃料在運作。這是低強度有氧訓練的好處。這種竅門讓你可以捉到羚羊，這就是為什麼世界上每一位耐力運動員都會做時間長且緩慢的運動，這是在為更激烈的有氧運動打好基礎。每位希望參與奧運的運動員、每位世界紀錄保持者、環法自行車賽的每位自行車手都在這樣做，而你也應該這樣做。請記得，他們只是在追逐金牌，而你是在追逐青春。

而且你的狀態會越來越好，雖然時間長且緩慢的運動很重要，但是加入高強度的有氧運動可以讓你的反應變得更快、身體更強壯。高強度的有氧運動會讓你的身體在肌肉中儲存更多的葡萄糖，為持續、劇烈的運動做好準備。

大自然對高強度有氧運動的觀點是，你天生就是耐力掠食者，你天生就能與你的夥伴一起追擊大草原上的羚羊。你可能感覺自己不像是耐力掠食者，但是你確實是。你的身體設計讓你能夠在羚羊群四周環伺好幾個小時，努力追逐牠們，直到你找出老弱的獵物。身體健康的人，其肌肉中有足夠的葡萄糖，可以做大約兩小時的劇烈運動，這會用到大量的葡萄糖，但是還不會將葡萄糖完全耗盡。想想看，整整兩個小時追逐著獵物群！

這也是為什麼運動會造成你的大腦高速運轉，不是為了寫《戰爭與和平》，而是為了進食。想像一下，在苔原上花數小時追蹤數百隻馴鹿，挑出單隻馴鹿評估牠們的健康狀況，看著牠們奔跑，標記並記住你的獵物。這就是你透過高強度有氧運動所開啟的大腦功能。集中的注意力、興奮程度、體力消耗、聚焦於挑戰和抓住狩獵的機會，都是自動的大腦功能，這是一種健康又好玩的狀態。當你狩獵的次數越多，你的大腦就會越來越上手。高強度的有氧運動會讓你大量流汗，這是我們最喜歡的運動節奏，因為狩獵可以啟動我們最年輕、最佳的生物狀態：整天都強壯、快速、充滿活力與樂觀。這就是為什麼，你應該每週做幾天低度的有氧運動建立你的基礎，然後其他幾天再出門去做其他高強度的有氧運動。這會告訴你的身體，春天到了。

無氧運動：乳酸灼傷

脫離大自然生活的好處之一，是我們大多數人不再需要為了進食而獵殺其他生物，或是擔心被殺。但是，當我們在獵殺或被獵捕時，我們還有一項額外的工具可使用：十秒鐘的原始動力，用於野生生物學家所說的「逃生或捕捉」時刻。

你可以利用葡萄糖一路提升心率，直到你最大心率的85％左右，這時你達到最高有氧運動能力的極限。這是你可以維持的最快速度，但仍然有幾秒鐘的時間讓你可以加速。你在海灘上爆發出青春的熱情，讓自己衝刺一百公尺奔上沙丘的頂端。在最後的十公尺，你的力量輸出將增加一倍。你的心臟將產生靜息能力的百分之四百的力量，但你仍然超越此力量輸出，繼續輸送血液和氧氣。你的後燃裝置開始發揮作用，讓你獲得爆發力，在受控的化學爆炸中將能量轉移到肌肉中。這時，你已經進入無氧的狀態，這是你的第三組新陳代謝裝置，這是氧氣以外的區間。沙子在飛揚，你的手臂抽動、你的心臟在跳動、你的雙腿在燃燒，你無法再保持下去了，突然，你站在沙丘頂端，喘氣但充滿活力。

這不是有氧運動，也不是耐力訓練，更不是你每天應做的事情，但是玩起來很有趣。這是無氧運動，當下你的肌肉是處於缺氧的狀態。這也是你最古老的代謝方式，可以追溯到細菌發展出粒線體之前，那時地球上沒有氧氣。這比有氧代謝更原始，效率更低、生化效果更粗糙，但在短距離內具有更強大的力量，且在演化的基因轉移中具有重要的作用。在過去的數十億年，無氧運動拯救了你的祖先的性命，或者讓牠們終結了別人的性命。

以無氧的狀態運動，是達到最佳狀態的一種好方法，這是最極限的狩獵訊號。它對延年益壽或對整體健康沒有任何幫助，但對精神、活力和單純的健美卻很有幫助。在你達到基本的良好體態之前，先不用管無氧運動，之後，你可以每週加入幾次無氧間歇訓練。這並不是你人生的關鍵，但是一旦你回到掠食者的模式，一點點「逃生／捕捉」的狀態就很重要。這是狩獵狀態的高峰，讓你勝利地站在沙丘頂端。

讓這一切實現

運動是你可以騙過大自然的友善方法。你的身體期望你每天走十六公里，花一兩個小時進行狩獵，並且做一些衝刺奔跑和繁重的勞動，但幸運的是，你的身體並不那麼聰明。你可以用一天不到一小時的運動，來說服身體，大草原的春天已到。在接下來的幾十年中，每天用不到一小時的時間就可以保持苗條、健美、機警、充滿活力、健康與樂觀。

大自然不像是健身房的跑步機，大自然是一個不斷變化的自然環境，因此，各種不同的運動與強度變化，比起單一不變的某項運動，前者對你的身體更好，這也應該在你的預料之中。實際上，大多數人都會隨著時間而對任何固定的運動計畫感到疲倦，因此，我們建議你**在未來的三十年，在你的運動計畫中加入多項的運動。大自然的規則很簡單：每天做些真正的事情**。請忽略所有關於每週運動三至四天的說法，請忽略它！就像美國的國家膽固醇指南一樣，這種說法只是最低限度的要求，是醫學專家對成天躺在沙發上看電視的人，孤注一擲的請求。記住，你的身體**渴望**每天運動。無論是時間長、緩慢且穩定的運動，例如一或兩小時舒適且辛苦的步行，或是短時間且劇烈的運動，例如跑步、游泳或在健身房使用健身器材，都比不過「日常」的重要性。最重要的是每週要運動六天。因此，你可以在健身房嘗試各種有氧運動，並試著找到一些自己喜歡的戶外運動，例如騎自行車、划橡皮艇、下坡滑雪或越野滑雪，或者去進行艱難的健行。在戶外運動時，請讓你的心率保持在低強度有氧運動區間；在健身房運動時，則讓你的心率保持在高強度有氧運動的區間，你將會有很好的運動成效。請記住，關鍵是要給你的身體和大腦持續不斷的訊號，告訴它們變得年輕。你是很快或是慢慢變年輕並不重要，你有很多時間。最重要的，是繼續朝著正確的方向前進。

持續做

人不會因為他們在健身房做錯了運動就偏離軌道。他們偏離軌道，是因為他們停止做運動，一開始只是一或兩天，然後就再也回不去了。我已經協助成千上萬的病人，而他們邁向成功的關鍵，是他們**運動的習慣與規律性**。

而這不是那麼容易。我們的本能，是只要可以的話就會選擇吃、做愛與坐下來休息，因為在大自然的環境中，我們不清楚何時，或者是否會再次出現機會，讓我們做這些事情。現在，在富裕且輕鬆的時代，這些本能是災難性的，但它們永遠不會消失。

幸運的是，你可以透過建立日常運動的結構和規律來重新設定你的大腦，就像是人從幼兒園上學的第一天，就開始學習驚人的生活技能並將其轉變為新的目標。請你務必去健身房，並將自己出現在健身房視為一項偉大的工作。它會緩慢而確實地改變你的生活，因為一旦你去到健身房，你幾乎一定會做一些認真的運動。**即使你沒有做太認真的運動，明天你也還會來。**這就是關鍵，在你接下來的人生中，每個明天都要再來。

將運動視為一項工作是有道理的，因為當你超過五十歲後，運動就不再是可選擇的項目。你必須運動，不然你就會變老。克里斯並不會在每天起床後，考慮是否去健身房，就如同他不會起床後，考慮是否要去上班一樣。無論他感覺如何，他都會起床，然後去做。這樣比較容易，而結果是他變得很年輕。

你開始得越早，收穫就越大。讓我們看看你退休之前，大約十年左右的生活，這時你仍然全速工作，將運動納入你瘋狂的工作時程中會是個挑戰，這可能看起來讓人精疲力竭，但這是倒著思考。我們在一天結束時會覺得疲累，不是因為我們做了太多的運動。我們累了，是因為我們沒有做**足夠**的運動。久坐不動使我們在精神、情緒和身體上都枯竭。每天晚上疲憊地走進房門不能代表生活，這只代表過度耗損所擁有的唯一人生後，存活了下來。此外，一項又一項的研究顯示，我們將工作時的產出看得比運動所花的時間更重要，而當我們的身體在健康狀態下，我們在家中的生活狀態也更好，我們對生活更滿意，所需的睡眠更少。如果你對自己的生活品質有所重視，那麼，你花在運動上的時間就變得很划算。（如果公司願意用科學的角度看待這件事情，那麼保持身體的良好狀態應當是一項工作要求！）現實情況是，這些年來你的生活如此忙碌，以至於你無法承受不運動的後果。唯一真正的問題是，當生活中充滿義務和壓力時，你很難保持運動的動力。因此，你應該更依賴運動的規律，而不是想做運動的動力。騰出時間運動，並為了運動而「保留時間」，並嚴格維護，不讓這段時間受到打擾。

開始吧

將新手推下懸崖，讓新手面對艱難挑戰的策略，對克里斯確實有效，但是如果你的身體狀況不佳，受傷的風險相對也較高。剛開始時，請先讓自己運動到會流汗的程度，但注意要符合你目前的健康狀態。你的身體狀況越差、年齡越大，將每一天的運動保持在極限範圍內就越重要。這代表著你需要維持低強度的運動，並拉長時間。還記得發炎的化學反應嗎？幾十年來，你血液中所有的C-6化學物質都在告訴你的關節：要退化。關節炎主要就是久坐不動的發炎性疾病，這是C-6的病。因此，經過幾十年的退化，你的關節已經老化，比你的心臟、動脈、肺、腦部還老了幾十年。如果你將這視為肌肉和關節之間的比賽，你的關節將會輸。請你每天都要做運動，但在你適應之前，先按照自己的步調去做。最後，無論你的健康狀況如何，在開始進行此計畫之前，請先諮詢醫生，並詢問醫生你是否需要做壓力測試。

沒有限制

如果你很健康，身材變好就是一件有趣而美好的事情，但是如果你不健康，這就是必要的課題。即使你現在的狀態非常糟糕，或者發生了一些非常糟糕的事情，也請振作起來，每個人都可以做到。我有病患直到中風、癌症或心臟病發作**後**，才開始定期運動，但一旦他們開始運動，他們的生活都大大改善。關節炎、中風、心臟病發作、腦瘤、前列腺癌和許多其他災難，可能會限制你可以做的運動**種類**，但這些疾病都不能阻止你運動。

我步行穿過紐約中央公園（世上最大的通勤路線之一）去上班，而至少有十年，我都看到一位老人在那裡跑步。他一定曾經中風過，因為他擁有我見過最怪異、最癱軟的步伐。顯然，他只能用身體的一半跑步，而用信心將身體的另一半往前拋出。中風可能也影響了他的體溫調節，因為他從不穿上衣，但人就在戶外，他皮包骨般老邁的胸膛，在零下二十度的暴風雪中脫下上衣，看起來像是史前時代的人，據我所見，他過著他的生活。看到這位半裸的老兄出現在暴風雪中，他的步伐奇怪、不平衡，但充滿**活力**，這是很動人的一幕。不管他是誰，他所面對的挑戰，比你、克里斯或我都嚴峻，但他是贏家，因為他日復一日、年復一年地出現。當你認為自己不能運動時，請記住他。他中風了，而且幾乎不能走路，所以他真的不能運動。但是他確實做到了，我敢打賭他很喜歡運動，我相信你也會喜歡。

一第八章一 克里斯・克洛利撰寫

核心關鍵：有氧運動

想想看，我們的身體可以隨時隨地燃燒柴油或汽油，這很驚人，沒有任何汽車可以做到這樣。而且我們還可以完全不用氧氣就燃燒東西，這是奇蹟。可以讓我們禮貌地給你一個建議嗎？你至少應該讓這台機器保持正常的工作狀態，以表達你對此的感激？而這不僅僅是出於感激。如果黑炭與爛泥沉積物把這台機器弄髒，它會炸毀，並害死你。好吧，也許不至於死，而是需要開心手術。哈利有機會談到開心手術了嗎？我想還沒有。我們來討論一下開心手術，增加你對平淡的這章的興趣。現在，開心手術非常熱門，顯然是因為有很多人寧願選擇它，勝過閱讀有氧運動的資訊與鍛鍊身體。手術已不像過去那麼困難了，外科醫生要做的事情，就是用刀切開你的胸部，然後用一把巨大的剪刀將你的胸骨像龍蝦的殼一樣剪開。喀嚓、喀嚓、喀嚓的聲音，然後，其他團隊成員（不必擔心，他們已經做過上千次了）會將骨頭向後彎曲，以便醫生可以伸入胸腔……嘿，你不想聽到開心手術的事情，對嗎？你認為它很可怕而且噁心，嗯，一些心臟病患者說，它並不像聽起來那麼糟糕，但它確實是侵入性的手術。運動也是侵入性的，運動一天會占用你將近一個小時的時間，這是很長的時間。如果你想要，你可以跳過本章。但是最後，你可能必須去了解剝龍蝦殼的技巧。我的選擇是？如果是我，我會再往下讀幾頁。

長期目標

如果你對開心手術感到不安。你該做什麼？當然是做耐力運動，並將那些關鍵訊號發送至你的細胞。要做到這一點，最好的方法是設定長期目標並努力達成。最重要的是，一年後，你應該要能夠做時間長且慢速的有氧運動（呼吸沉重但仍然可以說話；是你最大心率的60％至65％），持續大概三個小時而不會精疲力盡。你應該要能夠在你六十歲、七十歲和八十歲做到這樣，然後在你九十歲時做到差一點點的程度。這也等同於以穩定的速度騎自行車或是健行一整個早上。你應該每個月做一次像是這樣的運動，有幾個月你可以做兩個小時的耐力運動，三個小時更好。做真正的戶外運動，這是真實的承諾，把這當成你訓練的重點，同時提醒自己，這就是做這些事情的所有原因，如果你能達到這樣的健康狀態，並且維持住，那麼你的生活將會很美好，你很有可能將剝龍蝦殼的人擋在門外。但是我們認為你應該做更多，你應該加入肌力訓練，我們會在第十章和第十一章時討論更多肌力訓練的議題，這將為你解決一些完全不同的問題。你還應該做強度更高的有氧運動，讓身體可以使用其他的燃料系統，但是，請記住在佛羅里達州海灘上的約翰，他從來沒有停止做時間長且緩慢的運動，他是我們的英雄之一。

我們繼續吧，第二項耐力的目標，你應該要能夠做一個小時的高耐力有氧運動（這是很劇烈的運動，除了幾個喘著氣的詞之外，你會說不出其他的話。這時候，你的心率是最大心率的70％至85％）。如果你可以保持這樣的速度兩個小時，那就太好了。但是請注意，你才正在往運動的路上前進。要維持這樣的狀態一個小時，是很重的負擔，這並不容易。達到這個目標後，你將處於絕佳的狀態。

最後且最不緊急的是，你應該要做一至兩分鐘無氧的快速短跑或是其他開足馬力的運動。這是最不重要的目標，但值得你考慮。如你所知，無氧運動使用了不同的燃料和燃燒系統（這是超級渦輪，無氧的傳動裝置運行效能絕佳，使用後又造成了如此的混亂），而且，讓三套系統都處於正常工作狀態是好事。你知道如果需要，你將可以應用古老的「戰鬥或逃跑」機制，那也不錯。我喜歡維持每週至少做一次無氧運動，但是當然，每個人的喜好不同。

使用心率監測器的絕對必要性

現在你有了一些目標，你該如何實現它們？第一步很奇特，請你去買心率監測器。如果你已經有一段時間沒有做訓練了，那麼上一段內容中所有提及「最大心率的百分比」的內容，可能會讓你感到不可思議且不適合你。世界上有誰會知道自己的最高心率或使用了多少比率的心率？答案是，每個對耐力訓練都有點認真的人。所有現在的耐力運動員，都精準地知道自己正在鍛鍊的心率區間，**總是如此**，而你也應該知道你的心率區間。現代的訓練會規劃在不同的時間，因為不同的目的，而以不同的運動強度（以最大心率的不同百分比區間）進行訓練。心率監測器可以讓你建立並維持踏實的有氧運動習慣，它比你所能買的任何工具都更有用，並且會讓所有的耐力訓練變得更加有趣。

心率監測器是一種簡單的設備，可以告訴你，每分鐘你的心臟跳動了多少次，這樣就夠了。你可以找一個可以分析你的唾液，並記住母親的娘家姓氏的設備，但你並不需要其他這些功能。無論如何，你不能沒有心率監測器，只要找最簡單、最便宜的款式就夠用了。心率監測器就像一雙像樣的運動鞋，兩者對你的訓練同等重要。

人們像瘋了一樣地拒絕這項建議。也許是因為它是新的事物，或是覺得有點發毛。你**必須**將一條黑色帶子放在已經夠令人尷尬的乳頭下方，像是年老的虐待狂一樣。這是一台電腦，但是少數人仍然會拒絕。心率監測器會讓你無法繼續說著自己的運動量有多重這類的謊話，這也會令人不愉快。你可能還會找其他不這樣做的原因，好吧，很好！這是你自己的悲慘身體。但是你應該知道這一點：**每個在意訓練的人，都會在心率監測器前宣誓**。包括從神一般的運動健將到我，這之間的所有人。心率監測器可以為每個人的鍛鍊給予定義，包括你的鍛鍊。心率監測器是由兩個物件所組成，一部分是像手錶的物件，另一部分則是綁在胸前的帶子，這是世界上最簡單的東西。帶子會將你的心跳傳送至手錶上，隨時且連續不斷地告訴你，每分鐘你的心臟跳動（beats per minute，簡稱BPM）幾次。只要大概七十美元的價格，你就可以知道這些資訊，這還不錯，這是這些小工具在打折時最便宜的價格。

你可以閱讀說明文字（如果你是會閱讀說明文字的人），你也可以像是一般男性一樣，直接將心率監測器綁在身上並鍛鍊幾天，然後看看上面的數字。你可以用以下的簡單公式，計算出理論上的最大心率：兩百二十減去你的年齡。這提供了一個概略的最大心率數值，但是很快地，你就會想要知道更準確的數值。但是，現在先了解這些就夠了，然後，你可以進行一般的運動鍛鍊，並在你運動的時候，時不時往胸口下看，看看你正在運動時的心率是多少，占了最大心率的百分比多少。除非你的體態已經非常好，否則不要嘗試達到理論上的最高心率。

找出你的目標心率

這很重要，所以讓我們從基礎的步驟開始。首先，用兩百二十減去你的年齡。如果你現在六十歲，你獲得的數字是一百六十。理論上，這是你的心率最大值。現在，計算其中的60%。你不需要鉛筆和紙：一百的60%是六十，對吧？六十的60%則是三十六。兩者相加，你最大心率的60%就是九十六。這就是了。現在再一次計算最大心率的70%。接著，計算80%和90%。記住這些數字，或是在腦中再算一次，你是個聰明的傢伙，用點腦來對抗阿茲海默症吧。你現在應該知道了，這三組速度分別是長而慢的有氧運動（最大心率的60%至65%）、高耐力運動（最大心率的70%至85%）和無氧運動（最大心率的80%至百分之百）。認識你自己在這三個區間的每分鐘心跳數。

在剛開始的某個時間點，你可能會想知道你的靜止心率。在一些時髦的社區裡，人們會在雞尾酒會上談論他們的靜止心率，你最好也讓自己做好準備。你的靜止心率是你身體體態的大略指標。更重要的是，靜止心率的變化，是顯示你每天相對狀況很好的指標。了解靜止心率的方法如下：上床睡覺時將心率監測器放在床頭櫃上。第二天早晨起床時，戴上帶子，並將心率監測器的顯示器放在你可以看到的地方。然後回去睡覺，讓自己幾乎快睡著。當你昏昏欲睡且幾乎無法睜開眼時，偷看一下顯示器。上面的數字是多少？五十左右嗎？六十？七十？是的，那就是你的靜止心率。經過一段時間後，當你的身體狀況改善時，你的靜止心率應該會下降一些。而且，如果你在某個早晨醒來，發現靜止心率異常地高，那可能代表你感冒了，或是你正會宿醉，或是你訓練過度，或是你的心臟將在當天某個時候停止（開個玩笑）。如果你的靜止心率變高，請暫時降低鍛鍊的強度，直到你的靜止心率降下來。

哈利認為知道自己的靜止心率是重要的事情。如果你也同意，你會希望每天早上起來，可以在不用看顯示器的情況下進行檢查。（我們雖然是怪人，但我們不會建議你在往後的生活中，都將心率監測器當作你床邊的伴侶。）你可以用老派的方式測量：伸出手指找你的脈搏，它就在喉結後面的位置。將眼神看向某處，然後開始計算。這種方式太慢且麻煩，很難在道路上或自行車上使用，但是對於每天一次的測量是很適合的。

接下來的這一點更為重要。當你的體態變健美後，你將需要找出你的實際最大心率。你**真正的**最高心率可能會比使用簡單公式所算出的數字更高，如果你用了錯誤的最大值，則所有百分比與我們所有的出色建議，都將變得毫無用處。

找到真實最大值的方法，是做非常劇烈的運動。當你體態變好後，讓自己準備好，做到理論上最大心率值的90%。你覺得怎麼樣？在你跌倒之前，你還有10%的彈性嗎？試試看，如果你感覺還不錯，你可以試看看做到心率達到接近你理論上最大心率值。如果可以的話，請做到超越你理論上的最大心率值。請記住，你的心率最大值就是你在現實世界的巔峰狀態，而在盡全力的巔峰狀態下，你只能維持六十秒。除非你處於絕佳的身體狀態（並且做了我們告訴你該去做的健康檢查），不然，就不要嘗試達到你的實際最大心率值。你可以讓自己運動到接近的數值，並假設這就是實際最大心率的90％或95％。然後根據新的假設，重新計算你的數值。這樣計算是很重要的，像我的理論最大心率值是一百五十，但是我的實際最大值是一百七十。這是一個很大的差異，如果我不知道這一點，我的鍛鍊就會搞砸了。

找到真正最大值的另一種方法，是透過壓力測試。那應該很容易，但是，我必須告訴你，大多數壓力測試的檢測員都不願意這樣做。這會花費很長的時間，而且他們不在乎你真正的最大心率。因此，你必須用盡全力，並且要**盡你所能地**在壓力測試時堅持在跑步機上。但是如果有心臟科醫生在旁邊看著你達到自己的最大心率，這樣也是好的，可以避免你自己運動**過於**激烈。

心率恢復率

想要另一個你可以誇耀的數據嗎？試試看恢復率。這是你從用力運動的高峰到正常走路後的六十秒內，心率下降的速度。這是針對你的有氧健康程度，最容易獲得的指標。假設你以每分鐘一百三十下心跳的心率騎著健身自行車，這大概是你最大心率的80％。然後，開始輕鬆地踩踏板，並同時看著顯示器和手錶的秒針。當你的心率值開始減少的那一刻，就開始計時（在開始計時之前，務必等心率開始下降。在你剛開始減速時，心率通常會先上升）。看看在六十秒內，你的每分鐘心跳次數下降多少。每分鐘的心跳次數，只要減少了大於二十次的次數，都是令人滿意的，數值越高越好。如果降幅小於二十，那你需要做更多加強有氧基礎的運動。如果你的恢復率高達三十或四十，這就絕對值得告訴你認識的每個人，這會讓他們感到自己很愚蠢。當你的恢復率到達五十的那一天，請致電哈利並告訴他。我也想知道，但是那天我可能在忙。

在山區健行一小時

現在，讓我們了解一下心率監測器該如何使用、心率監測器的功能，以及為什麼值得你一試。去年冬天，我在亞斯本的工作滑雪假期期間，寫了本書的一部分內容。我們在亞斯本住了一段時間。在大多數早晨，我做一個小時左右的鍛鍊，然後再坐下來用電腦。以下是其中的一項鍛鍊。

這是我們在那裡的第四天。我已經習慣了這裡的海拔高度，但是我仍停留在紐約時間，所以我五點就起床。我吃過早餐後，天色仍然是黑的，但我可以看到昨晚下了十幾公分高的雪。我穿上幾層暖和的衣服，帶上狗，然後開車到走私者礦山步道（Smuggler Mine Trail）的底部。安格斯是十歲的威瑪犬，當我在繫靴子時，牠正在雪地裡三百六十度旋轉。牠就喜歡這樣，我也喜歡，我們都是愛玩的老男孩。

走私者步道是一條陡峭的越野小徑，從大約兩千三百七十七公尺爬升到大約兩千七百四十三公尺的高度，沿路都可以欣賞到小鎮和滑雪山脈的壯麗景色。我可以穿上厚厚的雪靴，在雪地裡用大約一個小時內的時間往返走私者步道。當地的孩子大概用一半的時間就可以往返了。在小徑的起始處，我看著手錶和心率監測器，靜止心率是六十五。太好了。

我非常了解這段爬坡路，並使用監測器來調節我的步伐。在開始的五分鐘，我以一百至一百零五（BPM）進行熱身（這是我個人最大心率的60％）。然後再提升到一百二十（這是我個人最大心率的70％）的速度，走五分鐘。我感覺自己似乎運動得很劇烈，所以我低頭看心率監測器的顯示器確認，糟糕！只有一百一十二（BPM）。我深吸一口氣，加強速度。令人驚訝的是，你常常**以為**自己已經運動到某個程度，而實際上卻沒有做到。你必須要有心率監測器才會知道差異。在走了三分之一路程後，路段開始往上，我想運動到一百三十（高耐力，大約是我最大心率的70至85％）的階段，持續十至十五分鐘。道路變得越來越陡峭，空氣變得越來越稀薄。在走了三分之二左右的距離時，那裡有一座電話線桿，這是一個陡峭的地帶。我想要在走到那裡時，達到一百四十（我最大心率的82％）。我稍微加快了速度，並在電話線桿的地方達到了一百四十（BPM）。太好了。

這裡的風景也不錯，我可以看到雪地車在大山脈上的比賽場地工作。來自山谷的公車和汽車載滿了工作的人。四周都是令人嘆為觀止的風景。這是在高山上的高耐力有氧運動。

好吧，這裡更稍陡了，而我掌握著運動節奏，也許我可以拉長一點步伐，進入更高的一百四十幾（BPM）。我個人的最大心率是一百七十，所以一百四十五大約是85％，這是很劇烈的運動。我想在結束時進入無氧運動的狀態，也就是進入一百五十幾的前段，對我來說，這是我最大心率的90％。如果你的身體狀況良好，就算是在高空且到達最大心率90％的狀態，也不會影響你的心臟瓣膜，但這確實可以清理你的血管。我們正進入最後漫長的Z字形蜿蜒山路。我在喘氣，我的眼鏡充滿蒸氣。我將我的皮毛帽子往後傾斜，試著讓自己冷靜一點。我的心率還是在一百四十左右，我再努力一下，進入非常慢的慢跑，在雪和冰上必須小心。

現在，我的心臟猛地劇跳，像是在拉動火車一樣，我繞著最後一個彎，一直到頂部的小平台。賓果！好的，這花了我二十八分鐘，以我的步伐來說，這很棒。而且，更重要的是，我的心率最高達到一百五十七（BPM），約占我最大心率的92％，這很棒。我只能維持無氧運動幾分鐘，但這很好。我讓自己做了一次認真的有氧運動，如果在沒有心率監測器的情況下，我無法做到這麼劇烈的程度，而且我也享受到樂趣，這很重要。

現在，是恢復心率。我立即檢查手錶的計時器和心率監測器，並從我的心率開始下降的第一個瞬間，開始計時六十秒，我的脈搏從一百五十七開始下降。計時！很好，它在六十秒內降至一百二十，亦即下降了三十七（BPM）。這數值很棒，這是我身體的有氧狀態良好的強力證明。我可能在今天下午會滑雪撞上一棵樹，但是很可能不會心臟病發作。沒辦法完全保證，心臟可是會開玩笑的，但我很可能不會心臟病發作。我快步走下山，但是我的心跳幾乎無法維持在最大心率的60％。如果腳踩的立足點不滑，我會跑起來，讓心率保持更高一點，但我不想摔斷脖子。不要弄壞身體，這是很重要的。有幾次我們停了下來，因為安格斯的爪子之間結了冰。但牠仍然比我早到達車子的所在。我們總共花了一個小時。就像是耐力掠奪者一樣，我們停下來買當地的報紙，再喝杯咖啡，然後回家。其他人都還沒有人醒，那天，我們搶在別人之前，並且擊敗了那股浪潮。所有這些，只要一個花費不到七十美元的小配件就可以做到。

有氧運動的基本規畫

好的，讓我們回到基本的規畫。我們一直在宣導這不是一本健身書，的確如此，但是接下來的幾頁看起來很像是健身書會有的內容，因為哈利的許多患者，與我們的其他朋友，都向我們要一套簡單的運動計畫，幫助他們度過鍛鍊的前面幾週和幾個月。因此，我們制定了一套人人適用的三階段方案。當然，請記住，這一套公版計畫並**不會符合**你的所有需求，你必須將它調整成適合自己的版本。例如，有些人（也許很多人）不論他們體態變得多好，都會花很長的時間在第一階段和第二階段。

我們認為在某個時刻，每個人都應該在運動清單中加入重量訓練，亦即第二階段的訓練。雖然，我們認為在運動清單中加入高耐力運動與無氧運動，對你會有很大的好處。但是當你完成了重量訓練，只要你想要，你就可以永遠保持在做時間長且緩慢運動的區間，這是你的選擇。我們唯一的提醒，是不要自欺欺人。從你應該開始的地方開始，並維持在那裡，直到你真正準備好再繼續前進。持續運動，永遠都比強度更重要。

如果你是一位專業的運動員，那麼，你可能在一開始就跳脫我們的運動規畫，這沒關係。你可以依照自己的教練，或是參考本書第三九六頁，「作者的話」裡面提到的某一本著重於耐力訓練的書，用你自己的方式鍛鍊。但是，無論你現在有多健康，都有一件適合你的事情，也就是我們所建議的，你的運動清單要**組合**各種運動。（你需要做到每週四天的有氧運動，與至少兩天的肌力訓練）。這種運動組合對你和其他任何人都同樣重要。如果你是少數那些體態健康、只為了特定運動而訓練的人，這對你來說可能更重要。隨著時間的流逝，你的身體對這種集中某項運動的耐受力就會越來越低，其他你所忽略的身體系統和肌肉群會萎縮，並引起身體其他部分的問題。

帶你了解細節可能對你有幫助。首先，無論你的體態健康還是糟透了，穿上你的運動衣和心率監測器，去健身房或去戶外，**然後熱身！**

個性上，我不是喜歡熱身的人，但即使是我，也成了熱身的真正信徒。在我這樣的年齡，我可以感覺到熱身與否的不同。無論你是否發生過這種情況，在你五十幾歲或六十幾歲的某個時候，你都會意識到，血液開始流動與肌肉和關節的熱身，會需要比以前更長的時間。現在，我需要五分鐘熱身，有時是十分鐘。你可以依照自己的感覺熱身，但不要只因為著急或感覺良好，就跳過熱身。即使是身價一千萬美元的運動員也被迫熱身，以避免受傷。這同樣適用於你。

還有另一件事，**好的熱身是對抗受傷的良藥**，隨著你的年齡增加，受傷的風險也有所不同。首先，你更容易受傷。其次，你更難恢復。所以，好好做熱身吧。

熱身後，請你慢慢增加騎自行車、慢跑或正在做的運動的強度，並使你的心率達到最高心率的60％至65％，然後穩定下來。在第一天，維持讓自己舒適的狀態十、十五或二十分鐘。也許做些伸展運動，然後回家。你才剛開始建立有氧運動的基礎，在這個神聖的過程中，你多了一些粒線體，加上一些新的微血管，並向你的全身發送新的訊號，也許給了自己一些C-10。辛苦了，你做得非常好。

第二天，做同樣的事情。如果第一天的運動已經把你打倒，那就做少一點。如果你感覺不錯，請多做一點。在第一週或更長的時間，讓你自己在時間長且緩慢的運動中，慢慢改變，請維持在你最大心率值的60％至65％之間。你的目標是可以做長而緩慢的運動四十五分鐘，而不會受挫。（當然，最終，你希望自己能夠做到二至三個小時的緩慢運動。）如果在第一週、第二週或第三週結束時，你仍然在最大心率的60%至65%之間維持四十五分鐘，那也沒關係，請繼續做。這是你最該做的事情，也急不得。這套計畫最重要的事情，是建立你的有氧基礎。

只有心率監測器才能讓你知道，自己**尚未**準備好往前進。如果你悠閒地在跑步機或自行車上，以最大心率的65%做運動，心率卻突然飆升十或十五次的心跳，代表你已經到達了今天的臨時牆。你可以放慢腳步，或是先結束今天的運動。隔天再回來做長而緩慢的運動。

這裡所說的飆升是指突然上升，而不是一分鐘五六次跳動的往上「飄移」。運動一段時間後，無論體態如何，每個人都會遇到一些心率往上飄移的情況。就在今天早上，我花了很長時間在做緩慢的運動，我整個早上都在輕鬆地騎自行車，用我最大心率的60%至65%。在快要結束時，我騎自行車的速度大致相同，但是我的心率卻上升至最大心率的70%。這就是飄移，不是突然升高，我沒有理由放慢或停止運動。但是，如果你達到最大心率的75%至80%，請放慢速度或停止運動，然後明天再回來做。如果你很長一段時間都沒有鍛鍊，那麼不用兩小時，你可能十分鐘就會撞上那堵牆。這都不是問題。

在某個時候，你應該加入重量訓練，讓自己提升到第二階段。我們會在第十章和第十一章討論重量訓練，但是我在此先讓你了解完整的規畫。在你開始運動之前，請先閱讀有關肌力訓練的章節，但在某個時間點，你需要開始做重量訓練，而且越早越好。

無論如何，每次鍛鍊應持續四十五分鐘至一個小時，包括熱身和緩和的時間。有氧訓練和肌力訓練都是如此。你自己可以加長時間，但是每週六天，每天四十五分鐘至一個小時已經足夠了。我們不是要訓練自己成為運動員，我們只是努力讓生活過更好。

第二階段：你是一個耐力掠食者，請像個耐力掠食者一樣行動

當你可以做四十五分鐘時間長且慢速的運動，你就可以開始混合一些高強度的有氧運動了，這是下一個階段。在這個階段，你可以達到最高心率的70％至85％。做到第二階段並非絕對必要，但這是一個好主意。首先，因為你將使用完全不同的燃料系統，而維持所有的燃料系統都正常運作是明智的。其次，高耐力運動會產生大量的C-10，這些C-10會帶給你極大的好處。

你可能會認為高強度的耐力運動不適合你，但是你不妨試試看。你可以借助出色的葡萄糖燃燒系統運動，看你是否喜歡。如果你不打算使用它，你擁有這套系統就毫無意義了。而且，正如哈利所指出的，你天生就可以做這些不同等級的運動。過去的這些日子，你可能看起來不像做得到這些運動，但實際上並非如此。想一想，像我們這樣圓胖的老傢伙，伸出舌頭大聲吼叫，與我們的夥伴一起追逐大羚羊一或兩個小時，追逐著美味的牛羚奔跑，爭先恐後到達屍體旁邊，這聽起來很奇

怪，但你就是這個男人。試試看，它就藏在你的血液中。

高強度耐力運動的一天應該是這樣的。首先當然要熱身，這永遠不會改變。然後，達到你最大心率的60％至65％，持續五至十分鐘。接著，將其提升到70％至75％，並維持五至十分鐘。你可以感受一下。對於初期階段的高強度耐力運動，甚至有可能是永遠，這樣的強度對你來說就足夠了。然後，回到最大心率的60％至65％，讓自己恢復。隨著你持續做運動，你也會想要讓自己有些變化。運動的難度該是有樂趣的，但又不要太難以至於你被打敗。最後，你應該能夠在最大心率的70％至75％維持二十分鐘，而不會感到負擔太重。如你所知，過一段時間，你將能夠做到在最大心率的70％至85％、維持一至兩個小時，而不會被擊倒。

如果你覺得要達到最大心率的70％至85％很難，請考慮參加某些有氧運動課程。我經常發現，自己一個人很難獨自做到高強度的耐力運動，儘管我知道這對我的身體是好的，而且我感覺會很棒。但是有股可怕的誘惑，讓我在最大心率的60％至65％停滯不前，但是只要在飛輪課，我**總是**可以達到高強度耐力的範圍。確實，這就是飛輪課的重要性，其他類型的課程，也有同樣的效果。

或者，你可以考慮來一趟吃力的自行車旅程或健行，例如我在科羅拉多州所做的那樣。我們大多數人在自家的後院，都沒有什麼認真健行的機會，而要做到高強度的耐力運動有很多方式，並非所有方法都是在健身房呼吸別人的廢氣，並忍受別人大呼小叫。

第三階段：戰鬥或逃跑

最終的有氧運動階段完全是選擇性的，你可以加入一些真正的短跑衝刺或進行間歇訓練以達到無氧運動的階段，也就是你最大心率的的85％至百分之百。如果你的體態健康，這會非常有趣。沒有其他的方式，可以讓你獲得這種特殊的腦內啡作用，沒有其他的方式可以讓你愉悅地知道，當你在暴風雨的黑夜碰到古老的「戰鬥或逃跑」情況，你不會被獵殺。但是，不要輕忽或魯莽進行無氧運動。在我們的運動計畫中，幾乎沒有提到太多無氧運動，是因為有許多一定年齡的人不應該做無氧運動。如果你決定做無氧運動，請等到你的體態狀況良好，並務必先諮詢醫生後，再進行無氧運動，貿然行動有著致命的可能性。

好的，無氧運動階段的方法如下。要做無氧運動，就要先做和前面階段同樣的事情。開始時，和往常一樣，你需要先熱身。你可能需要比平常更長的熱身時間，當你真正到達無氧運動的階段時，才不會傷害到自己。

然後，例如達到你最大心率的75％。在做無氧運動（或「短時間劇烈運動」，或「間歇訓練」）的時候，最大心率的75％將是你恢復休息的基礎。當你達到最大心率的75％且維持十分鐘後，接著運動到最大心率的80％至85％，並維持在這個心率區間五至六分鐘。然後，回到恢復水平（最大心率的75％）幾分鐘後，在接下來的兩分鐘內盡你所能地加強運動，你可能只能持續一分鐘。你的目標，是在此階段達到最大心率的85%至90%。現在，放鬆並在你最大心率的大約75%左右休息兩分鐘。然後，再一次盡你所能地提升運動強度，維持一分鐘。你現在應該處於最大心率的90%。放鬆六十秒鐘，然後再次加強。這些是「間歇」訓練，旨在使你的心跳加快。到此時，你肯定已經超過最大心率的90%了。你可能會做第三個或第四個間歇訓練，也可能不會，但是很快，你就該進入時間長的休息了，首先，是在最大心率的75%休息，然後，在較低的心率做休息。如果你願意，你可以進行最後一次的短時間劇烈運動，然後放慢到最大心率的65%。接著保持低度的運動，直到你的心率降至最大心率的60%以下。做得好，你完成了。

以上就是我們對有氧運動的介紹。你可以依照「附錄」開始跟著做，然後找到適合自己的方法。每週都花四天做某種有氧運動，不開玩笑，你將會愛上它。

適用鬆雪滑行

在堅持了所有這些認真的事情之後，你可能會自問：「這些掙扎真的值得嗎？」當然，是的，這確實值得。你會一直感覺良好，而且每隔一段時間，你就會感覺更好。接下來是另一個收穫的故事，它也許應該出現在肌力的篇章之後，因為它也和肌力訓練有關，但是你已經經歷了很多，接下來，讓我們在雪地裡玩個幾分鐘。

一天晚上，在我提到的亞斯本工作滑雪假期快要結束時，我們遇到了一年一度的大雪，將近一公尺高度的新雪傾倒降下。第二天早上，滑雪巡邏隊在高地高高掛起 EPIC 旗幟，這種情況很少發生。追逐鬆雪的人用力呼嘯，他們下山時互相呼喚彼此。這些追逐鬆雪的人，是有辦法滑鬆雪的年輕人，他們住在簡陋的旅館裡，在酒吧服務、代客停車、建石牆，只為了等待這樣的日子。

他們跑在最前面，當他們到達頂峰時，他們往最陡峭的地方去，然後往下飛一般地滑下來。就如長期的傳統，他們在腰腹高度的雪中，每次轉身都一次又一次地歡呼、高聲喊叫，追求純粹的快樂。遊客和成人們在鎮上開始吃早餐，隔著牆壁聽到他們的聲音，感到有些不安。那些接受點菜的年輕服務生，在那天早上並不在意他們的客人，因為他們也聽到了那些歡呼聲，他們的心也在山上。

我和希拉蕊的好朋友路易絲一起來，因為希拉蕊自從七年前摔斷脖子就再也無法滑雪。她一切都好，就是無法滑雪。路易絲今年四十四歲，有好的工作與出色的丈夫，還有兩個漂亮的孩子。但是那天早上除外，那天早上，輪到她的丈夫和孩子們一起待在家裡了，對她來說，那天「適用鬆雪規則」。這是他們鎖上門、前往山頂時，在商店櫥窗裡張貼的標誌。所有的賭注都暫停、約會將不被保留，玩樂比任何事情都重要。

路易絲在東部學會滑雪，她和丈夫湯姆為了可以有更多滑雪機會，而搬到這裡。她是很棒的同伴，是一個瑜珈迷，而且她很強壯，這很重要，這是教練和滑雪雜誌從未提及的滑雪小祕密之一。滑雪是一項肌力運動，包括有氧運動和肌力運動。你越強壯，體態越健美，在滑雪時你就有更多的樂趣。他們不想讓你知道，但這是真的。其中有技巧，也有平衡，但是，肌力和體態往往才是滑雪的重點，特別是在鬆雪滑行的時候。

每個人都知道鬆雪滑行應該很有趣，但是，大多數人都無法在鬆雪滑行時下蹲。他們無時無刻都在跌倒，幾乎無法站起來，因為鬆雪的底部沒有地方可以讓他們施力推開。他們開始害怕，重新坐在滑雪板上，然後再跌幾次，他們的大腿燃燒。他們回家，直到雪變得扎實了才再出門。路易絲和我就站在第一排，也許她的孩子吃過早餐，也許沒有。但是 EPIC 旗幟在飄揚，而**我們在那裡**。

在最高處，天空是藍色和透明的，茂密的樹木閃閃發光，這是你有時會在落磯山脈看到的奇蹟之一。我們本來應該在一條更輕鬆的滑雪路線上熱身，但這太浪費了。雪像是傾倒一樣落下的重點，是陡坡和深度。我們往北極星的方向趕去，在上部的深度鬆雪中做較大且簡單的轉向，在下部的鬆雪中則做較陡的轉向。

有幾個滑雪者在我們之前，但每個轉彎處都是初雪，當你做對了，一切都是慢動作。你在跳舞，非常非常慢，然後非常非常快。你會感覺到嗖嗖聲，這是雪在你的頭上飛舞，他們稱其為「打在臉上」。在加拿大洛磯山脈的布加布斯，為了呼吸，人們有時甚至會戴著呼吸管滑雪。在這裡不用，但是這裡的雪很深，積雪非常輕。

我們到了陡峭處。在這個區域總是有些雪丘，但是那天，這些雪丘都埋在雪之下很深的地方，就像熊在雪堆下睡著了。我們將滑雪板直指最陡的滑雪區，在熊的四周起舞。地心引力使我們墜落，雪卻把我們往上托。我們在這之間起舞般地滑雪。路易絲和我並排飛行，我們笑了且大聲呼喊。我們一直往下，沿著陡峭、開闊的山坡，穿過林間雪道上的大樹。我們向上穿過貝爾嶺，然後再次進入陡峭的山坡。

我們滑過山坡上所有專家級滑雪道，滑過每個雪很深的地方，直到雪積滿為止。我們往上滑回去，然後再回落。有一半的時間，在每趟滑雪結束時，我們都喘不過氣來。在有些地方，在樹林中，當雪很瘋狂的時候，我們辛苦掙扎著。優秀的滑雪者可以使用與越野滑雪相同的技術來做到這一點，但是我需要運用我的股四頭肌，這樣我才能操縱滑雪板搖擺、搖擺再搖擺。

才一個上午，我們就全身是汗，心情很愉快。我們仍然繼續前進。很高興讓你知道，我並不感到痛苦。我的老股四頭肌沒有受傷，如果是十年前，它們會非常疼痛。如果是二十年前，我還做不到現在這樣。甚至路易絲的股四頭肌也有點疼痛。我愛滑雪。瑜珈很棒，但是如果你要滑雪，沒有什麼比得過汗臭的有氧運動跟重量訓練。

大約兩點時，我們快被煮熟了。我們已經滑雪快五個小時了，我們在中間去過休息站休息，並很快吃了點東西。我們喝了啤酒，和其他年輕人懶洋洋地在下面待了一會兒。路易絲和我都筋疲力盡，但我們對自己和今天都感到滿意。我們像孩子一樣閒聊這趟與那趟滑雪，我們誇口吹噓並輪流稱讚彼此。我們感覺自己很棒。我們當然**感覺**很棒，然後我回去睡覺，睡了三個小時。

當我醒來時，天已經黑了。四十年前，我不需要這樣補眠，但是沒關係。那天早上，當他們在高地升起 EPIC 旗幟時，我已經七十歲了，而我在山上追逐著鬆雪。為了生命的單純喜悅，我跳舞，並在轉身時大聲呼喊。也許當那些成年人在鎮上點早餐時，曾聽到過我的呼喊聲。

收錨的技巧

—第九章— 克里斯．克洛利撰寫

好吧，每週六天、年復一年，一輩子不停地鍛鍊，可能會讓你感到猶豫。你可能會開始跳過整個星期的運動。你可能會說，算了。

哈利和我了解，你可能每年需要三至四次特殊的刺激，好讓自己維持下去。我們建議你熟悉「收船錨」的概念。你從來沒有聽過？好吧，「收船錨」就是以下情境。

船在航行時，當風平浪靜又遭受到威脅的時候，有時不得不使用收攏錨鍊的方法，來擺脫麻煩。船長會將一個輕錨（小錨）裝進一艘大艇，並將大艇划到約八百公尺外的地方。大艇上的船員會將錨放下，其他大船上的船員則用力拉動繩索，將大船拖到錨所在的地點上。然後，他們會重複做，直到他們到達該去的位置。

這聽起來需要做很多工作，但如果這是克服將你帶到背風處的浪潮，或是讓你盡快獲得海岸砲兵保護的唯一途徑，那麼這也許是值得的。

所以收攏錨鍊，就是為了救自己而跳脫平常的生活，為自己設定一個絕望的目標，並瘋狂努力到達那裡。我們（哈利和我）的觀點是，你必須不時地做些「收船錨」的小事，以維持自己的動力。

你可以找到適合自己的方法，但是我們想到的是訂定一趟冒險旅行（滑雪、健行或其他任何事情），這超出了你的能力，你會需要經過數月的辛苦訓練才能完成它。然後，你就把它做對，或是買對你來說好過頭的工具，然後努力使用這些工具。

為自己預定一趟迷人的 SPA 並依照其養生方式生活。或是參加一些全新的運動或活動，例如壁球或瑜珈，讓自己充分熟悉掌握這項運動後，再決定是否要將這項運動保留在你的生活中。這聽起來很麻煩，但很有趣而且有效。請記住，你的人生還很長。你需要一些技巧來使自己維持興趣。

Serotta 自行車解決了我的問題

很久以前，當我邁入五十歲時，我的孩子們和一些朋友聚在一起，替我買了一輛轟動的比賽自行車。那時，我已有一段時間沒有騎自行車了，也一段時間沒有做什麼其他的事情了，他們覺得我這樣太糟糕了。他們找了一位叫班・塞羅塔（Ben Serotta）的人幫忙。在半正式的歡樂生日聚會上，我的兒子提姆將這輛令人驚嘆的藍黃相間自行車推到了人群中。我仍然記得提姆所說的其中一段話：「如果班．塞羅塔參政並成為州長，他的人民將會幸福而富裕。幸運的是，他決定改走打造自行車這條路……」那是美好的一晚。

那是一輛專門比賽的用車，對我普通的技能程度來說，車身太短而且太脆弱了。但它真的太漂亮了，地球上幾乎沒有什麼東西比得過經典的鋼製自行車，我簡直愛不釋手。於是我開始騎自行車，度過了愉快的時光，我再也沒有回頭，騎自行車成為我運動生活的核心。我後來買了其他的自行車，但有時我仍會騎著這輛 Serotta，因為我非常感謝它讓我重新拾起運動。和我同齡的男性中，有數量驚人的人仍在奮力騎自行車，其中也有為數驚人的人，花大筆錢在買碳纖維或鈦製的 Trek、Lite-Speed、Seven 與其他天知道的品牌自行車。哈利有一個好朋友，他擁有的自行車就裝滿了他的穀倉。

我知道班．塞羅塔現在已經是名副其實的巨星了，他可能沒有時間，但是我還是想打電話給他，看看他是否願意再給我一次機會。這將是一項有趣的任務：這輛自行車要滿足一位半嚴肅的七十歲老人，他打算在接下來的二十五年裡，無論疾病或是健康，都要持續地騎自行車。

塞羅塔一定很忙碌，但他可能會想幫我設計一輛超輕型船錨，讓我收攏船錨，步入老年。

划向天堂

哈利說，除了少數去念稀少東部大學的人之外，再也沒有人要划船了，在書上提到我的 Whitehall 小艇是愚蠢的，或更糟的是，這是**菁英主義**，但是我不在乎。划船才不是菁英主義的運動，自歷史之初，善良的人們就一直在享受划船的樂趣，這是人類的福祉之一。第一個跳上木頭並划過河的人真是個天才，他的敵人還站在岸邊傻眼呢。那想到往後坐並划船的人呢？或是，發明了滑動座椅和舷外托架的優秀傢伙，讓人可以同時用腿和手臂划船？划船深深扎根於我們的血液中，我們之中有些最幸運的人仍然保有這項運動。我並不會說，一個生活在水上的人，除了充氣船、快艇或柴油機以外，對大海一無所知。但是他確實不了解。

從我有記憶開始，我就一直想要一輛帶有滑動座椅和舷外托架的 Whitehall 小艇，讓我可以在惡劣的天氣和開放的水域中做划船運動。當我和哈利賣掉這本書的版權時，我已經寫完了關於個人經濟主題的章節，所以我沒有浪費揮霍，但是我確實買了一件古怪的設計大衣，這是我從十六歲以來就想要的。以及一艘非常美麗的藍色划槳船，由 Little River Marine 品牌的好心人士所打造，我以詩人葉慈的名字為她命名。她有著可愛的酒杯型船尾，長二點八公尺的斧頭形狀船槳比滑雪杖還輕。在划船前進時，她像火車一樣穩固，是我體驗過最好的水上運動經驗之一。

划著單槳划艇、Whitehall 小艇或任何其他的好船，是世界上最好的運動。當然，這是有氧運動，但是它也可以運動到你的整個身體，讓你沉浸在節奏之中，它會帶你到對自己的靈魂有益的地方。就像昨天，那是一個異常暖和而又陽光明媚的感恩節，我從長島的薩格港划船到謝爾特島後再回來，划船往返總共是三個小時，沿途沒有其他的船。大多數時候，我的脈搏穩定在最大心率的60％至65％之間，所以我在自己有氧運動的地基上，又多加了數百個惱人的粒線體和好幾公里的微細管，但在途中，我並沒有在想這件事情。我想著在我旁邊的天鵝，牠們在我的視線水平內，牠們從水面飛起時，巨大的翅膀拍打水面造成颼颼的聲響。我在想著這隻跟了我一段時間的海豹，好奇地像一隻狗。我在想著，那個我停船後隱身坐了一會兒的濕地，有著高聳沼澤草的神奇入口。我想著划船深沉、穩定的節奏，與船在水中的愜意滑動。我想著這美好且踏實的奇蹟，我在感恩節這天，在水上、在「葉慈」上，而且我在今年更年輕了。為此我深深感謝。像這樣的一艘船，是吸引自己的完美的錨鍊，將你自己拉進……好吧，我會說，讓你進入永恆，真的。

裝備的普遍原則

隨著你的年紀增加，你應該了解並遵照這項放諸四海皆準的原則：五十幾、六十幾歲與年紀更老仍**出門運動**的人，不論是滑雪滑下陡坡、在山坡上騎自行車、在水平面上划船，都值得使用金錢所能買到的最好的裝備。這個建議並不太符合高尚的「哈利的法則」，但這個原則非常有意義。畢竟，六十幾歲的人在一天內騎一百六十一公里的自行車、五十幾歲的人在大風中玩風帆衝浪、七十幾歲的人在大量的鬆雪上滑雪，都是不容易的事情。這樣想想，一週有六天都維持在早上起床、訓練，這並不是非常容易的事。因此，如果你都有做到的話，你就值得用好的裝備。少花點錢在像是洗衣機這類的垃圾，把錢花在買好的裝備。

如果你是那種保守派的老人，因為使用舊的東西而自豪，你的東西都經過大量修繕，用到直到無法修理、壞掉為止，請你忘掉這種生活方式。你**修補**的物品無法與現代裝備匹配，在過去的二十年中，幾乎所有運動的裝備都變得越來越好，以至於你無法用舊的垃圾和它們相比。例如，拋物線滑雪板就徹底改變了滑雪這項運動，讓初學者要躍升到中間的難度變得非常容易，要成為滑雪達人也容易許多。你的一九七五年 Head 滑雪板在購入時曾經是最當紅的裝備，但是現在已經比不過制動轉彎熱門，該品牌也已經不做那些滑雪板了，這是好事情。

自行車也一樣。我很愛我的老 Serotta 自行車，但它無法和新的自行車相比。傳動裝置不同，框架的材質不同，煞車不同，一切都不一樣。儘管鋼製自行車在結構方面仍有發展空間，尤其是如果你負擔得起理查德・薩克斯（Richard Sachs）的自行車，但是大多數鋼製自行車無法與複合材質或鈦金屬自行車相比。和 Peppy 自行車相比呢？這些新的自行車在你放下雙腳時，實際上會後退並發牢騷。

划船也是如此。如果你已經有一段時間沒有划船，請嘗試看看那些斧頭形狀的碳纖維槳，它們會展現高效率的奇蹟。更不用說那些現代碳纖維單人雙槳船，或是像「葉慈」這樣新的 Whitehall 小艇了，有固定座椅和木槳的傳統 Whitehall 小船已無法相比，我擁有一艘，所以我知道差異。網球拍？一樣。還有登山鞋也是如此。所以，放過自己，給自己買一些好的裝備吧。買「葉慈」就像打破雞蛋一樣，花了我們不少預算，但這是我做過最值得的事情之一。

我和哈利就針對這議題有一段痛苦的時光，因為他是如此保守的人，他從小就認真地騎自行車，並且擁有一輛二十五年前他騎著橫跨全美國的自行車。以我謙遜的觀點，我認為今日它已是一塊可愛的垃圾。但是哈利會把它扔掉並買一些好的東西嗎？不會！哈利具有新英格蘭的所有美德，尤其是那些花錢會帶來痛苦，以及穿著古老的衣服和修理東西是精神提升的美德。哈利擁有一件毛衣，這真是個詛咒！他有沒有想過這件毛衣可以穿多久？醒醒吧，哈利！去買一些好的東西吧！

你妻子也許會殘酷嘲笑地對你說，你買的設備是「玩具」，但是好的設備不是「玩具」，而是救生的裝置，它所拯救的正是你的人生。「葉慈」應該被放在客廳正中央的玻璃櫃中，旁邊還要放一塊黃銅防止老化或損壞……打破玻璃，登上船吧！有關優質設備的有趣資訊，歡迎你到我們的網站了解更多：www.youngernextyear.com。

高強度耐力運動的旅行

你熟悉的那些小錨會是最好的旅程。同樣地，我特別推薦騎自行車和滑雪，或是健行或划艇。要成為真正的小錨，這些活動就必須具備一定的難度。不久前，我去了巴塞隆納一所自行車訓練學校一週，這所學校就是好的小錨範例，它的宣傳文字誇耀著：「劇烈的訓練並享受真正的樂趣」，這些敘述，就是一趟小錨旅行該有的內容。活動包括由真正的職業選手為我們進行認真的訓練，其中包括現任美國女子自行車冠軍。她像是比較結實的葛妮絲．派特洛（Gwyneth Paltrow），但是多知道一些專業知識。我們在巴塞隆納的陡峭山坡上，沿著世界上最美麗的海岸線之一，騎了大約一百二十九至一百六十一公里長的美麗路程。營隊裡有兩百名瑞士自行車手，還有一些瑞士教練，他們一如常態地並不有趣，但是我也學到了一些真正的東西（即使你想要喘氣，也要做完整的深呼吸，這樣會使氧氣的交換更有效率，並可以明顯降低你的心率），而且我整週都在花長時間騎自行車。沒有什麼活動可以比這類高強度耐力運動的旅行，在接下來的幾個月中更能強化和激發你每天的鍛鍊了。而且，你不一定要去西班牙，在你所在的地方也有類似的大量活動。

今年六月，我與一位老友和我的乾兒子一起進行了「騎車征服洛磯山脈」的活動。這次活動由丹佛報紙贊助，是為期六天的自行車之旅，我們在科羅拉多州的大陸分水嶺上騎行。我參加過很多這類的活動，它們是我一直以來最喜歡的小錨。它們有著超高的運動量，費用卻非常便宜。大約有兩千人每天騎自行車一百六十一公里，經過高度超過三百六十六公尺高度的高山隘口（這些地點有著像是可以變魔法的地名，像是拉夫蘭！兔耳口！埃斯特斯公園！），晚上，大家一起在學校和體育館內紮營。一輛大卡車會將你的行李和睡袋從一個地方運送到另一個地方。精彩的自行車旅行，美妙的友情，這很**重要**。像這趟自行車旅行，或是去西班牙的那趟旅行，你可以在腦海中期盼好幾個月，並在結束後，在你的腦中回憶好幾年。這些活動聚焦在你的訓練，並推動你繼續前進，而且它們非常好玩。

一趟糟糕的旅行

好吧，這挺好玩的。但是請讓你的期望有彈性，因為，正如我去年冬天所發現的，事情可能會出錯，你可能會受到傷害、丟臉與羞愧，接下來是這個令人心碎的故事。去年夏天，一位我從小學一年級就認識的的朋友奇布，打電話給我，說他對這本書有個想法：我應該參加他在十二月舉辦的年度滑雪大師賽現場指導課，地點就在佛蒙特州斯托。我可以記錄下老男孩們的比賽情況，提升我的滑雪技巧，並且有個讓我體態更好的目標。好的，在六個月前，這些事情聽起來都很好。

自從我發現西部滑雪的樂趣以來，我已經有三十年沒有去過斯托了，因為我覺得自己現在很活躍，所以有點想回去。我沒有像奇布那樣帥氣，但是比起在一九七〇年時的狀態更好，我想向過去的自己炫耀。此外，我在那裡有親戚，算是啦，我母親那邊的親戚，有一支貴格會教派的分支在斯托已有一百年的耕作歷史，遠早於任何滑雪者。一九四一年九月，我母親開著她的綠色凱迪拉克 La Salle 車，載我們到那裡時，我曾經見過那邊最後的親戚，是三位「畢格羅女孩」。

我喜歡那趟旅行。母親告訴我們，在她小時候，一八九〇年代，像是她叔叔一樣的利亞基姆．畢格羅用一對牛犁田的故事。我也上了一堂擠牛奶的課（即使我六十五年來都沒有碰過牛的乳房，我仍然可以感覺到那隻牛的乳房在我緊張的手中）。那些畢格羅女孩會縫東西、吵架，並用貴格會說話的方式，在素色的門廊上互相說「汝……」與「爾……」。「蘇西！你的『echustechon』在哪裡？」那是指「耳朵喇叭」（ear trumpet）。（想一想那個畫面：我看到一個女人使用耳朵喇叭。）現在，女孩們都已埋在小公墓中，在鎮中心的白色大教堂後面，但這沒關係。農場還在那裡，我可以去看看，我會經過墓地並向她們致意。

我只看過農場幾次，但這對我來說很重要。在我的母親還是個小女孩時，經常去那裡，她總是在說著那裡的事情。而餵養她的「畢格羅女孩」，一生都住在那裡。那座可愛的老農舍俯瞰著綠山森林，俯瞰著在丹弗斯、蒂弗頓和南塔克特的許多相似的農舍，這我只有聽說過，並沒有親眼見過，這些回憶藏在記憶的表層下，愉悅地訴說著。這讓我在這個忙碌的世界面對嚴峻的挑戰時，比較不會害怕。

公墓被白雪覆蓋著，我找不到農場，而且滑雪的經驗也不是很好，是恐懼和羞恥的經驗。原因是奇布和他的年輕夥伴們。他們是非常專業的滑雪選手。我指的不是像小孩子在比賽跑步，然後說：「最後到的人是臭雞蛋！」我的意思是滑雪大師賽，在滑雪路線上有著一系列的旗門、人們身著奇怪的服裝以及危險。

在某種程度上，我已經知道了這一點，時間越來越逼近，我就試圖要退出。我說我的身體還不夠強壯，我病了，我一直在旅行，那隻狗把我的作業吃掉了。我告訴希拉蕊，她說，很好，她一直擔心我會受傷。

「喔，」我愚蠢地說，「不是。我是覺得難堪，我會看起來像個白痴。」

希拉蕊安靜了整整一秒鐘。「你是說，你要退出是因為你怕會難堪？」

我發脾氣地說，我不是「退出」，我只是還沒有開始，因為我一直在生病，我也許也有點胖，我並未處於身體最佳的狀態。

「但是這整本書，」她說，「是你和哈利將這些可憐的人從舒適的家裡拖到健身房，在那裡，這些人會難堪好幾個月。而你待在家裡，只因為你可能會難堪五天？這還真驚人啊！」

是的，是的，是的，然後她打電話給哈利，他繼續火上加油，這個討厭的傢伙。當我接電話時，他說：「如果真的是這樣，我認為這有點不公平。此外，如果你被羞辱了，也許對這本書會很有幫助。希拉蕊說得沒錯，我們說不定或多或少有些傲慢。這趟旅行對你可能是好的。」

「對**我**好！你呢？更傲慢的事情，是一位和藹的好好醫生開立做戶外運動的醫囑給一些肥胖、害怕的老紳士。這些人除了坐下與看電視外，別無他求。如果我們需要被考驗，那麼為什麼不是**你**去參加充滿汗臭的比賽營呢？」

「我沒辦法，」哈利平靜地說。「我太年輕了，而且如你所知，我每天都需要工作。而且這並不是說你比我傲慢……」他停下來思考了片刻。「這是為了這本書整體的益處。這是為了我們兩個，真的，也為了讀者，這是為了讓這本書更人性化。」

「看在上帝的份上，我**不需要**更人性化，我的個性本身就夠人性化了，那**你**去。」我繼續說些諸如此類的話，但是他當然不能去，或是不願意去。他和希拉蕊是阻止我的那道牆，於是我寄了支票，然後拚命地試圖在短短三週內增強我的體態。

讓我告訴你一些有關訓練的事情。這很乏味，但確實可以讓你知道一些有關交叉訓練、熱身與其他有益的知識。首先，我一開始就做太超過，以完全錯誤的方式開始。我的身體狀況還不錯，但是還沒有為大師滑雪賽的營隊做好準備，而大師賽的滑雪者是在完全不同的層次。因此，我跳級加入一個高強度的調整班，需要做很多股四頭肌的深蹲、跳躍和伏地挺身。當我和其他年輕男女一起上課時（這個小小的殺手級隊伍中，沒有人超過三十五歲），他們已經做這些動作幾個月了。我想，該死，這麼多年來，我一直努力用我的股四頭肌，沒問題的。

問題在於，雖然是同樣的肌肉，但是顯然你是用不同的方式來對待它們，而它們還沒有準備好。騎自行車和騎飛輪很棒，但是它們只會強化你腿部的一小塊範圍。我現在用到的部分，遠在那塊範圍之外。有一段時間還算有趣，我們跳過二十三公分高的階梯，在階梯的另一側落下時做一個深蹲，同時手掌觸碰地板。然後，再次快速跳過階梯到另一側，然後進入同樣的深蹲姿勢。接者，再做一次。總共做了大約二十次。嗯……好吧，我做到了，但這只花了大約兩分鐘，而這堂課是一小時的課程。情況變得越來越糟，我記得一個數字：在空中跳十次，然後立即將自己扔在地板上，進行搭配的十組仰臥起坐。碰巧的是，今天我可以做十次勉強的仰臥起坐，五年前我一次都做不了，這是奇蹟般的進步，讓一開場變得有趣。現在，跳九下，然後做九下仰臥起坐。然後，繼續做下去。當你從十來到一下時，滿身都是辛苦的汗水，你會停下來嗎？一點也不，回去做十下，重複這整組運動五次。我一次都無法「重複這整組運動」。於是，我站在那裡看著，就像是被鬥牛士刺得太深的公牛一樣。在他們做完之前，我很快就放棄了。有趣的是，這不是有氧運動，這是肌肉在尖叫。

我的腿跛了好幾天，嚴重到走路都會痛，見鬼了，我連睡覺都痛到難以入睡。好吧，我們都學到了三件事：第一，如果你是個老人，請不要全力參加新的運動或訓練活動。即使你的身體狀況良好，也要先讓你的肌肉習慣它。第二，在日常的運動中，固定加入一些交叉訓練，讓你的身體涉獵得更廣、適應性更好。第三，當你把那個收攏的錨拋到海裡時，在它碰到水面之前放手，否則它將把你拉到海底。

前往斯托：真男人（與女人）的比賽

這場大師賽滑雪的現場指導課，聚集了五六十個瘋狂的人，他們看起來都是年齡在四十八至八十八歲之間的新英格蘭人（就像那樣的人），他們都喜歡滑雪，而且是病入膏肓地喜歡滑雪。你知道粉筆和起司之間天差地遠的區別，對吧？好吧，休閒滑雪者（我）和滑雪選手（這些傢伙）之間的相似性，就跟粉筆和起司一樣。甚至一隻黃金獵犬還比我更具備參加大師賽滑雪現場指導課的資格，我是一個理性的人，而滑雪選手都是瘋狂的怪人。

想像一下這一幕，這是在營地的第三天，也是最糟糕的一天。現在是早上七點四十五分，我在纜車旁的熱身小屋中。這是**東部**的滑雪，熱身小屋是巨大的斯巴達式棚屋，是在亞斯本用來放置重型機械或大型寵物的那種棚屋。

有個很小的販賣部，以低價販售噁心的食物，如果這些食物可食用，那這個價格就太驚人了，但這些食物當然不能食用。但這沒關係，因為在這裡滑雪的好人是新英格蘭人，他們用牛皮紙袋自備午餐。他們日復一日地將牛皮紙袋折起來，重複使用。反正他們不在乎食物，他們在乎的是滑雪，他們太在乎了。昨天下了很多雪，但是今天預計會下雨，這些人大多都帶了很大的垃圾袋，當雨開始真正落下時，可以套著滑雪。我沒有垃圾袋，我也不需要。

在棚屋的一端，我的新朋友們穿上他們的裝備，這樣他們就可以在早上八點到達斜坡上，那時候可能有日光。我在人生中，一直在滑雪，並且很熟悉滑雪的許多小習慣，但是這裡有一些新的事情。不只是垃圾袋，比垃圾袋更糟，糟透了。

一群看起來時髦，年紀大概是六十幾歲、未滿七十歲的老太太，實事求是地在她們的小腿肚上綁上堅硬的塑膠保護套。其他人則冷靜地將類似的裝備綁在前臂上。我算是個裝備狂，幾乎所有的滑雪裝備，我都有好幾件不同的款式。但是我從沒看過這些東西，我從來沒有**聽過**它們。我了解到它們被稱為「護甲」，受到全世界滑雪障礙賽選手的青睞。它非常的基本，一位將自己的裝甲留在家裡的老太太，甚至用自己的李德門（Leatherman）萬用刀，悄悄地將一個大紙箱切片，然後將它們塑造成自製的護甲。

她將硬紙板貼在小腿肚上，然後用膠帶將硬紙板捆在小腿肚上。她碰巧身上有一捲膠帶，我感到不舒服。一位八十六歲的男人坐在角落，用**他的**李德門萬用刀弄自己的頭盔，確認臉上的防護面罩是牢牢拴緊的。我從未見過在滑雪頭盔上加上面罩。房間裡除了我之外，其他的每個人臉上都有一個。這是什麼瘋狂？我直白地問奇布，為什麼我們和這些年老的瘋子一起在陰暗、黑暗的房間裡？他們在做什麼？

奇布爽朗地解釋說，我們在這裡，而他們正在打扮，因為這是「障礙賽的日子」。克里斯，你可能會變慢一些，不會有任何問題，但是這些六十幾歲、七十幾歲和八十幾歲的人，會沿著冰上的凹槽滑下去，故意撞到指示轉向的障礙物桿子，他們會想要保護自己。原來，這些桿子阻礙了通往山下的適當路線，桿子被放在彈簧或轉向架上，可能被結實的滑雪者撞倒。只有這些人的滑雪靴會在桿子的「正確」那一側。其餘的，也就是他們尖叫、皺巴巴的身體，會危險地傾斜越過桿子，他們當然必須為此做好準備。因此，他們會聰明地打擊桿子，用手臂、小腿、下巴或身上有的任何東西。這就是他們喜歡的，他們期待著這一天。

我並不期待這一天，我希望回家，我向奇布建議這樣做可能有道理。不，奇布說，你會沒事的。我看了你滑雪兩天，你會沒事的。

好吧，這是一個小謊言。我做到了，我以危險的速度滑下那座親愛的老山脈，我尖叫著滑進、滑出結滿冰的凹槽，（偶爾）撞到可怕的桿子，並且常常完全衝出滑雪道，並衝進樹林。我一整天都感到害怕、笨拙和尷尬。就像我預期的那樣。你無法想像，在一系列緊繃的深冰壁凹槽中滑雪，有多危險且不愉快，即使是以適當的速度滑行，還是如此，特別是那些刻意這樣滑雪五十年、六十年的人，都在用批判的眼光看你。我永遠，再也不會這樣做。

但是，還是有發生一些好的事情。

這些人是美麗的滑雪者，很多人都已六十幾歲、七十幾歲和八十幾歲。有一位優雅的六十五歲女士是一九六〇年奧運會的第一候補選手，相信我，她看上去就像是滑雪選手。還有三位八十幾歲的男人……我簡直不敢相信他們的身體那麼柔軟，竟然不會發出咯吱咯吱的聲音。他們不是為了和過去致敬而滑最後一趟滑雪，他們努力滑雪，顯然很享受樂趣。有一位女士，也許大概五十幾歲，是我見過最美麗的滑雪者之一。她是高挑、俊美的斯堪的納維亞人，她以難以置信的優雅溜過了那些旗門。奇布說，她在每小時八十公里的滑雪速度時，看起來也完全沒變，而她經常達到這個速度。我從未以每小時八十公里的速度滑雪，也不打算如此，但我可能會回去看她滑雪。

另一個我想得到可以回去的原因，也許回去一兩天，是因為我從未學得如此之多、如此之快。優秀的教練提供了很多幫助，但主要是我的其他滑雪同伴。他們**全都**願意指導像我這樣無知的人，用一種過去在我小時候，大人們常常會教導其他家的孩子的那種方式。一位老太太朝我猛衝過來，說「看在上帝的份上，雙腳分開！」「我的腳分開了！」我嘀咕。「哦，拜託，」她哼了一聲。「像這樣！」然後她出發了。原來她就是那位奧運候補選手，所以我稍微張開了雙腿。

有一天晚上，在一座一九五〇年代風格的端莊「小木屋」中，舉行了一場雞尾酒會，這是佛蒙特州的雞尾酒會，提供五種不同的洋芋片，沾著乾洋蔥製成的沾醬。這天晚上很好玩。這個團體是由一群大師賽選手組成的俱樂部，他們在一起已經有二十年了，他們彼此了解且互相喜歡。這裡有很多滑雪的話題、比賽的話題，還有很多老朋友的八卦。這是一個好的畫面，稍後在本書中，我們將討論隨著年齡的增加，建立新的人脈連結（並保持舊的連結）的必要性。這些男人和女人都完善地達成了這個目標。順便說一句，這是基本的生活祕訣：將運動或運動小組成員（例如你的自行車或游泳朋友）轉化為一個「連結並投入」的支持小組，就像是讀書俱樂部一樣，只是力量更強大並更怪異。

說些激勵人心的故事吧！有一個英俊的老紳士，他的新婚妻子剛剛加入了這個團體。他們都是很認真的滑雪者，一起在新生活中綻放。約翰八十八歲，他的新婚妻子八十五歲。他們看起來和聽起來，都像是才剛過六十歲的人。奇布告訴約翰，我在亞斯本住了一段時間，他立即感到好奇。原來他和亞斯本有段有趣的故事。那裡開始開發的第一天，他人就在那裡。在第二次世界大戰期間，他曾在黑爾營（**Camp Hale**）傳說中的第十山區師工作，他是一位滑雪士兵，曾在義大利山區激烈作戰，然後成為美國滑雪的開國元老。這個人帶領一群人從黑爾營到後來垂死的採礦小鎮亞斯本進行了通宵的演習。其中一位部隊士兵就是年輕且後來成為傳奇的弗里德爾．菲佛（Friedl Pfeiffer），他說：「這將是一個很棒的滑雪小鎮，戰後我要回來。」他做到了，其餘的就是滑雪歷史了。這個故事可能對你意義不大，但這讓我起了雞皮疙瘩。

第四天時，我休息了很長時間。下雪了，雪下很多，一下就達到零點六公尺的高度，幾乎打破這個冰雪困境的紀錄。而且這也是鬆雪，但不是在東部那種一團亂的鬆雪。你不能在這麼大的積雪中進行比賽，所以學校暫停了，我們有一整天可以自由活動。

那些偉大的老人可以滑任何東西，我很確定包括鬆雪滑雪，這是我扳回表現的時候。我們滑雪到天黑，在鬆雪中像瘋子一樣歡欣鼓舞，包括兩位八十幾歲的滑雪者，直到最後一輪。我無法告訴你，與那些人並肩滑下山坡的鬆雪，給了我多大的快感。

嗯，我有一些道理可以跟你分享。做一些讓你感到恐懼，或者使你感到尷尬或覺得自己像笨蛋一樣的事情，這確實有所幫助。而且，恐懼會令你難忘。變老的詛咒之一，是時間加快，而日子似乎都差不多。

你想讓時間慢下來嗎？你想記得一些事嗎？如果你不是比賽選手，請去參加比賽營。如果你不是騎自行車的人，請去騎長途的自行車。在我離世前，我都會清楚地記得在斯托的那一週。

最後一點：榜樣。我不覺得像奇布與他的好朋友們這樣的真正運動員，可以「告訴」像你我這樣的平凡人該如何生活。但是，仍然有三位八十幾歲的人，真實地在那裡滑雪。他們並非一直狀態都很好，但是他們仍然看起來非常好。他們**在外面**活動，這才是重點。我的目標？我不想成為美國大師賽的滑雪選手，但是當我八十五歲或九十歲時，我確實想在外面活動。我希望你也在那裡。

想一想，「追求」就是收錨的意義所在。有多少的收錨旅行和裝備，就會給你多少的靈感，這是無限的。但是不變的重點是：認真運動，享受樂趣，然後放手去做。

痛苦的領域：肌力訓練

一第十章一　克里斯・克洛利撰寫

有多少次有人悄悄靠近你，然後對你說：「嘿，我有個好主意！讓我們去健身房，舉起令人難以置信的重量，直到瘋狂地痛到不行，然後我們必須停下來為止！」每週一次？每年一次？讓我猜猜，從不？為什麼？因為舉重既愚蠢，尷尬又痛苦，這就是原因。

我記得我首次決定冒險進入舉重室，那時我住在亞斯本，在那裡，他們傾向於將舉重室隱藏在「SPA區」中，表面上看似正常。那裡有很多昂貴的灌木叢、很多玻璃，一位漂亮的女孩就在門裡面，她拿走你的錢，並讓你簽約一年。一切發生得很快，這位漂亮的女孩拿著你的信用卡說：「順便說一句，我叫香特瑞拉。讓我帶你看看游泳池。」她也確實帶我去看了，游泳池還不錯。然後，是充滿歡樂有氧舞者的房間，踏步機和健身自行車機。很好，一切看起來都不錯。

然後你開始進入正題：「那麼，你們，呃……有重量訓練室嗎？」

香特瑞拉的臉上烏雲密布，「當然，好啊，我們去看看。」她匆匆回頭看向櫃檯，她的嘴型說，「刷他的信用卡！」然後，我們沿著橡膠樓梯進入一個地下空間，這個空間看起來像是舊驅逐艦的機房，和女虐待狂家的雜物間的兩者綜合體。這裡有很多瓷磚和鏡子，地板上有排水孔，因此在做完運動後，他們可以用水管沖洗。巨大的鋼鐵機械搭配四處的黑色墊子，包括舉重機、扭腰機與像是可以從履帶牽引車上拔下牙齒的機器。還有許多的電線，將這裡與那裡連接起來。這些電線看起來似乎曾用來綁住那些掙扎逃脫的人們，那些人留了大量的汗而且運氣不佳。這裡的年輕人，手臂和脖子上遍布著怪異的靜脈，就像是皮膚下有著肥胖的蠕蟲一樣，這些靜脈像是在二頭肌上酸掉的通心粉，看起來好像已經爆炸了。這是一個可怕的地方。

「那個，你可能有很多事情要做。我就……」

「不，不，」香特瑞拉很快說，「你已經付款了，你也穿好衣服了。讓我問一下蘭斯。哦，蘭斯……」

一個笨重的深褐色傢伙走過來，他的嘴裡有著你所見過最多的牙齒，有點好看，但是某些事情出了錯，感覺他的身體有些不太合理。還有他的臉的角度，它們太尖銳了。

這個傢伙是蘭斯（或畢夫或霍克），他說：「嗨，讓我帶你看看。」然後他開始饒舌唱著關於機器與他的特殊訓練技巧。但是你沒有在聽，你只是緊張地凝視著他的身體。因為你很清楚知道，他幾乎可以肯定是一個機器人。而且他的製造商對於生命的小細節精打細算，也許他的製造商是外國人，因為他穿得很好笑。他的紅色小短褲在大腿上看起來太小了，他穿著一件無袖的汗衫上衣，上面有巨大的袖孔，不可能不看到他的胸肌，或不論這部位叫什麼名字。還有他的腋下，他的腋下是你所見過最深不見底且最毛茸茸的腋下了，你可以在那裡面飼養狼獾。你想退後一步，以免他在你的運動鞋上滴下睪丸激素。你想離開這裡……

你問自己為什麼，為什麼在一本提倡運動的書中，要告訴我這些事情？我之所以告訴你，是因為我想說服你找到肌力訓練的教練——也許不像蘭斯那樣糟糕，但仍然很糟糕——並且學會做重量訓練。然後，在接下來的人生中，每週花兩次重量訓練。我想讓你知道，哈利和我知道這不是一個直覺上吸引人的想法，為了生活而定期進行肌力訓練聽起來很愚蠢、討厭和可怕。如果它不是這本該死的書中最好的建議之一，我們甚至不會提及它。

當你擺脫了恥辱、恐懼和厭惡後，肌力訓練將使你在接下來的人生中感覺良好並維持健康。實際上，這個建議太重要了，哈利在他的「第三法則」中納入此項建議，該法則如下：**在你的餘生中，每週進行兩天認真的肌力訓練，包含重量訓練。**

回報

你還記得我們討論過，在你五十歲時會逆著你的浪潮嗎？這股潮水威脅著將你打上海岸，岸上的海鷗和螃蟹在那裡等著做些令人不快的事情？舉重是讓你遠離海岸的其中一件重要的事情，因為這和你的骨骼和肌肉有關，最重要的，是你的關節。

先說骨骼吧。在正常過程中（請記住，「正常過程」不再是你的朋友），你在四十歲以後，每年會損失0.3%至0.5%的骨質量。沒錯，這股浪潮正在以每幾年大約1%的速度，從你的骨骼中吸出骨頭。這是讓我們老了以後身軀變小、彎腰又笨拙的原因之一，你會跌倒、摔斷你的臀部、睡覺，然後再也起不來了。

而同樣地，肌肉的質量也會隨著這股浪潮而流失，你年輕時的美好肌肉，會變成古老布滿塵土的窗簾布。這會使你虛弱而無法做到某些事情，例如在需要的時候跑過馬路、爬出浴缸、滑雪，或做愛……你將無法以這種令人愉悅的方式來回移動骨盆。無論如何，隨著年齡的增加，你將失去肌肉細胞，這是你無法改變的事情之一。

在你的年齡，關節尤為重要，因為如果你不做任何事情，你的關節會先壞掉。關節包含嚙合的骨頭、肌腱、肌筋和讓它們運作的黏稠膠質等。隨著年齡的增加，將肌腱附著在骨頭上的抓力，會變得易損壞且脆弱。它們會萎縮，它們不告知你就放手了。骨頭之間的黏稠膠質會變乾，你在行動時會發出小小的嘎吱嘎吱聲，然後你會疼痛。所有這些東西的結合，就是老化的關節，老化的關節與你整個人老化的關聯性，比其他任何因素都高。當你的關節退化，你會常常受傷，你走路會變很滑稽，你會跌倒，你會變老。

聽起來很糟，對吧？好吧，奇怪的事情是，舉起大的重物，可以阻止上述大多數狀況。每幾天舉重一次，就可以從基本上停止骨質流失、停止（或抵消）肌肉流失、停止肌腱的弱化、恢復膠質層，並消除疼痛。有氧運動可以阻止實際的死亡，但是肌力訓練可以讓你的生活更有價值。肌力訓練讓你的肌肉質量可以維持住，使你的骨骼不會變成灰塵，你的關節也不會因為每一階討厭的樓梯而受到傷害，這是關鍵。如果這不是關鍵，我們不會讓你經歷這些重量訓練的恐懼。另一件奇怪的事情是，當你做了一段時間重量訓練後，你就會開始喜歡上它了，我們之後將回來討論這一點。

找教練、看書，或是兩者都做

所以你該怎麼做？至少在一開始時，你需要聘請一位教練。天知道，教練都很貴，但他們值得。學習重量訓練比看上去困難，而且你在健身房看到的很多人都做錯了。做錯既適得其反，也很危險，不至於是「害死你」的危險，而是「傷害你的關節並把你趕走」的危險。因此，在你最初的幾次鍛鍊，請聘請教練。之後，不時再找他或她訓練，確保你自己所做的是正確的。此外，對於我們大多數人來說，舉重的世界是個陌生的領域，由一位友好的嚮導來帶你擺脫奇怪的世界，這沒有什麼壞處。

如果費用是問題（錢始終是一個問題），你可以先從讀一本與這個主題有關的好書來開始。有許多書籍都提供很好的指導，書上還有清楚的圖片或運動的照片。但是，請遠離那些保證每週只需要五分鐘就可以完成所有運動的書，或者類似這種廢話的書。並且，避開那些在電視上販售，承諾你不需要任何辛苦就可以完成所有工作的時髦工具。你已經是成人了吧？不要當傻瓜。**那些工具或舉重槓片不會自己工作，是你該做這些工作。**只要你投入去做，我們就可以看上去像是電視廣告中的那個推銷員了。

總之，去一家好的健身房，僱用你能找到的最友善、最聰明的男人或女人。我提到蘭斯是在開玩笑，世界上確實存在著這樣的人，實際上，有很多這樣的人。但是，也有很多有見地的人，他們對於身體如何運作，以及如何使你的身體也更好地運作都非常關心。現在，這是一個熱門的領域，有許多好人都參與其中。我很信賴紐約的某個人，他的確看上去有點像機器人，但實際上，他非常了解這些原理，並且非常關心我的運動狀況。這就是你所需要的。

不要花錢僱人與你聊天，亦或是花錢僱人聽你說話。健身房裡有很多人花了大筆錢讓人和他們聊天，他們聘的人只會偶爾遞給他們舉重槓片。你需要一個認真的人來教你如何正確地做重量訓練，並且要能夠激勵你努力去做。你需要某個人告訴你調整的範圍，與做一組重複運動該用什麼樣的速度。快速做重複運動很吸引人，但是永遠都是一個壞主意，你需要有人**讓**你慢下來。你也需要有人在你想放棄時，讓你可以繼續做重複運動。一位好的教練就可以做到這樣，除此之外，他還可以做到更多。

一些訓練的技巧

哈利和我不會告訴你該使用哪個機器，以及自由重量訓練該使用什麼器材、該怎麼做。我們將這些留給你的教練和專業書籍，但是我們確實有幾項提醒。**第一**，你已經四十歲、五十或六十歲，你不是二十歲或三十歲的年輕人。**第二**，你做這些是為了明年可以更年輕，而不是下週更年輕，你不會想在頭幾天就搞砸。所以，雖然這不符合我急躁的個性，我還是要說，放輕鬆。如果你是同年齡的人裡面，體態良好的少數人，請**放輕鬆一點**。如果你像我們其他人這樣，請你**真的**要放輕鬆。在下一章，哈利將會告訴你，即使在你的年齡，你都可以快速建立肌肉，但是關節需要花費的時間比較長。強壯的肌肉會扯開衰弱的關節，因此，在做重量訓練的最初幾個月，請用少於你可以承受的重量，然後重複做，可以是做二十次而不是通常的十次或十二次，給你的關節一些時間準備。

在剛開始時，使用較輕的重量且做多次的重複運動，另一個主要的原因是：肌肉記憶。你可能不這麼認為，但是做重量訓練有點像學習一項新的運動，它不像滑雪或網球那樣複雜，但同樣是一項新運動，而你的肌肉需要學習。使用重量訓練的機器則非如此，這是自由重量訓練對你比較好的原因。自由重量訓練和身體左右側的平衡與細微的矯正有關，你會用到並增強一大堆肌肉，更重要的是，增強數不勝數的神經連接器，這是你在現實世界中運作的核心。重要的不只有強度，還有**線路**，也就是令人驚嘆的訊息系統，它會讓你知道自己在世界上的位置，讓你的功能可以正常運作。

無論如何，你在一開始可以使用重量訓練的機器來做訓練，並且將重量訓練納入你的肌力訓練中，但是同時，你也需要做自由重量訓練。

不要炫耀。男人們總是難以抗拒炫耀，拿起他們所能找到最重的重量，舉起來蹣跚亂走，像是六歲的孩子一樣驕傲。請別這麼做，這是愚蠢且危險的。而且，無論你的DNA告訴你如何與其他男性爭奪女孩們，這在現實環境都不可行。此外，你會傷到自己。**同樣地，不要為了做更多而亂甩你舉的重物**，這是舉重的原罪，而你會看到總是有人犯了這個錯。這樣並不會讓你變得更強壯，反而會帶給你的關節更多傷害。請教你的教練、讀你的書，但是，不要甩對你來說太重的舉重，只為了看起來像個男人。

最終，你必須做到舉起較重的重量，並降低重複次數。你有時必須「要失敗」，那代表著疼痛，代表著舉起你只能舉十次的重量，然後再也無法多做一次。這聽起來很討厭，不是嗎？請記住這個過程，你透過撕裂肌肉來鍛鍊肌肉。這是哈利教我們的，生長與退化的一部分。實際上，你舉起重物時會稍微撕裂肌肉，當它們重新生長後，會變得更大、更強壯。你的骨質同時強化，然後你的肌腱也變強，神經連接器的強度也會強化，這可能是最重要的。

要在肌力訓練上有真正的進步，你可能每週必須進行三天的訓練。（我的教練說，一週兩天是為了維持，三天是為了更強壯。）如果你一週訓練三天，請輪替訓練的身體部位。你的肌肉需要一天，甚至兩天的時間，才能從劇烈的舉重運動中恢復。

如果你在訓練與訓練間沒有休息，那就只有撕裂而沒有重建，這是不好的。也不要忘了做有氧運動，無論如何，你每週至少須做四天的有氧運動。

在舉重室裡，有一些人會在做舉重的日子裡，透過快速的「循環訓練」來做有氧運動。也就是說，他們會趕著從一組重複動作，接著做到另一組重複動作，從一台機器換到另一台機器，在中間幾乎沒有休息，同時做到有氧運動和肌力訓練。我想這都可以，當你開始進行舉重的循環訓練時，你大概已經對自己在做的事情有了很好的了解。但是不管怎樣，請確保你每週有四天做四十五分鐘的劇烈有氧運動，這是必不可少的。

優先鍛鍊股四頭肌

如果你時間（或熱情）不夠做舉重，請盡可能做腿部的鍛鍊，尤其是股四頭肌。這代表著做蹲下，或者是使用那些大型的機器，例如你坐下後，用雙腿將加重的雪橇推上斜坡，或是做其他主要針對股四頭肌的機器和運動。你也需要鍛鍊你的腿筋，也許你可以用健身機器將你的腳跟向後拉。

許多人會優先使用槓鈴鍛鍊二頭肌，或做仰臥推舉來鍛鍊胸部，卻忘了鍛鍊腿部。這是不智的，只要你的腿出問題，你就完了。這代表著拐杖、助行器和椅子，沒有比避免這些更重要了，而透過重量訓練來鍛鍊股四頭肌和腿筋是最有用的方法。

強化股四頭肌也是防止膝蓋退化的最佳方法。股四頭肌是你身體的避震器，強化股四頭肌代表你跌倒和受傷的可能性將大幅降低。股四頭肌也是身體最大塊的肌肉，強化股四頭肌可以讓它們即使在「閒置」時，也會燃燒更多的卡路里、產生更多的睪丸激素。因此，當你不確定該做什麼的時候，請以鍛鍊股四頭肌為優先。

養老院的奇蹟與扭轉人生的故事

開始認真的肌力訓練計畫，永遠不會太晚。反之，在越晚的人生時期，肌力訓練就越重要。日前，有一項在養老院進行的研究，讓養老院的所有居民都做重量訓練，包括使用助行器與臥床不起的居民。即使其中有些人已經九十幾歲了，重量訓練仍然創造了奇蹟。幾乎所有臥床不起的人，都可以改用助行器，而原本用助行器的人則改用拐杖，以此類推。這個案例的寓意是，重量訓練是阻止或扭轉老化的真實療法。儘早開始做，你就可以完全避開許多老化的過程。晚點開始做，你還是可以大幅扭轉老化。我自己就感覺到了這些效果，而且我很享受。

這是幾個月前的一個小故事。當時氣溫是十五度，在紐約的早晨，我走在東河邊，遛著那隻自私的狗安格斯。陽光燦爛，河上有風，突然之間，我想要跑步，不是為了運動或炫耀（附近沒人），我就是想跑步。而我也做到了，我就像是已經一百歲的足球球員一樣起跑，狗很驚訝，隨後加入我，和我一起跑著。很奇怪，但我感覺很好。後來，我想起一年前的某個時候，安格斯像是瘋子一樣地在草坪上跑來跑去，那時我對希拉蕊說：「我真希望自己能那樣跑。」而現在我卻在這裡，以純粹的熱情，像瘋子一樣奔跑，只因為我想要這樣做。

肌力訓練可以讓你做到這樣，它也會讓你看起來體態「好一點」，請注意，這不會是「非常好」，你仍然會是個老頭兒。但是，如果你保持身材，你在晚上脫下衣服，然後爬上床時，看起來會非常像個人樣。而不會像一個胖胖的老傢伙，沒人願意睡在他身邊。這是值得的痛苦，紳士們，這痛苦是值得的。

你不用太擔心肌肉量。在你人生的這一刻，重量訓練的目的，不是要看起來像健美運動員，而是要使你的關節保持柔軟、骨骼結實與肌肉健康。此外，可見得肌肉量與力量之間，令人驚訝地並非完全相關。你想變得強壯，但你不一定得要變得很壯碩，耐力運動員的理想體格是輕盈且精瘦，而你天生就是耐力運動員。

說到肌肉量，有一部著名電影，是大約幾百年前由阿諾．史瓦辛格（Arnold Schwarzenegger）主演的《健美之路》（*Pumping Iron*）。這部電影讓重量訓練蔚為風潮。但是，真正的熱潮始於這位明星——早在他成為加州的演員或州長之前——在《深夜秀》（*The Late Show*）節目上說，「好的肌肉膨脹感就像是性高潮。」什麼？突然間，健身房門口都是排隊的人潮，重訓教練成了明星。我不知道阿諾的性生活如何，但我希望比我的重量訓練生活更好。儘管如此，我不得不羞怯地承認，好的肌肉膨脹有些奇怪的誘人之處。實際上，雖然肌肉膨脹的時間如此之短，我發現自己期待著肌肉膨脹，並享受著肌肉膨脹。我還沒有達到性高潮的程度，但是，嘿……誰知道呢？

在你的性生活發生奇怪的改變之前，舉重的真正好處，就是你在其他的時間都會感覺很棒，就算你只是四處走動也一樣。特別是你的關節感覺也很順，這種獎勵不是立即的，可能需要幾個月的時間，但這是很大的改變。

就我而言，當我認真開始做這些運動時，我有很多酸痛的關節，包括臀部、肩膀、肘部、手腕、阿基里斯腱……那些運動帶來了多少酸痛啊。即使我做了許多有氧運動，我一開始還是像個小老頭一樣蹣跚走路，毛骨悚然。我想做奇怪的側臂網球發球，卻失敗了，反而使我看起來像是一百歲的人。有時候，只是伸手去拿架子上的東西，我也會感到一陣刺痛。這是老化的症狀，我正在老化。而且你也會，除非……

當我開始做重量訓練時，**所有這些症狀都消失了！**除了我關節炎的手之外，其餘的都不見了，這不誇張。我記得我以前常常發出咯吱咯吱聲，搖搖晃晃地不穩，在早上第一次下樓梯時總是感到一點疼痛，這些都不見了！我的臀部不再疼痛，我的腳也不會，甚至我的肩膀也不痛了。我的肩膀是最糟糕的，花了最長的時間，我的發球仍然很糟，但我不再用側臂發球。我在一九八二年時阿基里斯腱壞掉，並苦於此數十年，但是，連我的阿基里斯腱都有所改善，我得以重新開始跑步，這全部都是因為重量訓練。哈利曾警告我，隨著年齡的增加，我的一些疼痛會恢復，但疼痛不會持續很長時間，也不會像過去那麼糟。這我可以接受。

我正在治療的一部分是輕度關節炎，這其實就是發炎，通常是由於關節未使用而引起的。因此，當我的一些朋友說，他們因為關節炎在痛，而無法做重量訓練時，我告訴他們，他們很可能是因為沒有做重量訓練，才會痛與罹患關節炎。

請思考以下事實：對於大多數種類的關節炎，治療的處方都是六週的物理治療。你猜怎麼著？物理治療在很大程度上，就是有人監督著你做重量訓練。六週通常是美國的保險補助用完的時間，但是你不該只做六週，你在生活中應該每週做兩次重量訓練。如果你還沒有關節炎的話，重量訓練對預防大多數的關節炎都有很好的效果，如果你已經有關節炎的話，重量訓練也可以讓關節炎改善。

另一個巨大的改變是，我不再摔倒了。在六十幾歲初期，真正令我震驚的事情之一，是我突如其來就摔倒了。有二至三次發生在我穿過馬路的時候，或者，我只是在市區的人行道上走著，在跨過不平坦的地面或突然升高的人行道時，就被絆倒。我的運動鞋底部一卡住，然後人就飛出去了，好像我忘了怎麼走路。而且我還不算老，我的身體狀況不錯，也非常活躍，但是我還是摔倒了。老兄，說到聽到瀑布的聲音，那時，我以為我要走過那道瀑布了。

有一次，我拿著很多東西，讓安格斯走在前頭，在交通號誌即將變換的時候跑過公園大道。我的腳跟踩在人行道上，然後我就摔倒了。交通號誌變了，而我跌坐在車陣中間，安格斯的牽繩鬆脫，牠很害怕。我頭暈目眩，周圍都是破掉的包裝袋。喇叭聲此起彼落，安全島上的一個女人真實地在尖叫，因為她以為我會死，我那時也是這麼想的。

類似的事情也發生在十年前的一次西部高山健行。那時，具有挑戰性的陡峭的地段已經過了，一切都很順利，現在我們已在平地，距離停車場只有八百公尺，我無緣無故地絆倒了，從小路上摔下來，跌在自己的腿上，我把腿摔斷了。我上了石膏，整個夏天都無法運動。我想，所以這就是老化。這糟透了！

令人高興的是，老化不一定都是這樣，現在，我不會摔倒了。

哈利告訴我，我摔倒的原因，是協調平衡的神經傳導介質，隨著年齡的增加而退化。也就是說，你的平衡感消失了，這會讓你一直撞到東西，好像你很笨一樣。哈利說，對我們所有人而言，簡單的走路，實際上就是一連串的幾乎快跌倒，然後是一百萬次微小的調整和恢復。當你老化時，控制這項特技的線路就會破裂，導致你也分崩離析，不再能接住自己。當然，接下來是令人高興的消息，舉重可以修復這些線路並解決問題。

哈利說，問題不會完全不見，但是以我的經驗，無論如何都很接近百分之百了。我已經好幾年沒有摔倒了，也很少會跌跌撞撞，或踉蹌快要跌倒。大概是因為我做了那些讓我滿身臭汗的重量訓練。我發誓，一切都是因為重量訓練，你也該試試看。

幸運的是，你不會只依靠信念，或是仰賴一位老男孩的經驗，哈利將在下一章解釋其科學原理，**一切都將清楚**。對我來說，我不喜歡那些跌倒的經驗，而這就是你該遵守的神聖建議。

一第十一章一　亨利．洛奇醫師撰寫

肌力訓練的生物學原理

有氧運動主要和你的肌肉的耐受能力有關，而肌力訓練主要和肌肉釋放力量的能力有關，令人驚訝的是，對後者而言，某種特殊形式的神經協調性，與實際的肌力一樣重要，這是關鍵。肌力訓練會讓肌肉生長，這很重要，但是，改變身體狀態的推手，是在背後的協調性的成長。這裡指的不是手眼協調性，而是透過連接大腦和身體的精巧神經網絡，協調全身精密的肌肉細節。

包括關節磨損、肌肉變得鬆弛，以及身體保持靈敏和強壯的能力，會開始退化的主因都是神經退化。但是一般來說，我們不會意識到隨著年齡的增加，我們的神經也在退化。而透過肌力訓練，就可以逆轉神經的退化。

透過案例更容易說明神經協調性的運作原理，讓我們一起來看一下，當你把腳踏出一步，踏上一階的階梯，會發生什麼事情。這聽起來似乎太簡單了，但是我在上醫學院的第一年整整坐了兩個小時聽某堂課，內容就是關於吞嚥一口食物所需的神經協調呢。

這一步

想一想你的膝蓋在簡單的走路過程中，承受著多大的動作：在每一步，你都讓膝蓋承受中度的彎曲和震動。現在，想像一下你站在樓梯的底部，然後以慢動作跨出一步，在這一步就爬兩階的階梯。你會注意到，在你踏出每一步時，你的大腿和小腿都會收縮，這會在**你實際做出動作之前**發生，你立即將膝蓋關節拉成非常緊繃的列位。

你可能會認為，這只是所有肌肉都同時緊繃的結果，這只有部分是正確的，但最重要的是，你的每塊肌肉都收緊至正確的程度，讓你的關節處於完美的列位狀態，以完成你所要求的力學任務。技工會將你汽車上的風扇帶拉緊至特定的公差，然後將其拴緊固定。你的身體更精巧，在每一步都會為了最高的效率和安全性而調整風扇帶，每個關節都會為了每一步而自動預先收緊到正確的位置。

現在，用雙手將本書拿到你的面前，並慢慢站起來，並專注在整個動作的過程中，你的肌肉力量如何傳遞，它包括了你下背部、臀部、大腿、小腿和腳的所有主要肌群，以及在脊椎、軀幹、肩膀，腹部和骨盆的許多次要的穩定肌群。請你認真地用慢動作的姿勢，從椅子上站起來，並注意從頭到腳所用到的肌肉。

你平均一天會經歷幾萬次這樣動作協調的過程。每一步、每個協調的動作，都和數千個神經纖維有關，這些神經纖維共同組成一個神經網絡。你體內可能有著數百萬個神經網絡，而你在每一步之間，都在這些神經網絡之間切換。你的身體會成長，大腦會從每一步中學習一點，身體和大腦必須如此，因為C-6會在背後運作，讓它們每天一點一滴地忘記所有的這些神經協調性。

當相對久坐不動的生活讓你的肌肉、大腦的連結和控制性的脊髓反射弧變得懶散無力時，問題就來了。日常生活的隨便動作，不足以啟動帶來生長的C-10。將椅子推回書桌前面是沒有用的任務，對你的大腦是種侮辱，在過去的幾十年中，你的大腦有很大一部分刻意沉睡以示抗議。還記得C-10的門檻嗎？你需要花費大量的精力，才能跨過C-10的門檻，並需要分泌足夠的C-6，才能觸發C-10產生。只要低於C-10的門檻，你所擁有的就都是慢性退化的C-6。而你需要做肌力訓練，才能超越這個力量和協調性的門檻，讓C-10進入你的神經網絡，讓C-10進入你肌肉的肉裡，讓C-10進入你的關節和進入肌腱。

有氧運動可以讓你超越耐力、循環和長壽的門檻，但是你需要肌力訓練才能強化力量和神經協調能力。從樓梯底部往上踏出一步不會啟動C-10，爬幾層樓梯也不會，但是，持續爬樓梯直到你的雙腿像在燃燒，就會啟動C-10。做舉重直到你再也無法舉任何重量為止，則會**真正**啟動C-10。

腦部與身體的連結

肌力訓練會在你的身體和大腦之間建立一種緊密的連結。從大腦和神經系統開始，由上往下探討這個連結，是最好理解的方式。你的大腦——非常複雜的大腦——整合了從身體發出的數百萬筆訊息，並將這些訊息和大腦發出的脈衝協調，然後向下傳遞，讓你的肌肉做出對抗阻力的動作。產生協調性和力量的神經脈衝，會在神經迴路中燃燒出一條軌跡。每次你用到這些軌跡時，你都在直接強化大腦的平衡感力量和肌肉協調中心，而這條軌跡會變得更寬、更平順且傳遞更快速。

在過去的三十年，運動員已經意識到肌力訓練的益處。但是有趣的是，肌力訓練最大的助益，不在於例如鉛球和舉重這些肌力運動的領域，而是在於需要優雅、技術和協調的協調性運動，例如花式溜冰和滑雪。這些幫助主要來自於強化的協調性和肌肉整合能力，以及肌力訓練強化了跳躍和著地所需的肌肉力量。對你來說，也可以是如此。你仍然可以穿著溜冰鞋做三圈的跳躍動作，或者更實際點，你可以跑過球場並揮拍擊出強大的反手擊球，但是，這都只是可能的景象。確實，我們大多數人最後一次充分利用這些神經連結，是在小學四年級下課後的玩樂時間。

持續的肌力訓練，可以讓你的神經連接脫離休眠狀態，進而改變一切。例如，在平坦路面上走路時，就算你**感覺**相關的每塊肌肉都已經百分之百縮緊，可是實際上，這些肌肉中只有10％的細胞正在被使用。這些細胞平均地分布在每塊肌肉中，因此每塊肌肉都有用到，但是在你做動作時，

90%的細胞正處於靜止狀態。強度較高的運動，會增加使用到的細胞，當你走在真正的山路上，或是走一段長的樓梯時，你的每一步可能會使用到30%的肌肉細胞。當你舉起你可以舉的最大重量時，你甚至可以一次使用到一半的肌肉細胞，但也僅此而已。

我們可以選擇要活化哪些肌肉細胞，與肌肉要收縮到什麼程度，這種能力讓我們的身體擁有驚人潛能。跑過網球場並打出正手球，代表著對擊球的方向、弧度、旋轉和力道都要做細微的協調，這也代表著你的腿部和手臂中的每一塊肌肉，都必須同時發揮該有的作用，展現協調的一致性。數十萬個神經細胞，控制著數億個肌肉細胞，維持著那一瞬間的大規模一致性，就只為了擊中球，然後讓球飛過球網。這就是我們之前提到的，神經訊息的高速公路。每天的每一分鐘，都有數十億筆神經訊號在你的體內四處傳遞著。

慢縮肌與快縮肌

控制肌肉的神經包含成千上萬的獨立細胞，每個神經細胞又進一步分裂成成千上百個細小分支。每個分支只會進入一個肌肉細胞，而你大腿的大塊肌肉中，有超過一百萬個肌肉細胞，與大約一萬個神經細胞，整合在幾條控制它們的主要神經中。

接下來將越講越細，但請你繼續讀下去。你有針對肌力與針對耐力的兩種肌肉細胞，這兩者是不同的。這是關鍵，所以我將重複一次。你的肌肉有肌力的細胞和耐力的細胞，它們是不同的。

肌肉的耐力細胞被稱為慢縮肌，它們有比較多的粒線體、耐力較佳但力量較弱。肌肉的肌力細胞被稱為快縮肌，它們的粒線體較少、耐力較差並有著較強大的力量。每個獨立的神經細胞，都會將它的所有觸手，發送給肌力**或**耐力細胞的其中一者，絕不會兩者都發送。這代表著每個神經細胞只會發送肌力訊號或是耐力訊號，只會有其中一種訊號。請記住，舉大腿為例，在你大腿的每個神經細胞都有成千上萬的細小分支，通向成千上萬的肌肉細胞，但是在肌力與耐力兩種細胞中，每個神經細胞分支只會通向其中一種肌肉細胞。股四頭肌是大腿前方的大塊肌肉，擁有超過一百萬個肌肉細胞，而控制它的主要神經大約有一萬個神經細胞，每一個神經細胞都以特定的模式控制數千個肌肉細胞，稱為運動單位。

現在，我們來看看實際上你是如何做出動作。你的大腦可以觸發這些運動單位的任意組合，來執行特定的動作。你的跳舞、旋轉、跳躍或只是簡單擺動腳趾的能力，來自於大腦在每塊肌肉的成千上萬個運動單位之間，立即做出的選擇。你在每一步中，僅會觸發神經細胞的一小部分，但是對於每塊肌肉而言，這都是非常謹慎選擇的結果。想到所有這些的複雜性，以及身體腦為了讓你雙腳走穩，所做的數百萬個瞬間的決策，這真有點令人敬畏，更不用說要讓你跳舞了。幸運的是，你不必想這些，你可以將這些視為理所當然。但是這套機制的存在是很重要的，而且，只要你把這套機制顧好，你有很多年都不用擔心。

克里斯談到滑雪是一項肌力運動，這是很正確的，但另一點很重要的是，滑雪是一項**協調性**的肌力運動。肌力訓練會讓人同時具備力量和協調能力，並且將這兩者整合在一起，所以克里斯可以在七十歲的年紀仍然滑雪滑得很好，不論你在任何年紀，肌力訓練也可以讓你過得很好。

以此為背景，讓我們了解一下肌力訓練與耐力運動。當你走路時，身體主要使用耐力單位，並且輪流使用這些耐力單位，因此在你的步伐間，每個耐力單位都會輪到休息。這代表著，每個耐力單位只有參與到你正在做的運動的一小部分。當然，也就沒有足夠的壓力，來觸發C-10強大的再生能力。

當你開始跑步時，你的身體在每一步裡面，都會用到更多的耐力單位。現在，每個單元可能每三步就被使用一次，這股壓力足以觸發大量的C-6，然後是C-10。如果你要跑上山坡，這樣的強度就超出耐力單位的承受能力，這時，你的身體就會額外使用肌力單位。你跑步的時間越長，耐力單位的休息時間就越少。你需要的力量越多，肌力單位的休息就越少。到某個時間點，你將使它們超出恢復週期，它們會疲勞，而疲勞會損壞它們。讓耐力單位與肌力單位疲勞，會導致C-6激增，這是觸發C-10的良好運動壓力。

順便說一下，這就是為什麼你在做有氧運動時，必須流汗的原因。在低度的需求下，你的耐力細胞輪替太頻繁，以至於無法進入疲勞的狀態。這也是為什麼你必須透過舉重來讓肌肉疲勞，讓肌肉達到我們大多數人討厭的那種灼熱的感覺，如果這讓我們自己決定的話，我們就會跳過。

當你聘請該私人教練時，你的教練最終會讓你舉起足夠的重量，讓你可以利用到肌力細胞的所有儲備細胞。讓你做一組連續使用它們十或十二次的舉重，接著，再做一組。當你做對了，你將耗盡肌力細胞的所有力量，**然後**，迫使它們再多收縮幾次。這是關鍵的部分，這就是你故意破壞肌肉細胞的方式。不是破壞你的肌肉，而是破壞你的肌肉細胞，而且你刻意對它們造成很大的破壞。

誰需要達到健身的高峰狀態？

肌力訓練不會讓你建立新的肌肉細胞，實際上，無論你年紀多大，你都會逐漸慢慢失去它們。相反地，你要做的，是在每個剩餘的細胞內建立新的肌肉量，也就是蛋白質，這種物質，簡而言之就是紅肉。在這些剩餘的細胞裡面，潛在的成長是很可觀的，足以讓你在接下來的人生中，都保持強壯與健美。

換句話說，你在一生中可能會流失一半的肌肉細胞，失去一半的健身高峰水準，但最終，你仍可以在八十歲時比二十歲更強壯。此外，你什麼時候達到健身的高峰了？除了奧運運動員和海豹突擊隊之外，沒人能到達健身高峰。目前，六十歲男子的全球仰臥推舉紀錄，是兩百公斤，年輕人的世界紀錄是三百一十八公斤。這兩個數字都嚇我一跳，但它們說明了一個關鍵，高峰的表現會隨著年齡的成長而下降。在二十歲時可以臥推三百一十八公斤的人，到六十歲時將降至兩百公斤，最大的肌力下降了40％。

聽起來很殘忍？嗯，也不會，畢竟，你還需要變得多堅強？六十歲的老人可以臥推舉起你的冰箱，還加上你坐在冰箱上。六十歲的老人已經失去了40％的肌肉細胞，但他剩下的肌肉可以做到這樣的程度！也讓你知道，八十五歲以上的男性，在世界臥推的紀錄是七十九公斤，這仍然遠遠超過我們大多數人的臥推表現。

健美運動員的肌肉，在電子顯微鏡照片上會顯示出，鍛鍊後細胞受到了廣泛的損害。這沒關係，這正是你身體需要的：大量的C-6，大量的發炎，然後是大量的修復和生長。你的肌肉會顫抖和燃燒，這不好玩，但是在這之中，你會迫使你的大腦觸發**所有的**肌力單位。

做三組這樣的運動後，你將逼迫身體破壞所有的肌力單位，然後迫使身體**修復**所有的這些肌力單位，這就是成長、肌力，與青春。

這也是你不該每週做六天肌力訓練的原因，如果你做對了，你就會對身體造成實際上的傷害。做完有氧運動後，耐力單位可以在一夜之間修復，力量單位則需要四十八小時的修復週期。每週進行兩天的肌力訓練就足夠了，最多不要超過三天。

將一切做對

順便說一下，你必須非常、非常小心，不要將傷害你的肌肉細胞，與讓肌肉或關節**負荷過多**而**筋疲力盡**相混淆。做比較重的舉重很誘人，這樣就可以重複較少的次數而耗盡肌肉細胞，老實說，重複動作會疼痛，它們很討厭，而且八次比十二次或十五次更能忍受。但是，你不年輕了，明年你會**更年輕**，但是，在明年你不會變成**年輕人**。你的教練幾乎肯定比你年輕，並且可能不了解這些，因此你必須負責不要讓自己受傷。此外，隨著你的體態變得更好、更強壯，運動時大腦會分泌更多的腎上腺素。你會開始享受舉重，並期待去健身房，不利的是，肌力訓練的腎上腺素會激發你原始的衝動，想要向其他男性炫耀，並逼迫自己做到頂峰表現，這時，你就會受傷。請你不要做到這種程度。

平衡

現在，是時候思考一下你的大腦和稱為「本體感覺」的概念。「本體感覺」是一種看似簡單的概念，你必須一直知道自己身體各個部位的位置。這包括我們站起來的方式和行動的方式。我們用雙腳站立，像梯子一樣往天空直立，不倚靠任何東西。對我們而言，雙腳是了不起的壯舉。如果你要試著讓梯子直立向上並保持平衡，你就必須不斷進行調整以防止梯子倒下。我們的身體是一樣的，而且這還算是簡單的。你可以試著直挺挺地拿著梯子，在院子裡到處跑。或是，試著轉身向一壘投球，然後仍然維持梯子的筆直。試著用雙腳站好，然後做**我們**一直在做的那些令人驚奇的動作，然後，嘗試用單腳站立做做看！

在每秒，你的身體都知道每個肢體部位的確切空間位置，因為每塊肌肉、肌腱、韌帶和關節都會透過脊椎神經，將成千上萬的神經纖維傳送回到大腦。這些纖維無時無刻都在發送收縮、力量、肌張力、方向、位置和運動的不同細微訊號。閉上眼睛，將注意力集中在食指上，你會自動就知道食指的位置，精確到幾公釐，你的大腳趾或左手肘也一樣。閉上眼睛，快速研究一下你身體各個部位的位置。一天的每一秒、每一天，你的大腦都會仔細追蹤身體每塊肌肉和關節的位置，等待你需要這些訊息的時刻到來，而你的大腦整天都會發送數百萬個訊號，讓你保持挺直的狀態，並了解自己所站的位置。

類固醇、補品和蛇油

我們假設你算是聰明的人，但是，不管你是否聰明，人天生就是具有走捷徑的有害傾向。類固醇對一般的運動員幾乎沒有任何幫助，類固醇只是增加了肌肉中的水分保留量，讓肌肉變大但卻不會更強壯，而且類固醇可能的副作用包括陽萎、前列腺癌與人格改變（負面的）、痤瘡、脫髮和……陽萎。另一種立即有效的奇蹟是補品，但是在任何可靠的科學研究中，服用補品與否並沒有任何差異，在肌力訓練與常保青春的藥物上，補品沒有帶來任何差異。由補品製造商贊助的大量研究顯示，服用補品成果顯著。但是，不論是維生素、補充劑、荷爾蒙、特殊的蛋白質粉，根本都沒有任何區別，就算有人深深地看進你的雙眼，承諾你相反的結果，最後的結果還是同樣如此。我們的建議，是每天服用多種維生素，喝幾公升的水，吃得好，並享受你的身體，這樣就夠了。

肌力訓練會針對這些訊號發揮作用。當你的肌肉使勁用力時，會向你的大腦回傳刺耳的訊號。還記得之前提到的調節風扇皮帶，與在樓梯上立即收緊關節嗎？這對你的身體很重要，如果你的大腦一下子放鬆下來，沒有進行瞬間的調整，你就可能會受傷。你將拉扯肌肉、扭傷腳踝或跌斷腿。在大自然的環境中，你可能會因輕傷而死亡。腳踝扭傷，必須躺兩個星期的耐力捕食者，可能再也回不來了。因此，透過肌力訓練會傳達大聲且重要的訊號到大腦，讓大腦知道，這是最優先的資訊。這些訊號會帶來生長，首先，是在訊號傳導的途徑本身帶來生長，這些訊號會直接穿過神經網絡的森林，然後，是在肌肉、肌腱、韌帶和關節上直接帶動生長。隨著這道生長的力量，大腦和身體之間將發生新的融合。大腦和身體一直在融合，我們只是忘記這件事了。這就是你重新連接它們的方式。實際上，這是一種物理性的重新連接，這是你在顯微鏡下可以看到的神經纖維，這是你可以在核磁共振造影掃描中看到的大腦化學反應，這是你可以在實驗室測量出的反應時間。這會讓你滑雪滑得更好、感覺更強壯且感覺更好。

這還包括讓你**不會**摔倒。正如克里斯所述，隨著年齡的增加，除非你保持健康，否則你摔倒的可能性更高。這是重要的公共衛生問題，因為你也會摔得更嚴重，對自己造成更大的傷害。C-6不是晚上的**嘶嘶聲**，還會真的讓你在晚上撞到。針對摔倒的仔細研究發現，你不會隨著年齡的增加而摔倒，換句話說，你的腳趾的靈敏度與二十歲時一樣。但是，你不會輕鬆地恢復平衡，反而卻更有可能撞上人行道。這有兩個原因。首先，你的本體感覺變慢了一點，你的大腦需要多一瞬間的時間，才能意識到自己正在跌落，而在那一瞬間，衝力和重力都對你不利。第二個原因，是需要肌力，才能從跌倒中恢復，你的腳趾停在人行道上，但身體卻以牛頓的行進速度和動力，加速繼續前進並往地上跌落。當你移動腿部的時候，你的整個體重都在以遞增的速度向前和向下移動。就像當你跳下矮牆時，你的雙腿必須夠強壯，才能停止衝力，否則你就會跌倒。

肌力訓練讓你有能力抵抗地心引力，並維持你的步伐。即使你摔倒了，強壯的反應能力和強大的肌肉，也會讓摔倒從正面碰撞變為柔和的衝擊。就像汽車車上的防撞緩衝區一樣，協調性的肌肉動作可以減輕撞擊。如果你夠強壯，你摔倒的次數就會減少，而你也會摔得**更好**，進而大大降低你發生嚴重傷害的機率。

關於關節炎

關節炎患者經常將關節炎視為肌力訓練的障礙，但是關節炎不是禁忌。恰恰相反，結合強大的肌肉與改善本體感覺，就可以保護關節免於進一步的傷害，並使關節炎痊癒。大多數的關節炎患者的回饋是，經過幾個月的肌力訓練，疼痛和局限性降低了約50%，輕微的關節炎通常會完全消失。所有的這些疼痛和痛苦，的確讓開始做肌力訓練這件事變得更難，特別是當你患有嚴重關節炎的時候。如果這正是你的狀況，請與你的醫生談談找物理治療師指導你進行重量訓練這件事。

不只摔倒，肌力訓練可以降低你在做各種運動時受傷的可能性。這在很大程度上，是因為肌力訓練加速你的本體感覺的反射能力，以及增強你的肌腱、韌帶和關節。肌腱和韌帶是活的組織，但是隨著年紀增加，它們生長的速度會變慢。用力拉動肌腱可以增強神經連接，並使肌腱往骨頭生長得更深入，從而增強肌腱的附著力，讓肌腱更能抵抗損傷。

找一種肌力運動去做

重量訓練令人滿足，甚至會讓人有點上癮，但對於大多數人來說，卻不那麼有趣，這就是為什麼你需要看到成果。我的建議？找到你喜歡的那項肌力運動，或學習喜歡上某一項肌力運動。不論是騎自行車、滑雪、打網球、壁球、划皮艇或划獨木舟，你都可以感受到你在健身房累積的可觀成效。大多數人也發現肌力訓練可以顯著改善他們在高爾夫球比賽的表現。

一旦你變得健康且強壯，你也可以嘗試瑜珈。重量訓練會建立特定的肌肉群，而瑜珈則融合了肌力和平衡感訓練。透過使用肌肉群的不同組合，瑜珈可以帶來豐富的感官刺激，並與呼吸、心靈的鍛鍊和伸展運動相結合。瑜珈和西方的運動相比，在神經感覺和本體感覺的整合上，效果更深刻。**但請注意**，在西方的文化中，瑜珈造成傷害的可能性也很高。你必須有適度的體態後，才能開始做瑜珈，畢竟，瑜珈是由已經過著健康生活的人們所創造的。而且，我們仍然抱持著上有氧課程的心態，要求著自己每天都要做更多且做更好。如果你想嘗試瑜珈，請考慮從五堂課的個人指導課程開始。這很昂貴，但很值得。如果你的教練未能教導你如何聆聽你的身體，請你去找別的教練吧。一旦你了解瑜珈的基礎知識後，團體瑜珈課是最划算的，在大多數的瑜珈教室，團體課的費用大概是十美元。

無論你決定做什麼，**就去做吧**。肌力訓練在你接下來的人生中扮演著重要的角色，而你在任何年齡都可以開始。久坐不動的七十歲男人經過三個月的重量訓練後，腿部的力量成長了一倍。可惜的是，做肌力訓練的男人甚至比做有氧運動的人還少，在超過六十五歲的美國人之中，只有10％的人會**聲稱**自己有定期做**任何**形式的肌力訓練。

這太恐怖了。你現在應該很清楚，每個人，尤其是每個五十歲以上的人，每週都該有兩天做真正的肌力訓練。你可以在半小時內快速完成例行的訓練，或者花一個小時或更長時間來做，但請不要跳過肌力訓練。有氧運動可以挽救你的生命，肌力訓練則可以讓你活得值得。

你被打醜了

—第十二章— 克里斯・克洛利撰寫

前面幾章讓你做了很多舉重的工作。你坐在那裡動也不動地聽關於運動的講課，哈利還講了一些相當沉重的科學知識。在接下來的幾章我們放鬆一下，來講些故事吧。

在這章中，我們收集了一些在剩下的三分之一人生階段，發生在人們身上的小故事，我們認為你可能會對此感到有趣。實際上，我們認為提前知道這些事情，可能對你有所幫助，之後，你將不會對這些事情感到驚訝或是驚嚇。這些小事諸如忘記狗的名字之類的，或是變聾，或是變得醜陋，哎呀，我們的想法是，如果你知道這些怪異的事情即將到來，你就可以走到門邊，打開門讓它進來，像是一個新朋友一樣。然後你回到你的椅子上，繼續閱讀，好像什麼事情也沒發生。或者，如果你想**做些什麼**，你可以上樓處理那些突然從你的鼻子裡冒出來，像是大麻植物般雜亂的鼻毛。我們的目的只是讓你知道，所有這些事情都是正常的，而正常不再和你站在同一陣線。

醜棒

你還記得，在你小時候曾經殘酷地說過：「那個珍妮，天啊，她好醜，她一定是被『醜棒』打了。」然後你那些討人厭的朋友都笑了，哈哈哈，嗯，你很有可能將會為了多年前的殘酷行為而贖罪。俗語說，一個人只要被「醜棒」打了，就會因為「醜棒」的魔法而變醜，但是在明天或後天，你很可能會在早上醒來，就意識到自己已經被「醜棒」打了，而且可能打得很用力，而你將會知道珍妮的感受。在五十幾歲或六十幾歲的時候，我們大多數人都會經歷這種從根本上發生，令我們非常驚訝的外表變化。誠然，**改變只與我們的外貌有關，與我們是誰無關**，但這是一種奇怪的體驗，你可能會想要蹲好腳步，做好準備。

突然間，你全身的皮膚都變得很奇怪。如果我在腿上捏起一點肌肉，皮膚的表面會看起來像皺皺的紙，因為皮膚老了。我的腿很結實，但**看起來**很可笑。這也會發生在你帥氣小臉的皮膚上，你覺得如何？你看起來不同，是因為你的外皮變得有點半透明。實際上，在某個時候，你的上唇會出現小凹痕，好像你的牙齒會露出來。哎，你臉上都是斑點，脖子上的肉整塊往下垂。早上外出時，我可以像圍圍巾一樣，將脖子上的肉圍到我的肩膀上。我們所做的任何事情，都無法阻止這些事情發生，它們是正常的。

我記得當這一切發生在我身上時，我的反應好笑到令人難以置信。我真的以為相機有問題，這突然就發生了。收到一組洗好的照片後，我發現有我的那些照片都很可怕，這是種可怕的扭曲，我的臉看上去很**圓**，就像法蘭克．辛納屈（**Frank Sinatra**）老了一樣。我的臉太大了，頭髮也不夠多，所以比例全都不對。我因此而思考該買一台新相機啦。

我要同時告訴你好消息和壞消息。我不需要新的相機，但是我變老了，而我看起來也老了。我並不是要說我以前多好看，但是差太多了，而且這麼突然，我感到悲傷，說實話，我感到沮喪。我想知道我能做什麼。一部分答案是……沒有。這些事情與你不斷降低的最大心率，在同樣的生物學時間線上發生。這些事情就這樣發生了，但你還活著，不是嗎？別抱怨了。

但是，有一些事情是你可以做的。本書所談的運動是其一，接下來我們將討論到的營養，還有，之後我們會談到的，那些做有趣事情的人，臉上都有著活潑的神情。所有的這些都有很大的幫助。一個人老了就是老了，但是健康且投入生活的六十歲、七十歲或八十歲老人的外表（當然還有感覺）和一些超重了二十三公斤，正在等待人生終點的老輸家，還是有著很大的差異。因此，改變你的體態、參與生活、讓你的嘴巴遠離炸薯條，那會很有幫助。至於其餘的變化，就接受它吧。

保持良好身材的好處之一，是人們會向你說謊。我很常碰到別人說：「什麼？你七十歲了嗎？我完全猜不到！」這是可悲的謊話，如果要為此下賭注，他們一定可以猜出我的年齡，落差只會在一週之內。但是在某種意義上，他們是誠實的。如果你的身體是健康的，你看上去會比一般的老人更好看。做一個健康且充滿活力的七十歲或八十歲老人，其他人就會對你說謊，而你會相信他們。

你仍然會被『醜棒』打，但是你不會被壓在地上，像隻狗一樣被壓著打。

壯烈手段

哈利和我都不喜歡壯烈的作法，例如染頭髮或整型手術，但這只是個人喜好問題。我們不認為，你看起來健康且符合你的年紀，有什麼不好。但是我們兩個身邊，都有著做這些事情的好朋友，其中一些人，不論男女，都對此非常享受。我親愛的姊姊佩蒂，在七十五歲時做了大幅度的整型。我在她康復幾週後，打電話給她，確認她的狀況。「嗯，」她說，「我全都是黑色和藍色的瘀青，而且我仍然超重二十七公斤，但是我看起來**討人喜歡**。」她確實是。無論她的臉現在怎樣，你會有一小段時間覺得她看起來像個女孩兒，而這給了她極大的樂趣。

我有一位親近的朋友，去「做了」眼睛，讓我驚訝的是，手術的結果非常成功。所以，你就去做自己認為最好的事情吧。只是，你需要承受相當多的痛苦、費用和風險。而且，你不該低估身為一位帥氣老人的魅力，當你體態良好而且你投入於生活中，你的魅力就會展現。

染髮也一樣的道理。我認為，那些染頭髮的人，他們的頭髮看起來就是有染過頭髮。其他同樣在意頭髮的可憐人，則將稀疏的頭髮往頭頂上梳，來對抗禿頭。請你花點時間仔細看看唐納·川普

（Donald Trump），看看你自己怎麼想。我認為，這使人看起來像有妄想症。當然，我碰巧還有頭髮，所以我可能不是一個好的評斷者。如果我的頭髮突然開始掉髮，或是變成像某些人那種髒汙的黃白色，我可能也一下子就跑去染頭髮了。

美白牙齒

牙齒的狀況就相反了，沒有什麼比一堆亂糟糟的黃牙看上去更老、更可悲。到你六十歲時，你的嘴裡已經吃過很多討厭的東西，牙齒上可能都是討厭的托斯卡尼黃的汙漬。去整理你的牙齒吧，我不知道為什麼牙齒與頭髮不同，但它們就是不同，可能是因為我的牙齒是黃色的，我卻沒有一頭壞掉的頭髮。無論如何，請你去看牙醫，讓牙醫美白你的牙齒，這非常簡單，而且價格不貴。而且，牙醫不會給你滿口很假的雪白色牙齒，他只會讓你的牙齒回到正常的狀態，這就足以改變你的外觀和感覺了。

不要變成滿臉鬍子的亞西爾·阿拉法特

當你不用每天去辦公室時，你可能會忘記刮鬍子。不要忘了鬍子，你可能會覺得別人看到你留鬍子，會想到布魯斯·威利（Bruce Willis），但你看起來可能會像是亞西爾·阿拉法特（Yasir Arafat）！不管發生什麼事，早上起來後，刷牙然後刮鬍子。小心，你臉上到處都有的一叢叢白色鬍鬚會發出強烈的訊號：「老廢物！」

我以前都在沒有鏡子的淋浴間刮鬍子。這樣太容易漏掉鬍子，所以我不再這樣做了。現在，我在良好的光線下刮鬍子，並重複處理鬍子茂密的地方。這不會讓我看起來年輕，但可以避免我看起來像個笨蛋。

當你看向鏡子裡時，拿一把剪刀，將那些長牙般的鼻毛剪掉——它們突然間就瘋狂長出來，因此你必須注意它們。如果你可以處理的話，耳朵也一樣重要，不然，一定要去找一個擅長處理耳朵毛髮的理髮師，除非你是哈比人，否則毛茸茸的耳朵就是個壞兆頭。

換膚歷險記

你接下來三分之一的人生，還會發生另一件有趣的事，你會在身上長出這些小斑點，而它們會害死你。哈利和我都不是你媽，我們不會在你出門去玩時，告訴你要擦防曬乳液並戴上帽子，或是，我們會告訴你要去看皮膚醫生。我的工作是講故事，請看接下來這個故事。

當我住在洛磯山脈時，每個人都知道空氣稀薄、陽光猛烈，你必須特別小心。是的，是的，是的，我**討厭**被說教。因此，我**有時**會擦防曬乳液，我甚至去看過幾次皮膚科醫生。當我搬到紐約時，我最終找到了一位很好的皮膚科醫生，你可能記得在第一章我們曾提起她，她既可愛又聰明。我們聊了一會兒後，她戴上小口罩，然後摘下我的一半鼻子，讓我不會因此而死掉。

她很厲害，但是切我的鼻子這件事並不有趣。我是老人所以我很頑固，但是，我現在都戴著帽子、擦防曬乳液，並每四個月看一次我的皮膚科醫生。我不想再做一次那樣的鼻子手術了，永遠。（我是否提過，他們會從你的耳朵「拿」肉來填補他們所造成的洞？啐。）

無論你是否開始擦乳液，我都請求你，務必要去看皮膚科醫生，在你現在的年紀，這件事比在過去的任何時候都更重要。老男孩都對此固執己見，但請聽我說：皮膚癌大部分都可以治癒，而且通常都是用些冰涼的東西來處理（切除鼻子只留給重罪犯者）。五十歲以上的人還不定期檢查皮膚，就太瘋狂了。

現代服裝與相關概念

我是地球上最後一個該談論服裝的人，因為我對這個話題一無所知，也許我不如哈利那麼糟，但我仍不擅長服裝打扮。儘管如此，我還是可以提供一些事情讓你參考。我會簡短說明，請你好好思考做現代服裝打扮的可能性。你可能認為自己現在已經穿著現代化的服裝了，但是有很大的可能，你其實並沒有，而且你的衣著觀念「凍結」在你十八歲那年。去年春天，當我參加第五十次的高中同學會時，我很驚訝於所有人的穿著幾乎完全一致。我們都穿軟肩運動外套、鈕扣式藍色牛津布襯衫與斜紋棉布褲或灰色法蘭絨褲。我以為我們看起來都不錯，但希拉蕊認為我們看起來像是韓戰時期的人。

請你至少考慮一下，讓自己找回活力的可能性（你已經有一段時間沒有聽到這句話了），你可以嘗試一些不熟悉的東西，來幫助你找回活力。一點點的時髦影響不大，但是可能會讓你感覺更新鮮、更有冒險精神。去你平常不會去的商店、穿黑色的衣服，買些奇怪的鞋子。就我個人而言，我或多或少決定不穿耳洞，也不打算在我的眉毛打洞，那不是我喜歡的風格。但是，我最後可能會做一些整型手術，當我在手術台上，我可能會讓那個傢伙順便幫我穿耳洞、在眉毛打洞，但是我的舌頭不行，我不會在舌頭上打洞。

年紀大的人往往不太在乎外表。這在某些方面是具有吸引力的，但是在其他方面則令人驚嚇。

穿著休閒是一回事，身上到處都是食物、拉鍊沒拉上則是另一回事。漏掉這些事情是一種傾向：衣領上的垃圾、領帶上的斑點與迫切急需的理髮。請你不要變成那樣。多注意自己的外貌，勝過不夠注意，這樣你的外表才會恰好整齊。

如果你運氣好，活到**真的**很老的年紀，我建議你要極度注重整潔和服裝，這可以讓人搞不清楚。希拉蕊和我有一個很棒的朋友，他已經快九十歲了，是我們兩個認識最活躍、最有趣的人，而且他還是我們所認識最精心打扮的人之一。他很優雅，而且他的活力與魅力似乎全融合在他的服裝中。我自己是邋遢的新英格蘭人，當然，哈利比我糟，這不會改變，但如果可以的話，我會避免讓情況變得更糟……

脾氣暴躁的老人

接下來是一些負面的消息，當我們邁入下一階段的三分之一人生時，我們之中的許多人都會變得脾氣暴躁。令我害怕的是，我發現自己在所有人之中，特別敏感與易受影響。

你現在可能已經知道，我的性格普遍是樂觀的。如果有必要的話，我可以在法庭上顯得有些嚴厲，但大多數時候我都很開朗。然後，大約從五年前開始，我注意到我厲聲對希拉蕊說話。可能和她開車的方式有關，或是她試圖告訴我哪裡該轉彎，或是她花了很久的時間在穿衣服，可能和任何討厭的事情有關。然後，這股脾氣蔓延到交通，我在車陣中咆哮，為各種事情怒按喇叭。當兩線道縮為一線道時，我會抓住一些愚蠢的機會來阻止陌生人超我的車。這很明顯，這很糟糕，而且很傻。

而且這很尷尬。我一直在努力，讓自己不要出現最明顯的那些老化徵兆，但是就在這裡，我走過對街時卻用手指對一些計程車司機比粗話。我終於開始懷疑，是突然之間世界上充斥著更多的憤怒，還是我變得怪異？答案是，我變得很奇怪，好像我的胸口有個巨大的標語寫著：「脾氣暴躁的老人！」

那麼，你該怎麼辦？我的建議：像頭牛一樣和脾氣對抗。每當你想在某個可憐的計程車司機面前發怒時，請思考一下。請你思考一下，你因為不公平而燃起的沸騰怒火，很有可能只是因為不重要的事情，就算這感覺像是你見過最嚴重的冒犯行為。還是請你停止，因為你可能在讓自己出醜。你可以寫信，但不要寄出，你可以在腦海中出現憤怒的話，但不要說出口。**不要相信你的脾氣**。因為我腦中有這些理智的標語，我的脾氣已經有改善，我的表現好一點了。如果你找到一些好方法，請透過電子郵件將你的方法跟我們分享。如果可以的話，不要成為一位脾氣暴躁的老人，這很可怕，但這是正常的。

鬆獅犬的尾巴

接下來是一件引人入勝的事情。有一小部分的男人，在他們五十幾歲或六十幾歲時，突然間，他們的陰莖在勃起時會像鬆獅犬的尾巴一樣彎曲。好吧，不是像狗尾巴，而是明顯的向上捲曲。想像一下，你的陰莖已經維持筆直向上的狀態五十年了，現在，它看起來只是微微地朝向天空。你擔心你是不是在做什麼噁心的事情時，把陰莖「折彎」了。這是怎麼回事？好吧，哈利說，什麼事情都沒有發生。這件事情就是會發生在一定數量的人身上。你的功能都正常，只是有點捲曲，這是正常的。

好笑的聲音

當我母親八十歲而我四十歲時，某天我們像往常一樣邊開車邊唱歌。她的聲音一直都很甜美。但是那一天，她的聲音在某首歌的中間無緣無故地突然變沙啞，音準像十幾歲的男孩一樣都亂了。她開始大笑，她曾經取笑自己的母親，關於**她**聲音破碎的事情。現在，我母親也同樣地發出嘶啞的聲音。不論是唱歌或說話，在某個時間點，你的聲音會發生變化，你聽起來會像個老人。

該怎麼辦？就像我的母親一樣，大多時候就笑吧。但是，如果你碰巧會唱歌，你可能會更常需要對這件事一笑置之。我知道，在我這個年紀的大多數男人（我的年紀不是你的年紀）根本不唱歌，真是可惜。但是，那些唱歌的人，都有他們的方法（包括所有祕密淋浴歌手和個人汽車歌手）。事實證明，聲音是那些「不使用就會消失」的事情之一。當我在淋浴或在車上時，我會像瘋子一樣唱歌。到目前為止，我想，我的聲音一切正常。

水

多喝水，這是一個無聊的建議。當然，這是書中最無聊的建議之一，但這個建議並不笨。在你接下來的三分之一人生中，其中一個煩人的裝置，就是告訴你口渴的小玩意。即使你的身體需要水，你也不會感到口渴，這代表著你可能會毫無理由地出現嚴重的脫水問題。因此，請思考這件事情，特別是如果你認真在執行運動計畫的話，脫水問題對你來說可能很嚴重。

你可能已經知道了這一點，但是我從哈利那裡學到的，奇怪的甚至是基本的事實之一是，我們的身體系統中只有大約四點七公升的血液。考慮到血液要做的所有工作，四點七公升的血液並不多：帶進食物、帶走垃圾、攜帶所有這些驚人且複雜的訊號和化學物質，以及浸潤細胞。血液有這麼多工作，你會希望你的血液流動順暢。

脫水會讓血液無法順暢地流動，你的血液會變稠，它變得黏稠和骯髒。你的身體的外圍城市，例如腎臟，會開始出現問題。你的首都——大腦——也出現問題。專業的耐力運動員都很了解水對於他們表現的重要性。他們會注意自己不要一次喝太多水，就像在花園裡澆花一樣，涓涓滴水比洪水好。而且，他們會極盡所能地確保自己喝足夠的水，因為這是更嚴重的問題。他們讓自己的水分幾乎重要於一切，你也應該如此，因為你的口渴訊號系統可能正在故障。

基本規則：每天喝八杯水（每杯水約兩百二十七毫升，所以一天約是一千八百二十毫升）。並且，每運動一小時就要多喝九百四十六毫升的水。你可能感覺自己沒有那麼口渴，但無論如何，請讓自己喝滿這樣的水量。

該怎麼做到？你可以試試看這樣做，每天早上起床時，第一件事情是喝一杯水，也許與維生素藥丸、膽固醇藥丸或小劑量的阿斯匹靈一起服用。晚上睡覺時也是一樣一杯。當然，每頓飯多喝一杯。這樣就是五杯了，還剩下三杯。

接下來的建議對飲酒者特別有用。吃飯時的雞尾酒開胃時間，是一天中的棘手部分，你的飢餓感覺可能是口渴的「假訊號」。當你想要沾起司沾醬時，請用喝一杯水替代，你會驚訝於「飢餓」的感覺往往會消失。另一個建議，是在每杯葡萄酒之間，或不論你所喝的是什麼酒，在每杯酒之間都喝一杯水。你無法像以前那樣喝那麼多的酒，這是讓自己放慢飲酒速度的好方法。還差一杯嗎？

你是成人了，自己想些方法吧。

你說什麼？

從某個時候起，你的聽力會開始退化。在人群之中是最糟糕的，還有雞尾酒會、餐廳等等場景。這對你來說很煩人，也很容易讓其他人生氣。但是，更大的風險是，在你本該竭盡所能維持社交狀態的時候，你會在耳聾中變得孤立。我的狀況還沒有到這個程度（接近但還沒有），但是在我看來，那些願意接受助聽器的人狀態維持最好，無論助聽器多大且感覺多麼笨拙（現在的助聽器不再是這樣了），也不管他們認為這是多大的恥辱（這想法很蠢）。我的耳科醫生要我等真的需要助聽器的時候，但是我不想等太久。我想在自己還有聽力彈性的時候適應並熟悉助聽器。在「**聽不見**我周圍發生的事情」這個想法開始變得吸引人之前，我會試著不要讓自己孤立。

放慢下來、確認雙向來車，然後重複這樣做

還記得所有那些關於我無故摔倒的煩人故事嗎？我知道，你因為舉重訓練而不會發生這些情況，但是以防萬一，請你要注意這個問題。請記住，讓你在街上摔倒的事情，在你開車、滑雪或騎自行車時，也會發揮作用。老年人總是有比較多的意外事故，令我恐懼的是，這也包括我。試想以下狀況：我正在倒車，打算在我家前面平坦、開放的車道上轉彎。這幾乎沒有難度，我是一個很好的駕駛，而且我非常平順地在倒車。然後我就大力倒車撞上我的另一輛車，那輛車就停在車道上，一目瞭然。損失是三千美元。希拉蕊很喜歡我打給保險公司的這通電話：「嗨。這是克里斯・克洛利，我是你們公司的保戶……請問……我的保險範圍有包含我開車撞到自己的車嗎？」

如你所知，這些情況是因為你的本體感覺正在變弱，而這是危險的。你會在他人身上看到這個徵兆，但是你可能不會在自己身上認出它，因為這個想法本身就很荒謬。是的，這很荒謬，但是它在每個人身上都同樣會發生。請注意這些狀況，如果發現自己開始發生摔倒或輕微的駕駛事故，請你放慢你的速度，因為後果可能非常嚴重。不要感到羞恥，不要尷尬，你只需要放慢一點，然後比平常更多注意四周。風險很高，而你可以承受錯誤的空間也很小。我可能永遠不會這樣說，但是，請你行為舉止「符合自己的年齡」。

這個建議適用於滑雪、划船、騎馬，和其他所有的運動。你對自己所在位置的感覺，與對自己

身體的控制能力，都在退化。我希望你正透過舉重訓練和交叉訓練來對抗它，這真的有效，但是無法使你刀槍不入。

有關這些議題和其他資訊的持續報告，以及，如果你也有資訊要和我們分享的話，歡迎你前往我們的網站：www.youngernextyear.com。

一第十三章一　克里斯．克洛利撰寫

追著鐵皮小兔跑

本章的主題是個人經濟，它可以與其他老化與退休的有趣故事一起歸在「醜棒」的那章，但我們認為它的重要性，應該要有自己的一個小段落。哈利甚至賦予它自己的法則。你可以將這章視為邁向飲食的章節之前，讓你口氣變清新的奇怪小薄荷糖，或是預防你一半退休焦慮和痛苦的魔法藥丸。無論你年紀多大，開始思考這件事情都不嫌早。

有一種變化會在你退休時帶來衝擊，那是你無法躲避且必須儘早準備的：**錢變少了**。除非你不處理，否則，錢變少並不像你想的那麼糟糕，如果你不做些什麼，它將害死你，而我們其他所有有關於鍛鍊身體和維持年輕的快樂討論，都不會有任何效果，因為你會死於焦慮。因此，「哈利的第四法則」是這樣的：**你的花費要少於你的收入**。這很顯而易見，不是嗎？然而，有許多人，無論收入多少，都無法遵循這條法則而陷入困境，尤其是在退休的時候。

在這種事情上，人都會陷入某種神遊狀態。他們來到了自己夢寐以求的一塊地，就認為這塊地會以某種方式照顧自己。嗯，並不會。這塊地會處理你，還有你親愛的妻子，還有你的小狗托托。

除非你強迫自己正眼看向未來，並做些規畫，反之，你將一無所獲。如果你不這樣做，當霧升起時，你可能被浪打到岩石上。你不想在七十歲時，還要從失事的殘骸之間游走。

為自己準備一套計畫，就算這套計畫不完善，也可以讓你的生活有餘裕。如果你能改掉「錢和資源很重要」的想法，那麼你的生活會更加充裕。如果你不再追求累積那些你其實不想要，或不需要的物質、地位和物品，你就可以過著完美且快樂的生活。

當然，我們不是財務顧問，但我們請你現在先坐下來，對你退休後每年將有多少收入，進行實際的估算。接下來，除非你的收入可以通膨保值，否則，請調降你的收入數字。然後，假設情況會變得糟一些，減去5％的金額。你可能還想仔細檢視你的一些預期收入來源，冷靜計算一下它們的可靠程度，然後做適當的調整。好的，剩下來的數字就是你的年收入，這個金額很少，不是嗎？現在，擬定一套生活方式和計畫，也許是找一個物價較低的城鎮，然後住在一棟簡單的房子中，讓你的生活花費可以少於年收入的金額。然後，你的生活就可以快樂且有保障。無論你住的房子多小或生活花費多緊湊，和那些沒做這套分析的人的相比，最終，你的生活都會是**充滿歡樂**的。

如果你對自己夠誠實，你可能會發現和你收入最高峰時相比，現在的生活花費只是那時的一小部分金額，可能是那時的三分之二或是一半，或是甚至是四分之一。我現在的生活花費正是收入最高峰時的四分之一金額。每個人的情況不同，這可能會是一個痛苦的數字落差。

一如既往，我同時有好消息和壞消息要告訴你。首先是好消息：詳盡的研究調查結果顯示，只要你處在貧窮線之上，錢和幸福之間是沒有關聯的。想一想，你一生都在努力賺取更多的錢，錢和幸福之間卻沒有任何關聯？這怎麼可能？我不知道，但這顯然是真的。

那麼，壞消息是什麼？**決定**要過更簡樸的生活，是非常難的。我們認為自己所擁有的物質，**就**代表著我們是誰，我們所開的車、所吃的食物、所穿的服裝，就代表著我們。我們成癮於物質和地位，就和所有上癮者一樣，我們堅定地相信，必須要擁有金錢、地位與權力。我們就像賽道上受過訓練的獵犬一樣，我們無法克制自己，追逐著虛假的鐵皮小兔子。我們投資了太多在我們所賺的事物上：房子裡有多少空房間？暖氣的瓦斯從零度到熱起來需要幾秒鐘？辦公室有多大？我們被說服，相信自己所賺取的就代表了我們。事務所、工作與企業給我們錢，於是我們就將全部的精力集中於此，像是服用麻藥一樣，我們被麻痺、說服。這些是假的金屬兔子，我的天啊，我們咆哮著、搖著尾巴，像瘋子一樣奔跑追逐著鐵皮小兔，不是為了獵捕食物，只是因為**這就是比賽規則**。

戒掉吃鐵皮兔子並不難，但是，不去「**想要**」吃鐵皮兔子非常難。你必須說服自己**那場**比賽已經結束了。不管這場比賽多精彩，或是你的表現多出色，比賽都結束了。是時候走出比賽，並開始做的收入規畫，請儘早開始。

這就跟戒菸一樣，你可以擺脫吸菸，而這需要時間，你越早開始越好，但是請務必要做確實。擺脫比賽吧，否則它將害死你，這就像上帝創造出流浪漢討錢的小錫杯一樣肯定。

外面流浪的一些最可憐的老人，都是最聰明的人，也曾經是最成功的人，但是他們無法學會這個簡單的事實。他們認為舊比賽規則的重要性勝過一切，以至於他們寧願活得像是酗酒者，也不願變成住在小房子或開舊車的人，直到為時已晚。

你很有可能不會完全退休。你可能會一直工作，但是你也必須為那樣的可能性做好規畫。找到你**可以**做什麼、在哪裡做等等，並思考你的人脈連結、再培訓，以及任何有意義的事情。請儘早去做，並且要務實。

對於許多人來說，退休後最好的計畫，是做某份工作並同時過著更簡單的生活。這個未來的前景並不差，而且有很多人會發現，一個人不太可能完全退休。但這確實需要先擬定計畫，請你現在就開始吧。

過去的花費習慣深根在我們的生活中，現在，要選擇只花能力負擔內的金額，轉身擺脫過去的花費習慣，難度非常的高。在這裡，我們真正討論的，是走出過去四十年來主導我們人生的那些競爭，那些我們為了在團體中爭取地位，而不停在做的事情。

在本書最後幾章，我們會認真討論這個主題，其中包含一些非常嚴肅而棘手的議題，簡單來說，從你青少年時期開始，你就沉迷於（且被鼓勵要沉迷於）在特定群體中追求身分地位，這些小圈子包括你在高中、在公司或成年後所待的律師事務所、你的鄉村俱樂部與你的保齡球球隊。這項特別的比賽，不管對你的價值如何，比賽對你來說都已經結束了。請你量入為出，不要管這些團體的其他人怎麼看待你。無論如何，這些人現在都淪落到在垃圾場找新鮮的垃圾吃。請根據你自己的條件，照顧好自己，並找到新的團體。

如果你對此感到困擾，請諮詢財務顧問，這筆費用將花得值得。找一位獨立的顧問，不要找那些藉著說服你買金融產品而賺錢的人。或者，讀一本和這個主題相關的好書。有一本有趣的書，對我也有所幫助，這本書就是《原來有錢人都這麼做》（*The Millionaire Next Door*）。結果證明，那些真正累積財富的人，從不接受「支出代表著成功」的觀念。他們堅守自己的錢而最終致富。除了這本以外，還有很多其他的好書。

哈利和我能做的，就是提醒你一些與你接下來的人生相關的真理。例如，查爾斯．狄更斯的真理：收入一百美元而支出九十九美元，等於幸福。收入一百美元卻支出一百零一美元，等於痛苦。狄更斯雖是用英鎊來說明，但這項道理適用於所有的貨幣值。另一項規則是，金錢不能買到幸福，但是入不敷出會將你的頭壓到馬桶裡面，而你的債權人將盡責地按下沖馬桶的把手。

財務顧問跟你說的話，會和我們之前所說的相同，第一步，是弄清楚在未來三十年裡，你每年**保守**預估會有多少錢（請記住，你會活很長一段時間）。找到真實的數字後，謹慎地審視你的花費和生活方式。然後，用斧頭從這個金額上砍下去。

雖然這看起來似乎非常痛苦，但請記住，與我們所看到的那些廣告相反，這並不是要砍你的下體，這只是要砍掉你所吃的東西，以及砍掉你掛在牆上的奢侈品。請放鬆，只有當你不這麼做時，才會對你造成很大的傷害。花費要少於你的收入，而且要少非常多。只要解決這個問題，沒有什麼是你「太老了」而不能做的，但是要做「入不敷出」的這種蠢事，你就太老了。

有一個好主意是，你可以和你的伴侶一起決定，誰比較擅長管理資金，就讓那個人去做，不論賺錢的是誰。

或者，你們可以一起管理資金、制定一項計畫、把東西寫下來，然後認真對待這件事。焦慮很糟糕，焦慮對老男孩有害，而且是非常有害。

不要把減重當成目標！

一第十四章一　克里斯・克洛利撰寫

哈利和我都很清楚，下一個寫出暢銷減重書的人，就可以賺到一張八百八十億美元的支票，他會說，**他的**方法確實**有效**，可以讓你在兩週內減掉二十三公斤，並維持這個體重一輩子。而有兩億個胖嘟嘟的美國人，會氣喘吁吁地相信這本書。嗯，這樣說很直接，但是，這本書不會真的有效，我們也不賺這筆錢。一直以來，令人沮喪的事實是，節食的方法是無效的，有95%的節食方法都是失敗的——這就是為什麼將減肥設定為目標，通常是無效的。這幾乎可以肯定會失敗，而且這個失敗的經驗會影響你對健身的態度，而態度搖擺不定，其實會使你變胖。所以，不要節食，這是重點。基本上，我們的建議是忘掉節食，但是，請你每週鍛鍊六天，並遵守「哈利的第五法則」：**別吃垃圾食物了！**

接下來，是重要的備註資訊。在執行本書的這套生活方法時，你有可能在過程中減掉半公斤或一公斤的體重嗎？只是為了好玩，而且不節食？是的，那有可能發生。你可能會減輕十八公斤，就像實際上發生在我身上的那樣。事實上，你有很大的機會可以減輕體重。如果你的體重減輕了，請在有空的時候寄給我們八百八十億美元的支票。但請你不要現在寄，我們不會接受，你現在該做的事情是**改善體態**。回過頭去讀前幾章，並開始運動吧！無論你是否像海象一樣胖，運動都會有效。就像我在本書開頭所說的，運動一定是第一步，運動像是魔術一樣，可以改變一切。因此，請專注於運動，戒掉吃垃圾食物，並忘掉減肥這件事。

「哈利的第五法則」對你來說也許有些含糊，但你會驚訝於自己直覺上對這項法則的了解程度。我請你現在坐下來，並列出所有你有吃，且**知道**自己應該完全戒掉的垃圾食物。我敢打賭，在閱讀本書的兩章營養章節之前，你已經可以做出85％正確的判斷。（給你的提示：炸薯條、幾乎所有的速食食品與加工零食。）運動和不吃垃圾食物，不是節食，你不會失敗。就算你沒有減輕體重，你的身體仍然會變好，並且在身體機能上更年輕。但是如果你因此減輕體重，那就是額外的好處了。

說謊的神

節食是近三十年來的**偽神**。全美國至少已經有三十年的時間，花大把的錢在各種節食的飲食方法上。我們已經花了數十億美元，這筆錢足以送德州和麻薩諸塞州的每個孩子念法學院，而且還會有剩，足以資助針對美國各家速食連鎖店的集體訴訟。而我們花了這些錢，得到了什麼？我們每個人增加了十八公斤，少數幾個人變得更有錢，而我們其他人則變得肥胖。這是把我們的金錢與時間花在不良的用途上，事實上，這是荒謬、丟臉的浪費。所以，也許我們應該要停止了。

偽神就正如你所想的一樣，而各種節食的聖經也不可靠，或前後不一致。宣揚真理的眾多狂熱者，也無法就神聖經文的內容達成共識。這裡所指的不只是倡導吃低脂食物、享受少量飲食樂趣的「普里特金－歐尼希」（Pritikin-Ornish）飲食法，和倡導吃高脂食物並享受飲食樂趣的「阿特金斯」（Atkins）飲食法之間怪異、正面的衝突。（直到最近，可憐的阿特金斯博士去世，他的繼任者才對「吃牛排吃到你吃不下」的主張有所退卻。）我所指的，是在主流的衛生機構，像是美國心臟協會（American Heart Association）和美國農業部（United States Department of Agriculture，簡稱USDA）。

還記得美國農業部的健康金字塔，以及「碳水化合物儲備」的魔力嗎？特別是在一九九〇年代初期，那時，義大利麵是王道且米飯和馬鈴薯緊隨其後。一九九二年，當我們之中的許多人，都在尋找可信任的飲食指南時，美國農業部發表了新的「食品指南金字塔」（*Food Guide Pyramid*），內容如下頁上方的圖一。

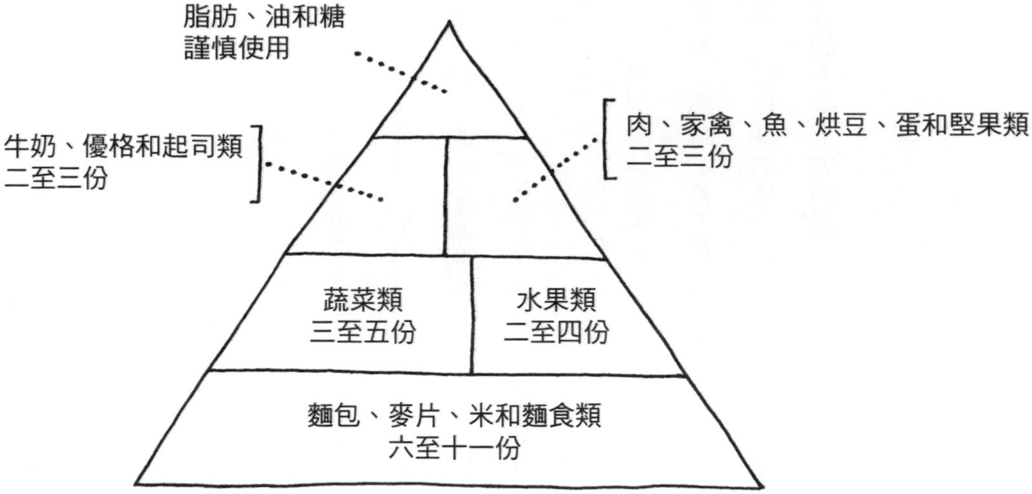

圖一：1992 年美國農業部發表的「食品指南金字塔」

看起來很眼熟嗎？當然，這張圖仍然印在美國國內每盒 Wheat Thins 和 Triscuits 品牌的餅乾盒上。真棒！餅乾製造商愛這張圖，麵包師與薯條供應商也愛它。

問題是，現在所有人都同意，這張圖幾乎全部都是錯的。不到九年後，哈佛大學公共衛生學院營養系主任沃爾特．C．威利特（Walter C. Willett）博士在他的《飲食與健康：哈佛醫學院健康飲食指南》（*Eat, Drink, and Be Healthy: The Harvard Medical School Guide to Healthy Eating*）一書中發表了另一張金字塔圖，請見下頁上方的圖二。

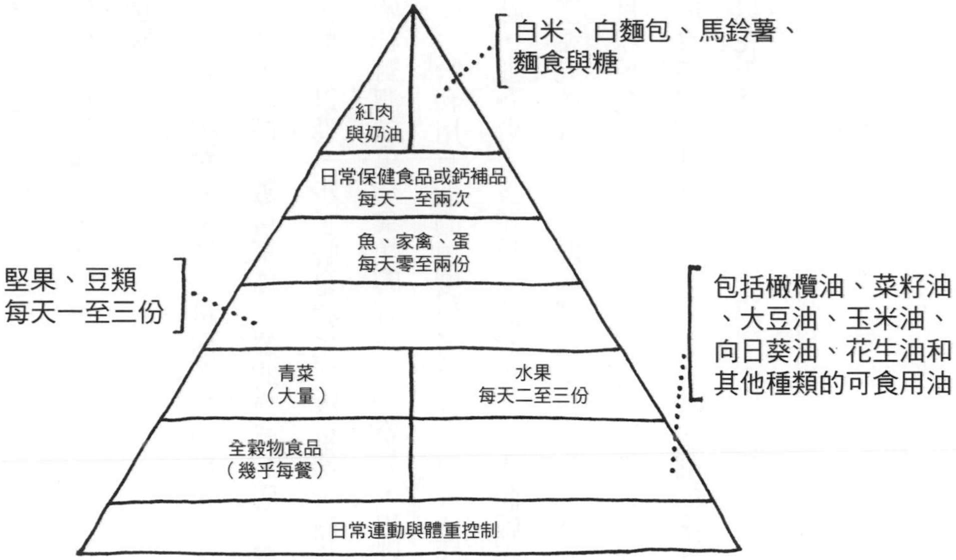

圖二：哈佛醫學院健康飲食指南中的金字塔圖

糟糕！請你仔細看一下，這兩張圖不可能都是對的。今日看來，美國農業部在過去和現在都是錯的。想一想在短短九年之內，就發生的巨大變化。碳水化合物原本是你該吃最多的食物，白麵包、白米飯和麵食現在卻是你應該最少吃的食物。很奇怪，不是嗎？沒有一個科學團體應該要追蹤這些資訊嗎？那脂肪呢？在舊的美國農業部金字塔中，脂肪幾乎是禁忌，現在，像是橄欖油等好的脂肪，則在你可以吃的食物中，被列為其中一種最好的食物。

所以，在這裡就出現了一個問題：現在有人知道他在說什麼嗎？「有」與「沒有」同時都是答案。「沒有人知道」，因為大多數飲食方法在科學或醫學上都未經證實。不是因為他們的擁護者全都是笨蛋或不懂裝懂，儘管肯定有人是這樣。也不是因為公司化農業、速食店、說客和腐敗政治家的大規模陰謀，儘管他們也扮演了重要的角色。都不是。正如哈利所指出的，在特定食物方面，並不存在完善的科學知識。

真正困難的事情，是你所吃的每一口食物，都是由成千上萬種化學物質組合成的極其複雜的混合物，它們以數百萬種重要的方式，與人體的不同部位相互作用。沒有人深入研究其中的生物學和化學，以進一步了解會發生什麼事情，而且，也沒有人知道這樣的研究是否可行。因此，沒有人開始針對測試單一食品的方式進行設計，也就不足為奇了。

哈利用有趣的角度思考這個問題，他談到甘迺迪總統在一九六一年，決定在十年內將人送上月球，並花費大量預算在此計畫上。我們做到了。但是，哈利說，如果林肯總統也說一樣的話，並花了相同的錢，卻什麼事情也不會發生。老羅斯福總統與羅斯福總統也是一樣。你沒辦法用蒸汽機去月球，在去月球之前，基本的科學必須先到位。理論上，假設有一位總統，決定以突破性的藥物、飲食方法或任何方式來「解決」全國的肥胖問題，「蒸汽機無法去月球」就會是今天的難題。你可以花很多錢，但不會有成效，因為核心的科學還不存在。

但是，這並不代表當科學家拚命在工作的時候，我們卻只能花上兩百年坐在這裡吃披薩和炸薯條。我們可以參考，舉例來說，普遍的人口研究顯示，沖繩人的傳統飲食方式是健康的。在他們轉變為西式飲食的生活方式之前，沖繩人是地球上壽命最長的人種。就我個人而言，我對地中海飲食獲得很高的評價感到更加安慰，對我來說，地中海飲食更易於遵守，吃很多美味的蔬菜、橄欖油、一些肉和充足的紅酒……算我一份吧。

你可能會想到，這些是非常「普遍」的研究，要說整個國家或整個南歐都在吃「好的」食物，聽起來有點粗略，不是嗎？我為營養產業說句公道話，要進行範圍更小、更**科學的**人口研究，有其難處。理想情況下，這些研究需要大量的普通人參與，並且持續……假設十年，並測試各種食物。如果是吃綠花椰菜，那麼，世界上有誰會吃十年的綠花椰菜並持續記錄呢？誰會自願加入必須吃老鼠藥與綠花椰菜的對照組呢？所以，這是漫長的工作。但是我們已經知道夠多的資訊，足以訂出一些規則。

是的，卡路里都是真的

反之，那些曾經風行一時的書說對了一件事情，卡路里很重要。最終，卡路里是唯一重要的事情。因此，一個人可以非常自信地說，變胖的祕訣，就是攝取的卡路里多於燃燒的卡路里。驚喜的是，就肥胖而言（相對於心臟病發作、癌症與其他病症等），卡路里的種類無關緊要。對於肥胖者來說，菠菜的一百卡路里熱量並不比薯條的一百卡路里熱量更好，也不會更差。有一個過時的笑話是，一噸的羽毛或一噸的鉛哪個比較重？同樣的事情，卡路里就是卡路里。

好吧，也許不完全相同。有些食物需要一定的能量才能消化。像是那些美味的纖維，例如麥麩。（它們嚐起來就是麥麩的味道，不是嗎？）只要我們的身體可以處理麥麩，那麼，多吃些麥麩就是合理的，因為麥麩可以填飽你的肚子，當它們在消化系統中不停工作時，同時也可以維持你的飽足感。而且，麥麩也含有一些健康的東西。

請開始在你的腦中寫下適合自己且理想的卡路里消耗。遺憾的是，隨著年齡的增加，我們基本的新陳代謝，也就是無須運動即可自動燃燒卡路里的速度，會持續下降。加上我們社會普遍的老年人久坐習慣後，才是四十歲或五十歲以後真實的卡路里燃燒狀況。五十幾歲或六十幾歲的一般美國人，必須將熱量攝取降低到一天大約一千五百卡路里才能減重，每天最多攝取兩千卡路里，只能維持原本的體重。

了解一下你一天攝取了多少卡路里。你可以找一本書查詢你最常吃的食物的熱量。這比你想像的容易，因為我們所有人吃的食物，都在相對狹窄的範圍內。而且你不必擔心水果、蔬菜和魚類，因為它們的熱量非常低，幾乎是沒有熱量。你只需要記錄酒、碳水化合物、肉和糖。你不必很精確，但要對所攝取的卡路里有概念。畢竟，這就是你所有體重的來源，吃進的卡路里和消耗的卡路里，也是導致成功和失敗的所有原因。

食物的分量控制，在美國是重要但令人沮喪的問題。在美國，人們熱衷於大份的食物，食品供應商推出超大號套餐和無限量供應的菜單，速食店為你的餐點增加一倍的分量成本不會太高。但是它會對你造成很多傷害，不要吃光你的盤子，不要像豬一樣吃東西然後稱其為「節儉的美德」。

短期飢餓感爆發

正如哈利即將告訴你的，另一個重點，是某些食物（尤其是碳水化合物和糖類）會激發短暫且強烈的飢餓感的循環。在吃完一盤薯條後，你會比吃一碗菠菜後，更快就覺得飢餓。由於幾乎沒有人能夠抵抗這些飢餓高峰，因此限制（不是消除）碳水化合物和簡單的糖分攝取，在很大程度上是有意義的。就我個人而言，在攝取碳水化合物時，我不用等待飢餓感的高峰，我就可以吃到我倒下為止。在菜單傳給每個人之前，我就可以先吃掉整塊法國麵包和奶油、吃掉整桶爆米花，或是吃掉整碗麵食。可悲的是，我從沒想過要像這樣吃菠菜或鱈魚。

但是，就算你擁有比我更大的意志力，你也應該嚴格限制吃白麵包、白米飯、麵食、馬鈴薯和甜食的分量。它們位於新的金字塔圖的頂端，而且它們就該在那個位置。順帶一提，我全心全意地深愛的炸薯條，在地獄應該有其位置，它們應該是在金字塔頂端的旗竿。炸薯條一開始是馬鈴薯，所以它的核心是碳水化合物，然後，通常浸泡在飽和脂肪中煮熟，這使它們變得更可怕。如果宇宙中存在著邪惡，那就會是在炸薯條之中，炸薯條的味道如天堂般美味，但實際上它是魔鬼的食物。

接下來，我要談到那些對你非常壞的食物，你應該完全禁止食用，但是這個列表會因人而異。我個人信任的飲食專家，明智的史蒂芬．古洛（Stephen Gullo）對於如何應付我們喜愛但對我們來說爛透了的食物，有很好的建議：將它們全部丟掉。他所引用的話之中，我最喜歡的一句話是約翰．德瑞布雷德（John Drybred）說的：「對於那些敗給過量飲食的人，禁止他們吃比要他們節制更容易。」這是我所看過最好的營養建議，你可能已經猜到了，對我而言，這意味著不再吃炸薯條了，也許你也該如此。而且，不吃麵包比吃一點點麵包容易。我偶爾會犯下吃薯條的小失誤，但也沒有那麼常發生。而且，我知道的資訊夠多，足以讓我感到罪惡感！

戒掉速食食物

營養的科學並不完備，我們對營養學的了解也不夠，但我們不至於不知道，明亮的速食店招牌會帶我們往黑暗的地方去。我不想在法庭上度過餘生，所以讓我們先看看新的食物金字塔，再比較一下麥當勞的菜單，然後讓事情不證自明（漢堡王或許多其他速食店的菜單也可以）。在我們開始之前，請記住：卡路里很重要。紅肉、白麵包、馬鈴薯、糖和飽和脂肪都是不好的。好了，讓我們接著來看看，在麥當勞金色光芒的招牌下，我們得到了什麼？

希拉蕊和我剛走到我們轉角處的麥當勞，看看麥當勞有什麼菜色。這家麥當勞位於一所公立高中的正對面，就像是公立高中的販賣部和聚會場所，裡面滿滿的都是孩子。好消息和壞消息再次同時出現，好消息滿滿地貼在前面的窗戶上，大海報宣傳著「麥當勞提供真正的生活選擇」，午餐和晚餐熱量不到四百大卡，早餐不到三百大卡。麥當勞好棒，或是他們的律師好棒。這個地方是教育飲食責任的園地，而且孩子們幾乎整天都在那裡，這還真是立場顛倒啊。

我們進去吧。更多的好消息：超大份薯條和超大份可樂仍在菜單的大板子上列著，但價格欄是空的，因為它們不再販售這些商品了。不，店員**不會向你販售**超大份可樂（410 kcal）或超大份薯條（610 kcal），她們現在不是那種女孩，好吧，**不完全**是那種女孩。結果呢，她們會賣給你大份的薯條和大杯的可樂。和超大份相比，大份的薯條分量少了10％（540 kcal），大杯的可樂少了25％（310 kcal）。讓我們看看其他部分還發生了什麼。

哦，今天的特餐是大麥克套餐（這是我們都在這裡的原因），價格是五點三九美金，套餐搭配的是大薯和大杯可樂，以及熱門的「從 Sony Connect 免費下載音樂」。很有趣的是，沒有地方告知你這個套餐有多少熱量。你必須走到角落，從角落巨大的圖表上，在很多小字的中間才能找到卡路里的數字。

好的，我已經閱讀了這些小字。這份特餐含有 1430 kcal。天呀，這和窗戶上招徠顧客的菜單相比，熱量的數字是三倍多……他們忘了告訴我們嗎？你還記得銷售手法中的「誘餌調包」一詞嗎？你可能不記得了。無論如何，1430 kcal 的熱量幾乎足以讓一位成年男子度過一整天，而且套餐的內容物幾乎都是不好的，大麥克漢堡有 600 kcal，其中有 300 kcal 是來自脂肪。薯條有 540 kcal，其中有 230 kcal 的來源是脂肪。可樂有 310 kcal，全部來自糖或玉米糖漿。這才是麥當勞真實的「真正的生活選擇」[3]。

我的看法如下，好消息貼在對外的窗戶上，壞消息卻正通過那些孩子與假裝自己不了解的成年男子的食道。我的審慎建議？**戒掉速食，不要走進速食店！**的確，其中一些速食店越來越好，但基本上，速食店就是邪惡的花園。你不會去名聲不好的房子找人聊天，也不會去速食店吃沙拉！別開自己玩笑了。

最後，關於傳統速食店，我想說的是，想一想它們與那些可怕的工廠化農場多麼相似，這些工業化畜牧製造了一些我們吃進肚子的髒水。想想北卡羅萊納州的大型養豬場，在那裡，數百萬頭豬隻被強迫餵食，從牠們出生到被宰殺的那一天，牠們一直都被關在狹小且痛苦的圍欄內，從未離開過。這些「農場」正在毒害附近幾公里範圍的地下水。好吧，我說得有些過分，但我認為，速食

3 編注：內文保留作者所描述之美國麥當勞的熱量數字。目前美國麥當勞官網上的公布數字已略有調整。根據台灣麥當勞官網上的熱量表顯示：大杯可樂為 298 kcal，大薯為 529 kcal；大麥克經典套餐為 1123 kcal，其中包含大麥克漢堡 548 kcal、中薯 376 kcal、中杯可樂 199 kcal。

店就是人的工廠化農場。成千上萬的人到速食店去，就像要被宰殺的豬一樣，愚蠢地進食，彷彿肥胖就是我們的工作。我們就像北卡羅萊納州的那些可憐的小豬一樣，只為了讓速食店的老闆變得富有，而不顧自己的恐怖下場，這真糟糕。看在上帝的份上，請你不要去速食店，不要讓這些人在你的學校開店，不要**教**你自己的寶貝孩子吃垃圾食物。

看看食物金字塔、看看食品標示

既然你知道了基本規則，你該如何遵守這些規則呢？嗯，你有很多不吃垃圾食物的機會：當你在市場買東西；當你在家裡決定該煮什麼菜；當你在餐桌上決定該將什麼食物，以及多少分量的食物放入你貪吃的嘴時。在每一個這些階段，都請你試著多思考一下，什麼食物對你有好處，什麼對你有壞處，並試著舉止像個成人。

你在餐廳有三次選擇的機會。第一個機會，是不要去那些專門賣不好的食物的地方。第二個機會，在餐廳裡面時，你可以點對自己有益的食物（並要求服務生立即收走麵包）。第三個機會，是當有害的食物放在你的盤子上時，你其實不用吃它。你有三次機會，老兄，每一次機會你都可以想一想。

此外，你應該感恩並善用食品標示。天知道在這個資本主義當道與自由放任的美國，這是怎麼發生的，但是法律要求，食品都必須貼上標示，這很有用。食品標示的字體雖小，但資訊量卻很大。請你學會看食品標示，學會不要吃飽和脂肪含量過多的食物，並嘗試完全遠離真正的殺手，也就是反式脂肪（參考標示上的某種「部分氫化油」），並遠離含有大量卡路里或大量碳水化合物的食物。這很簡單。最後，查看標示會變得很有趣，你往往會驚訝地發現，真正美味的食物，熱量都極低。你甚至更常會驚訝於，你長期且最愛吃的那些食物，在這些年來都有著多少的熱量和碳水化合物。我偶爾會拿起一盒義大利麵，看看這樣討喜的一小盒食物，是否仍然包含超過 1000 kcal 的熱量。我曾經把那些義大利麵倒進我的肚子裡，以為是對自己好，結果不是這樣，請閱讀標示！

無論如何，你都可以在食品架上的商品中，找到美味、由好東西做成且熱量不高的食物，這是一種尋寶遊戲。你在確認分量與熱量數值時，還要格外小心一些小小的作弊，例如，在一個湯罐頭上，你會找到一個合理的熱量數值，卻忽略了這一小罐湯，包含了十七份的分量。這是種陰險的謊言，雖然現在已有針對改善這個問題的討論，但是無論如何，你自己都要小心。

吃魚是有可能的

你是個不想要完全改變自己的男人，對嗎？因此，在這套計畫的最後階段，怎麼有人會期待你可以在**飲食上**做出根本的改變呢？我只能說，你會感到驚訝。當我開始這套計畫時，我已經快樂、急切且強迫性地吃垃圾食物六十年了。我此生的大部分時間，都躲過了懲罰，但是從大約五十歲開始，我的運氣用光了，我的體重從七十公斤增加到九十四公斤，這不是好現象。最後，我的體重回到了大約七十七公斤，這真是一種快樂。我現在大約八十二公斤，這個數值還可以接受。但是這一路上，我學到了些東西。最驚人的例子，是我一直討厭魚。我非常**討厭**魚，我每年只會心有不甘地吃兩次魚。但是，我一直被告知，吃魚有多好，以及吃魚對於減輕體重和控制體重的重要性。在勉強加上驚恐的狀況下，我再次嘗試吃魚。細節不重要，但我現在每週有五天晚上會吃魚，而且我很享受。那些用硬紙板和樹枝做成、很難吃的黑麥脆餅乾呢？我現在像吃花生一樣吃它們，我愛它們。而且我現在不吃那些我年輕時和中年時最喜歡的熱門餅乾。順便分享一個食品標示的好故事。Wheat Thins 全麥餅乾現在有一個新的系列，用令人興奮的「新低脂」（New Low Fat）作為品牌標誌。看看它的營養標示，過去糟糕的全麥餅乾每份含 150 kcal，新的系列每份是 130 kcal，難怪這些餅乾會讓人興奮。

減重十八公斤

好吧，是時候轉換話題了。如果你減了十八公斤，或不計代價恢復到真正的體重，也許並不是一個壞事。但是不要急，不要節食，這件事會自動發生。因為一旦你開始認真運動，你看待自己就會有所不同，你開始會覺得超重是一件奇怪的事情。你現在可能覺得自己有些奇怪，但這不是我的意思。一旦你體態變好，並認真鍛鍊身體，稍微敦促一下自己之後，你就會覺得超重看起來**不相稱**了。我不知道怎麼回事，但這就是會發生。然後，無論是逐漸下降還是暴跌，你的體重都會開始下降。你真的可能會減掉十八公斤，而且你幾乎不用做瘋狂的事情，也不用節食。

最近，我聽到一個關於朋友父親的可愛故事。這個傢伙在六十五歲退休，然後搬到了佛羅里達州的基韋斯特。他在第二次世界大戰時是海軍軍官，他在那裡交了一些朋友，喜歡打高爾夫球等等。他退休時體重是九十五公斤，他抽菸而且每天自己就喝掉一瓶紅酒。但是，很快地，他注意到他的許多老夥伴都死了，他認為自己該試著遠離死亡。他開始游泳，然後去健身房做舉重並找教練一起運動，他真的很投入，並喜歡運動。他沒有節食或參加任何特定的計畫，他的體重卻持續下降。

幾年內，他的體重達到七十公斤，這是他在大學時的體重。他每週運動五或六天，最後他開始打跆拳道。在八十二歲時，他獲得了黑帶一段，在他八十六歲時，他獲得了黑帶二段。他在去年秋天去世，享耆壽九十一歲。當時，他的體重仍然是七十公斤。他和一些海軍的老夥伴仍然保持緊密聯繫。而且他每天仍然喝掉一瓶紅酒，我們認為太多了，但是他的生活很好。

我們當然不保證你會有同樣的成果，我們也希望你不要著迷於這些故事，但這都可能會發生。我就幾乎做到了，而且正如你已知的，我是一個非常貪嘴與自我放縱的人。我承認，我實際上做了些節食，但我們不建議你這樣做，你的重點要放在運動和改變自我形象。

在心中想像自己的樣子

有一個關鍵技巧，是在腦中放入自己正確的形象，而運動可以讓這件事變得更容易，運動後，你腦中自動就會出現你年輕時的樣子，擺脫**不屬於**你的多餘部分，變成很自然的一件事情，你就像是放下背負著太久的重物一樣。

當整個社會與整個國家，都覺得肥胖與他們自己的樣貌相去甚遠時，肥胖症就不會發生了。不是因為基因不同，或甚至食物不同，而是因為這完全不可能。想想你認識幾個肥胖的日本人，或是幾個肥胖的法國人。在這些國家，肥胖是不合時宜的。

讓肥胖成為**你的**禁忌。在你的腦海中描繪出一幅畫面，是你騎著自行車，在山上或在船上。這幅影像如此強大、鮮明與清晰，以至於成為胖子**是不可能的事情**。聽起來有點神祕嗎？牽強嗎？請試試看，一旦你在明年某個時候變得年輕，你也會希望外觀上相符，而且你可以的。

運動和體重

很少有人會因為運動而直接減重，因為要做很多的運動，才能燃燒大量的脂肪。耐力運動員每天燃燒 4000 至 6000 kcal 的熱量，而且他們每天像瘋子一樣鍛鍊四個小時、五個小時和六個小時。你不可能做到那樣，你會比久坐不動的人，主動消耗更多熱量，但不足以減輕體重。不過，肌肉量逐漸增加一段時間後，你的確可以給自己很大的幫助。無論你當下是否在運動，肌肉都比脂肪需要更多的食物與能量來維持。無論你是否正在做任何事情，日日夜夜，你都有更多的粒線體在燃燒。因此，一旦你體態變好，即使在你沒有鍛鍊的時候，你不斷消耗更多的能量。

一個人在坐著與閒著的時候，會燃燒所攝取之熱量的60％。對於那些運動並擁有更多精瘦肌肉的人而言，這個比例會上升。哈利說，劇烈的運動可以使基礎代謝增加50％，這個改變很大。

當然，運動的另一個好處是，它確實可以幫助你提升自我形象。在健身房，你只會看到少數肥胖的人，當然，當你體重過重時，你完全有可能執行一套劇烈的運動計畫，我就是如此，但這並不常見。你在瑜珈課環顧一下四周，你就會明白我的意思。也許他們都是被選擇過的，也與他們的外貌和他們上瑜珈課的第一天一模一樣，但我對此懷疑。我認為，就像我，就像基韋斯特的那個傢伙，就像我在全國各地的健身房所攀談的人一樣，一旦他們體態變好，一旦他們腦中有了新的想像，他們就以某種方式減輕了體重。我記得在最初的幾個月，在飛輪課時，我坐在我的飛輪車上，你知道的，飛輪課的房間四周都是鏡子，而我無法將視線從自己身上移開。我發現自己催眠地、入迷地盯著自己內臟四周的肉的皺褶，我不想再吃力地拖著身上這些鬆弛的肉，現在，我可以做所有這些劇烈的運動。

但是，再說一次，我們談論的是明年變得更年輕、更苗條，以及再之後都是如此。我們談論的是本質上不同的生活方式，所以你會需要一段時間才能投入。沒錯，你會活很長一段時間，因此，只要你努力運動並對生活產生興趣，變瘦這件事自然就會發生。

營養的生物學原理：在明年變瘦

一第十五章一　亨利・洛奇醫師撰寫

在數十年的醫學研究中，來自數千項研究的訊息很明確：**永遠不要再節食。**減重的唯一方法，是做穩定且劇烈的運動，以及，避開美國的大眾飲食強加在你身上那些最糟糕的食物，並且在吃任何東西的時候，都少吃一點。我希望這不是真的，但事實就是如此，這章不是要談節食，而是營養。因此，正如克里斯已經告訴你的，請停止吃垃圾食物。接下來，我將告訴你原因。

如你所預期的，我們將回到達爾文進化論，與你達爾文式的身體如何對各種食物做出反應。這樣，當我們請你不要進入會導致你發胖的「飢餓模式」時，你就會明白我們的意思。而且，你會理解為什麼我們請你避免食用會使你飢餓，且對細胞具有發炎作用的垃圾食物。

第一點，也是最基本的一點，是你達爾文式的身體不知道該怎麼處理飲食過量。面對持續**過多的**食物，你的身體不知道該怎麼辦，它天生無法處理過多的食物或閒散不動，它會以瘋狂的方式做出反應，把這些當成飢餓的訊號。

讓我們回到自然界，在大自然中，每份熱量都是珍貴的，因此我們的祖先們發展出非常特殊且成功的方法，來應對可預測的食品供應波動。我們體內脂肪的含量，會跟著季節產生變化，這套機制就跟時間本身一樣古老。冬季代表乾旱的季節與遷徙，自生命之初，我們就面臨著斷斷續續的飢餓，而我們的身體對此的反應是，儲存脂肪，並從根本上降低能量的使用。這種生物學深根於我們的體內，也在地球上其他所有動物的身體之中。

從我們自己對過剩食物的反應，你可能認為，只要手頭有多餘的食物，所有動物都會盡可能地堆積脂肪。這是錯的，動物會根據更微妙的需求增加或減少脂肪。例如，小鹿會在十月停止成長，並開始儲存牠們所吃的脂肪作為熱量，以在冬天生存，不論牠們長多大或有多少食物都是如此。在春天時，牠們利用熱量來開始重新成長，增強骨骼和肌肉。而且，無論有多少食物，**牠們都不會發胖**，如果有更多的食物，牠們的身形會長更大，但牠們不會把脂肪一直都帶在身上。座頭鯨在北大西洋的夏季覓食地時，會儲存大量的脂肪，然後利用其鯨油作為燃料，移動數千公里到赤道附近的生產地。牠們有六個月會完全不進食，然後盡可能地利用每一份卡路里的熱量，然後生存下來。遷徙的鳥類在秋天以乞沙比克灣的蝦為食物，用不到一週的時間，讓脂肪儲備增加一倍，然後不停歇地直接飛到非洲，但到了春天，當有更多食物時，牠們會長出肌肉和骨骼，雌鳥會下蛋，但是牠們不會變胖。

大多數動物對春天的根本反應，是將額外的卡路里投入於精瘦的肌肉與成長上。有很多的食物時，牠們會變得更強壯、更壯碩，而不是肥胖。對於雄性動物而言，這是生長新組織的時候，例如肌肉、骨骼和肌腱，這是為了狩獵，也是為了爭奪伴侶。對於雌性動物，除了上述所有的這些目的之外，這也是把所有多餘的能量投入到懷孕的時候。女人確實會為了懷孕而儲存一些脂肪，但脂肪量並不多，這與肥胖是不同的。變胖有自然的時機，但這是冬天即將來臨的時刻，並不是春天。強健與精瘦是對春天的自然反應。狩獵隨時都在發生，你是一個健康的捕食者，當然不希望自己負擔額外的十四公斤脂肪。

但是，在飢餓開始的時候，儲備多餘的脂肪恰恰是你該做的事情，就像進入冬眠的熊或步入冬天的鹿。那麼，人類飢餓的徵兆是什麼呢？對我們來說，飢餓的主要訊號是久坐不動的生活。在沒有食物可獵捕的情況下，我們只是坐在那裡，在和死亡的緩慢競賽中，節省我們的能量。你身體聽到的聲音，就是坐著不動，並將那幅景象鎖在你的腦海中。你的身體會將無所事事判斷為一個徵兆，這個徵兆代表**無論你吃多少東西**，你都將慢慢地餓死。

運動對抗退化

飢餓逼近的訊號，在人類與其他動物身上可能有所不同，但是我們反應的生物學本質是相同的，這是退化的生物學原理。你現在知道，這整本書的核心訊息是，你如果不生長，就是退化。當然，這也是營養的生物學本質。簡單地說，肥胖背後的化學反應和退化有關，也就是停止所有可以停止的系統功能，讓你可以在冬季時、乾旱時，或飢餓的時候生存。就算今天有足夠的食物，甚至過多的食物，都不能改變這一點。如果你久坐不動，你的身體會將培根起司漢堡判斷為在你之前餓死的動物屍體，而這是你最後一次大吃的機會。有趣的是，這種生物反應會由我們所熟悉的C-6開啟，而由運動所產生的C-10關閉。科學家們才發現這點，但這是完全合理的，畢竟，C-6和C-10就是生長和退化的主要信差。

這就是為什麼，你要維持現狀或逆轉肥胖，唯一能做且最好的事情，就是保持身體的活躍，持續做足夠的運動，然後每天發送這些春天的訊號。運動的重點不是「消耗」卡路里，而是讓你身體的每個部分知道，該生長並投入於建立新的身體組織，並整日、整夜都維持較高的代謝率。在背後發揮作用的，是多餘的卡路里會燃燒，即使在你睡覺時也是一樣。減重會花一些時間，但是它會發生的。最終，你將不得不少吃點，因為就算是最活躍的新陳代謝，都抵不過大量的熱量攝取，但是隨著你的體態變好，這也會變得更容易。你的身體不想要多餘的燃料，而且你的自我形象會在幾個月內或一年內，自動且不自覺地發生變化。因此，將控制食物分量這件事放在你的心中，讓它滲入你的自我意識，有一天，你會發現自己吃完開胃菜後就飽了，而且，你開始很享受午餐吃沙拉。在此之前，你只需要專注於擺脫會害死你的食物。

戒掉澱粉類食物：白色食物

其中一種會害死你的食物，是澱粉（精製碳水化合物），這代表著目前關於不良碳水化合物的流行，基本上是正確的。竟然會有一種主要的食品流行是正確的，這真令人耳目一新。有害的碳水化合物，就是那些白色的食物，例如馬鈴薯、白飯以及幾乎所有用精製麵粉製成的食物。存在於自然中的碳水化合物是好的，例如每公斤的水果、蔬菜和全穀物裡面，都有相對較低的卡路里。澱粉是不好的，因為它會不斷發出要你再吃一口的訊號。脂肪和蛋白質會在某個時刻指示你的身體停止進食，但是無論好的、壞的碳水化合物都不會叫停。在自然界中，你必須吃大量的天然食物，才能獲得足夠的熱量來維持生命，因此，感覺到肚子很飽，是唯一會讓你停止進食的訊號。

雖然我們今天吃的澱粉中含有較高的熱量，但是當你吃夠了的時候，仍然不會發出「停止」的訊號。更糟的是，澱粉在你進食後不久，會引起短暫的飢餓感激增。澱粉具有令人上癮的吸引力，富含熱量，而且幾乎沒有真正的營養價值，在你進食三十分鐘後，又會使你變得貪吃。

澱粉對你非常有害，因為它基本上是糖分，而糖在你的身體「判斷」自身的食物供應方面具有關鍵的影響力。簡而言之，你的身體會透過糖的累積，來判斷你剛剛吃了多少。聽起來很奇怪，但這是事實，這就是糖很重要的原因。你用來消化食物的化學物質是強力且危險的，這些化學物質會破壞和吸收你所吃的東西，例如肉，而這代表著它們一樣也可以摧毀你身體的一部分。

例如，胃酸會讓你的胃壁穿孔，而過多的胰島素（一種重要的消化媒介）會立即殺死你。所以，你需要分泌適量的酸和胰島素來消化你所吃的食物。不能太少，因為你需要吸收所有可能的能量，但也不能太多，因為你不想消化你自己。你需要從所吃的食物中獲得一些可靠的訊號，來調節這些消化要素的量。

糖分就是那個訊號。在自然界中，每餐中糖的含量與可用的脂肪、蛋白質都成正比，並且在大多數的動物與植物上，該比例都令人意外地一致。一餐過後，血液中游離糖的增加會非常準確地顯示出你剛剛攝取了多少卡路里，因此，它成為消化過程中最重要的控制訊號。它不是唯一的訊號，但是，是最重要的。食物中的游離糖含量稱為血糖指數，是營養的重要指標。食品包裝上不會列出血糖指數，但是認真對待糖尿病的患者，都知道血糖值很重要。

由於自然界中的游離糖很少，因此，糖只要有少量增加，就代表著吃完一頓豐盛的大餐。請記住，整套消化的串聯反應（包括胰島素和所有消化系統）都將這些血糖變化當成關鍵的控制指令。但是，這套由魚、鳥和恐龍經過數億年發展而來的精密反應系統，在速食的世界裡面是一團糟。回想當我們是狩獵採集者的時候，那時是在農業發明之前，我們吃了超過兩百種不同的植物、水果和堅果，以及多達一百種不同的動物獵物、蛇、蠕蟲和昆蟲。牠們幾乎不含有少量的澱粉或糖。小麥類穀物和馬鈴薯等根莖類，其中的澱粉含量極高，是在一萬年前因為農業發明才開始引入。對我們來說，這似乎是很長一段時間，但是，在這段時間，我們的消化道系統並沒有改變。

有很長一段時間，我們幾乎無法有足夠的作物來生存，但是現在，我們有大量過剩的食物，而且，加上久坐不動的生活方式和飽和脂肪，這些事情正在害死我們。

這是你在今天晚餐可以思考的事情。馬鈴薯中的游離糖（流入你血液中觸發消化反應的物質）比食用糖中的游離糖更多。還有其他的，一罐可樂中的游離糖和兩公斤鹿肉中的游離糖一樣多。還有呢？與兩公斤的駝鹿肉相比，超大份的薯條中含有更多的游離糖（更不用說飽和脂肪了）。你的身體會如何反應？你的身體很困惑。你吃完 1000 kcal 的汽水、薯條和漢堡後，發送給身體的訊號，會讓身體以為你剛剛吃了 10000 kcal 的「天然食物」。所以，你的身體會像是發瘋一樣，迅速反應並噴發出胰島素和其他消化的化學物質。

這就是澱粉真正的問題。你要求的消化能量，是你實際需要的十倍，也就是十倍的胰島素、胃酸和其他幾十種危險化學物質。然後事情就發生了，首先，你從所吃的食物中過度吸收所有的熱量。第二，由於你很顯然剛殺死了一隻巨大的動物，因此你的身體試圖將所有多餘的能量儲存為脂肪。第三，因為你現在有足夠消化一隻大型動物的胰島素，但你只有殺死了一杯汽水和一些炸薯條，你的血糖直線下降，於是你又餓了。你會非常、非常地餓，所以你再吃，而且你通常會再吃很多。你達爾文式的辛苦身體所解讀的資訊是，你已經從暴食到飢餓，再過幾個小時，又回到了暴食，身體**對此沒有任何可能的解釋！**暴食和飢餓之間的這種超快速循環，在自然界中沒有相似的例子。我們討論過你透過運動或久坐而發送的訊號，但是現代飲食至今仍超出你的原始的身體設計，因此你不會發送**任何**一致的訊號。你的整套消化系統崩潰為過量吸收和退化，就像搖滾明星在舞台上砸吉他一樣，發出大量的噪音，但沒有任何音樂。成人糖尿病就是這種系統失靈的結果之一，其他病症還包括例如肥胖、關節炎、心臟病、癌症和中風等。

回到基本的訊息。**不要節食，而是戒掉垃圾食物。**無論你做什麼，一定要戒掉吃垃圾食物。戒掉澱粉和糖，用水果、蔬菜和全穀類代替。這是指原始、未精製的穀類例如裸麥黑麵包和穀物麵包。不要再吃超過你想吃的食物，拒絕超大份的食物，無論是速食店的薯條還是看電影時的爆米花。請認真考慮用開胃菜和一份沙拉作為全餐，即使這樣，熱量通常還是比你所需的卡路里高，但至少這是一個開始。

脂肪是燃料

現在你知道了，食用澱粉而導致的胰島素激增，會如何驅動你的身體吸收所有的卡路里，並將其儲存為脂肪，因此，我們該來討論脂肪了。脂肪會讓你感到驚訝，它在你的身體中有三種作用，而遍布在你腹部的脂肪，是最不重要的。因為在你的身體中間部位，有一團脂肪逐年穩定增加，所以你會覺得脂肪是種儲備。但是在自然界中，脂肪應該是活躍的、動態的組織，只有在冬天來臨時，脂肪才會變成不活動的塊狀。活躍的脂肪是健康的、必要的、神奇的東西，而我們在冬天的惰性脂肪，則會害死我們。

首先，讓我們先來了解，我們每天吸收與燃燒的**活性**脂肪。活性脂肪可能會在我們體內儲存幾小時或幾天，但是這種脂肪就像遷徙的鳥類飛到非洲一樣，很容易進入與排出體外。這就是你聽說過的，健康的「不飽和」脂肪。這種脂肪應該是你主要攝取的脂肪，是新陳代謝的基本燃料，也是身體重要的組成。

在你的一生中，不論日夜，你的身體仰賴於脂肪提供的穩定能量，這也是運動會讓你開始減重的原因。想一想馬拉松比賽，伴隨著C-6的百倍激增，然後，是隨之而來的大量C-10，這股發炎的浪潮席捲、掃除了你所有疲倦、受損的肌肉。隨之而來的生長浪潮席捲你的身體，重建你的肌肉，並將生長的訊號傳送到你身體的每個角落。這些，都是由脂肪作為燃料。

運動後的這波修復和再生會持續幾小時，你的身體會一直處於高速運轉的狀態，燃燒多餘的脂肪以補充肌肉的能量、重建葡萄糖儲備和組織，讓你明天得以再次狩獵。你的身體在運動後進行恢復所燃燒的脂肪，比你在跑步機上消耗的脂肪還要多。這是減重的最佳祕訣，離開健身房，但在接下來的一天中，仍然進行大量的新陳代謝。甚至，在身體組織重生完成、肌肉重建且恢復活力之後，你的新陳代謝率仍比久坐不動的人高，甚至當你在睡眠的時候，也是如此。你的肌肉是肉，不是金屬，你不能在晚上將它們停放在車庫中，你必須每天餵養它們，二十四個小時不間斷。久坐不動的人每天吃 2000 kcal 的熱量就會增重，而處於最佳狀態的專業運動員每天可以吃 4000 kcal 的熱量，仍然可以減輕體重。

在做基礎訓練的奧運運動員和海軍海豹突擊隊隊員為了避免減重，每天會吃 6000 kcal 的熱量。你不會到這樣的程度，但每天認真做劇烈運動，可能讓你的安靜代謝率增加50％。這是關鍵。劇烈運動可以讓你的基礎代謝最多增加50％。這就是你減重的方式。

促進生長的脂肪

你不僅燃燒不飽和脂肪，你還利用它來建造。例如，你有四百億個細胞壁，而它們很大部分的組成都是脂肪。我們的腦細胞、性荷爾蒙和許多化學訊息分子間的所有連接，也都是脂肪。沒有支撐著每個活細胞的健康脂肪，你就無法存活。甚至，沒有脂肪，你就無法製造新的細胞，而你的身體一直都在製造新細胞，每年超過兩百億個，在你年輕的時候更多。

你的身體是就一項龐大且持續的建案，而不飽和脂肪是其中一種關鍵的建築材料。

儲存的脂肪

今日，在我們的飲食中，據主導地位的脂肪是飽和脂肪，這是我們在艱難時期用來儲存能量的脂肪形式。在自然界中，它是很棒的脂肪，是一種極輕巧且結實的儲存能量方式。請你低頭看著你的肚子，這似乎有點不合理，但這是事實。每半公斤脂肪所儲存的能量，大約是糖的兩倍。另一個和你理解相反的驚喜是，即使是在甜甜圈連鎖店 **Dunkin' Donuts** 獲得的這種脂肪，事實上，在自然界中你也可以相對輕鬆地從身體排出。但是，在現代生活中，由於懶惰和暴食造成的永久性冬天，你的身體會盡可能地將多餘的卡路里當作飽和脂肪累積下來，並緊緊抓住它們不放。

好的脂肪

在自然界中，主要的脂肪是不飽和脂肪。它可以輕鬆地進入和排出我們的身體，是乾淨的燃料，並可以形成堅固而有彈性的細胞和組織。我們現在已經不再食用的不飽和脂肪是自然飲食的主幹，存在於野味、大多數植物油（特別是橄欖油和菜籽油）、堅果、水果和蔬菜中，尤其是在鯖魚、鮭魚和沙丁魚等高脂肪魚類中。在我們的原始飲食中，有30%

的卡路里來自脂肪，但其中大部分是有益的、健康的不飽和脂肪。諷刺的是，我們的現代飲食也從脂肪中獲得大約30%的卡路里，但主要是來自不好的、不健康的飽和脂肪。

我們飲食中的不飽和脂肪較少，有兩個原因。首先是經濟因素。自由放養的動物體內只有約10%的脂肪，而且大部分都是不飽和脂肪，一旦你將牠們運送到飼養場，不讓牠們移動、使牠們胖起來，牠們體內的脂肪量會上升到30%，且大部分都飽和脂肪。利潤提升（胖的牛比瘦的牛要值錢得多），但你的體重和膽固醇也提升了。因此，請大幅減少食用紅肉，限制自己吃瘦肉和較小塊的肉，且不要吃太多。

不飽和脂肪的另一個問題，是它的變質的速度比飽和脂肪快。它不是儲存的脂肪，它是一種活性脂肪，可以在身體中被使用，但是很難儲存和運輸。因此，從食品產業的觀點來看，合理的是盡可能地將不飽和脂肪從我們的飲食中剔除。不飽和脂肪在我們的飲食中變成稀稀落落的存在，和我們在自然生活時相比，僅發揮一小部分的作用。

在你的身體和超市貨架上的奧利奧餅乾（Oreo）中，飽和脂肪有著最長的保存期限。這是可以放在倉庫裡面的脂肪，這是食品產業喜歡它的原因。

這些人不討厭你，也不希望你太早死去，他們只是喜歡飽和脂肪的化學穩定性佳、保存期限長且味道很好。你的身體也喜歡保存期限長，這太糟了。

我們還有更多壞消息要告訴你，飽和脂肪不是被動的角色，它本身就是發炎的信差，是退化的自動訊號。在實驗時，將飽和脂肪加到動物的飲食中，牠們立即會開始產生C-6。肥胖者的血液中含有炎性蛋白質的可能性，是瘦的人的五倍，而久坐不動的人即使控制體重，血液中含有炎性蛋白質的可能性，是體態最好的人的四倍。記住，炎性蛋白質會導致心臟病、中風和癌症而致死。也因為這個原因，在全世界的人口中，前列腺癌、結腸癌、乳癌和卵巢癌的發生率，都與飲食中飽和脂肪的含量成正比。

這是因為，冬天從不會持續數十年，而C-6在這之前也從未持續數十年。炎症的血液標記，例如C反應蛋白（也是心臟病發作的標記，這並非巧合）會隨著肥胖而日益升高，這是有道理的：久坐不動會觸發C-6，告訴你的身體開始累積脂肪。脂肪反過來會觸發更多的C-6，導致更多的退化和更多的脂肪儲存，從而觸發更多的C-6……依此類推下去。白血球細胞的反應，是侵入你的脂肪組織，匯集成腐壞的一群，然後白血球細胞自身會分泌C-6，從而造成「脂肪—發炎—脂肪—發炎」的惡性致命循環。更糟糕的是，你越胖，脂肪組織分泌C-6的速度就越快。

C-6還會使你的身體，更難以針對你的飲食改變而做出反應。研究人員發現，全身性炎症高發的老鼠和病患，其心臟病發作最快，對飲食中膽固醇降低的抵抗力最大。肥胖者的脂肪組織中，有多達40%的細胞根本不是脂肪細胞，而是炎性細胞，這與我們討論過，在動脈壁中的白血球細胞相同。它們日夜不停地釋放穩定的涓涓C-6，但從不足以觸發C-10。你在半夜打開冰箱門找東西吃時請仔細聆聽，你可能會聽到C-6的嘶嘶、嘶嘶聲響。

這聽起來很熟悉嗎？閱讀完第五章關於心臟病發作的內容，你應該覺得這令人不安且熟悉。侵入你的動脈壁、形成斑塊的白血球細胞，也會侵入你的脂肪組織，從而引起慢性肥胖的發炎，即使是最基本的修復循環，也因此開始潰堤。當缺乏不飽和脂肪來建造時，肥胖者的身體會以飽和脂肪替代，直接在你的細胞壁中進行建造的工作，但飽和脂肪的形狀與不飽和脂肪略有不同，所以不太合適。想像一下，當你在建造一座牆，其中的一些磚塊有些脫落，那就是你的細胞壁，因此它們無法正常工作。另一個問題是，飽和脂肪仍然具有發炎性，會引發局部發炎，從而產生微量的C-6，這些C-6會聚集在你最重要的組織的細胞壁上。

我再說一遍：**心臟病、中風、癌症，甚至阿茲海默症，都與飲食中飽和脂肪所引起的發炎密切相關。**

飽和脂肪（和膽固醇）存在於全脂乳製品（奶油、起司、牛奶和奶油）中，但是脫脂牛奶、脫脂優格和脫脂起司對你非常有益。適量吃蛋可能沒問題，但是沒人能確定這件事，而肉通常是不好的。非常精瘦的牛肉和豬肉是可以吃的，但你很難找到這種肉。我愛吃的培根和香腸則很糟糕。你還必須避開食品產業所發明的反式脂肪，這是一種隱藏的人造脂肪。在功能上，它與飽和脂肪相同，但是再過幾年，它都不會出現在大多數的食品標示上。它包含在每種油炸食品、每個甜甜圈、每塊餅乾、派餅、糕點，和你在美國可以買到的幾乎所有脆餅中。拿起一袋洋芋片，然後加總標示上列出的所有脂肪，接著檢查一下總脂肪的數值，兩者會對不上，這之中「不見的」脂肪數值，就是反式脂肪。反式脂肪對你來說非常、非常糟糕。

這章是營養的簡短介紹，黑暗的這一面已經夠了，但是我希望這些重點訊息是清楚的，別再吃垃圾食物了，吃少一點，而且每週努力運動六天。

你可以吃什麼？

當你準備好，我們就可以輕鬆進入對你有益的食物清單。盡可能多吃水果、蔬菜和全穀物，這很重要，有兩個原因：纖維和微量營養素。纖維很簡單，它是纖維性食物，是難消化的粗纖維，纖維會減緩脂肪的吸收，並使結腸保持運轉，乾淨且沒有癌症。纖維性物質可以讓你飽足，因此你感覺就像自己已經吃飽了。我們原始的飲食中有很多纖維，現在則幾乎沒有。纖維的含量就列在包裝上，因此，請你閱讀這些食品標示。每份高纖維麥片和麵包，約有三公克纖維，你的纖維攝取目標應該是每天四十公克左右，你可以看到，我們還差了多少的纖維量。

微量營養素主要是微量礦物質和維生素。微量營養素也很重要，但是它們有點零散，微量營養素有數百種，而且沒人能確切知道，每一種我們各需要攝取多少的量。我們知道，它們對於我們體內數千種化學反應扮演著重要角色，以及現代飲食中微量營養素供應不足。我們知道，它們會在我們的免疫系統、肌肉和大腦功能、心臟健康、骨骼健康和血液形成不可缺少的化學物質，以及，形成能保護我們免於癌症的抗氧化劑。我們知道，水果和蔬菜中富含微量營養素，而且你無法從保健食品中獲得微量營養素。此外，我們知道，每個人的需求都不同。你的身體需要的微量營養素組成，與克里斯的身體或你鄰居的身體，略有不同。但是，你沒有辦法弄清楚自己需要哪些，或需要多少。（你可以花幾千美元來做頭髮、指甲、尿液和血液的分析，然後幫你分析的這些人會告訴你相反的說法。）因此，請服用綜合維他命，但不要誤以為可以用維他命藥片來替代健康飲食作為早餐。反而，你應該要吃各式各樣的好食物，然後你的身體會以毫無偏差的準確性，自己選擇所需要的微量營養素。

最新的官方建議，是每天吃九份水果和蔬菜。是的，這是大量的葉子類食物，但是你可以努力去吃，你的結腸甚至可能再次正常運作！你吃哪種水果幾乎沒有什麼差別，但是每天試著吃至少四種不同顏色的水果和蔬菜（不同的綠色也可分開計算）。不要聽那些因含糖量而詆毀水果的論點，那是沒有意義的，水果富含營養，在我們現代飲食中糖分過多的情況下，因此而擔心水果的壞處是很笨的一件事。

全穀類和豆科類植物（豆類）是另一種主要的健康食物類別。當穀物在被加工之前，含有多種營養素，游離糖也很少。（精製麵粉會破壞穀物的細胞壁並釋放出糖，這就是精製麵粉可以讓食物變那麼美味的原因。但是它也會去除大多數的微量營養素和纖維。）大多數在超市所販售的「全麥」和雜糧麵包，都不算是真正的全麥食品，如果你閱讀標示，你就會了解。在超市的「健康」麵包，它們主要的成分是未漂白但**精製的**麵粉。（將麵粉漂白後，就可製成白麵包，但是精緻製成的過程，會將其轉變為澱粉。）唯一的好食物，是來自健康食品商店的五穀雜糧麵包，像是美國的 seven-grain、twelve-grain、pumpernickel 等品牌所販售的麵包。全穀物（全麥、全黑麥等）必須是成分標示表中的第一項，而不是最後一項，否則就是有人在誤導你。全麥麵包比精製麵包風味更豐富，因此，你很快就可以習慣並喜歡它們。（精製麵粉的味道並沒有更好，只是你已經習慣了糖，而糖是一種後天培養的喜好。）幸運的是，隨著年齡的增加，你的味蕾開始不太喜歡糖，而可以欣賞其他口味。你可以習慣不加糖的咖啡（或者至少含糖量少於十顆糖的咖啡）。你只需要一個月左右，就可以適應。麥片早餐是你可以輕鬆取勝的選擇。Cheerios 穀麥圈的第一項成分，就是全穀物燕麥，其次都是你不需要的成分，但還算是可接受的。Shredded wheat 脆燕麥只有一種成分：全麥！加入一些脫脂牛奶和一根香蕉或冷凍藍莓，你就已經達成三分之一的健康的一天了。

只要你盡量多吃健康飲食，蛋白質就不會是問題，特別是，如果你強迫自己喜歡脫脂牛奶和其他脫脂奶製品（再說一次，給你自己一個月的時間）。吃大量的魚，越油越好。也要吃白色的雞肉：雞肉比不上魚肉，但比紅肉好。顯然地，我們在美國很難不吃一些紅肉，而且紅肉的味道確實不錯。但請放輕鬆，少吃一點紅肉，且盡量吃瘦肉，尤其是在吃漢堡的時候盡量注意。事實上，你可以開始將肉視為調味品而非主食，一點點的肉就夠了。

鹽的討論很容易：我們吃太多鹽了。我們應該每天攝取兩公克，但我們大多數人甚至不用拿起鹽瓶就可以吃八至十公克的鹽。食品製造商會在所有製造的產品中添加鹽和糖，因此請盡可能吃新鮮食品，且永遠不要再加鹽。

另一個提醒是：印下第二三五頁的哈佛醫學院健康飲食金字塔，然後將這張圖貼在冰箱門上。食物供應商喜歡說沒有壞食物，有時候你只是吃太多了之類的話。嗯，這是錯的。有些東西對你來說太糟了，將它們視為不好的食物是很有道理的。請你看看哈佛醫學院健康飲食金字塔，好的東西都接近金字塔的底部。

請記住，如果你買它，你最終就會吃它。好的營養會發生在超市，而不在廚房。在購物之前，先吃一頓好的食物，接著列出所有要買的健康食品，並在出門時很快看一下哈佛醫學院健康飲食金字塔。你猜怎樣？明年你就會變瘦。

一第十六章一 克里斯．克洛利撰寫

「那飲料」

在愛爾蘭，人們與威士忌和其他蒸餾酒有著特殊的關係。他們稱其為「那飲料」，聲音中像是以強調語氣在說英文大寫字母。有人會說：「我想，就是『那飲料』把這個好人帶走了。」似乎在解釋，死者被比自己更大的力量所束縛，不應該完全怪罪死者。我本人有四分之一的愛爾蘭人血統，所以我對「那飲料」懷有謹慎的敬意，也有深厚而持久的感情。「那飲料」像是一個好玩的老叔輩，或者一個迷人的侄女，他們曾經有一段輝煌的時期，大概，每個月會犯下一次謀殺案，但是你不能不原諒一個在其他的時間裡都如此有趣的人。

「那飲料」是在我們生活中惡作劇的鬼牌，以至於很難知道該說些什麼。哈利認為它太可怕了，我們根本不應該談論它，因為，如果你要談論它，就必須提及好的一面，這對某些人來說可能會是危險的誤導。哈利擔心他們只會聽進他們想聽的內容，並陷於成癮。哈利說，如果有某一種藥物具有酒精所具有的副作用，例如，可能有20%的使用者在生命中的某個時刻會成為濫用者，那麼，這種藥物將永遠不會獲得美國食品藥品監督管理局（Food and Drug Administration，簡稱FDA）

的批准。對於哈利的看法，我一貫都是尊重，但我對「那飲料」的看法有所不同。

首先，葡萄酒和酒精飲料獲得FDA的核准已經大約一萬年了。他們試圖在禁酒令期間有所改變，但結果並不理想。酒精飲料就在這裡，已存在於我們的大部分生活中，而且不會消失。因此，談論它是有道理的。第二，令人不安但穩固的事實是，對於我們之中的某些人來說，葡萄酒和酒精飲料是生活中最大的樂趣。第三，一些出色的人口研究顯示，適度飲酒（你會想記住「適度」的部分）對你來說是好的。因此，這是一個棘手的話題，包含我們都很熟悉的那些好消息與壞消息。

好的事情是……

好消息會令你驚訝。我喝酒有一段時間了，但在二〇〇二年的除夕看《紐約時報》時我驚呆了，我後來在《科學人》（*Scientific American*）雜誌上也讀到同樣的事情。持續且適量地飲酒（這代表著男人每天喝兩杯或更少，女人則是一杯）不僅僅是樂趣，也是強力的藥。（在你太興奮之前，請注意「一杯」是指四十三公克左右的含酒精飲料，或一百四十二公克左右的葡萄酒。）經常且適度飲酒，對幾乎所有會使你生病與不適的事情，都很有療效。不，請讓我很快地說，如果你成為酒鬼，這些好處就不成立，然後酒精飲料會害死你。很多好男人在他們六十幾和七十幾歲時，都成了低度（和重度）酗酒者，這就是哈利所害怕的。但是，適度的飲酒對你是有益的。這些研究有很多，而且結果都很明確，以至於很難與它們爭論，除非您想以某種宗教或道德為基礎爭論。以下是我當天在《紐約時報》上讀到的一些內容：

「酒精已成為醫學上最鋒利的雙面刃。三十年來的研究，使許多專家相信適量飲酒對某些人的健康是有益處的。專家說，每天喝一至兩杯葡萄酒、啤酒或烈酒往往是預防心臟病的唯一一種非處方方法，它比低脂飲食或減肥更好，甚至比劇烈運動更好。適量飲酒有助於預防中風、肢體截肢和失智。」（肢體截肢？是的，被截肢的肢體。值得那些笨拙且喜歡自己動手的人思考。）

記者艾比蓋爾．祖格（Abigail Zuger）繼續說道：「『酒精的保護作用，其背後支撐的科學研究是無可爭議的，』波士頓大學醫學院的醫學與公共衛生學教授柯蒂斯．艾森博士（Curtis Ellison）說。『目前已有數百項研究，而結果都是一致的。』」

「在一項針對八萬多名美國女性的研究中，那些適度飲酒的人患心臟病的風險，僅為那些完全不喝酒的人的一半，即使她們苗條、不吸菸且每天運動。」

「在成千上萬膽固醇過高的丹麥中年男子之中，適度飲酒的人因動脈阻塞而罹患心臟病的風險，比滴酒不沾者低50％。」

「在超過十萬名加州成年人中，四十歲以後適度的飲酒，與之後每十年的死亡率降低有關，其中某些人高達30％。」

想一想哈佛大學公共衛生學院營養學系系主任沃爾特·威利特博士（Walter C. Willett）在《飲食與健康》一書中所說的話：「對於男性，一項又一項的研究顯示，每日喝一至兩杯酒精飲料的男人，與完全不喝酒的男人相比，前者心臟病發作的可能性降低30％至40％。這與他汀類降膽固醇藥物的功效大致相同。……每天喝兩杯以上的酒，可以進一步增強對心臟和中風的保護能力，但也增加了出現酒精負面影響的可能性。」在二〇〇二年一月的《科學人》雜誌以不同的研究為基礎，提出了相同的觀點。

《紐約時報》指出，這些研究終於解釋了永遠令人愉快的「法國悖論」，這是在說，法國人吃了許多的起司、奶油和其他脂肪，而「他們的心臟卻較少脂肪阻塞」。這也解釋了義大利或地中海悖論，更不用說克里斯·克洛利悖論了。討論這些問題是一件好事。哈利對令人愉悅的法國和其他悖論持謹慎的態度，即使他不是真正帶有敵意，但他懷疑之中的科學有問題。另一方面，我則猜想這和他清教徒的嚴謹生活根源有關。

喝什麼都沒關係。有一種說法是，紅酒是一種很好的抗癌方法，但總的來說，喝什麼都沒關係，只要穩定規律。他們都說，每天喝一點。不要一次喝多種不同的酒，也不要狂飲，每天都是如此。我想像你的妻子探頭進你的書房：「親愛的，你喝馬丁尼酒了嗎？」或者，「喝你的葡萄酒，該死！你想死嗎？」

所以，你了解了我們所有人都應該知道的東西。葡萄酒、啤酒和酒精飲料對我們來說是好的。

科學界總算有些有道理的討論了。

不好的事情是……

好的，《紐約時報》、《科學人》和威利特博士確實提到了與飲酒過量有關的小小問題。實際上，他們說，飲酒過多的風險讓飲酒的很多樂趣都消失了。關於喝多少算是太多的話題，則很早就被打斷。

在同一篇《紐約時報》的文章中提到：「過量飲酒會增加罹患高血壓、心臟衰竭和六種癌症的風險。它可能會導致糖尿病、胰腺衰竭、肝衰竭和嚴重的失智。重度飲酒者的死亡率遠遠高於中度飲酒者，統計數據還不包括車禍和酒精引發的暴力行為的影響，後果是不僅毀了飲酒者，還摧毀了其他人。」

然後他們繼續提出令人沮喪的論點：「酒精對健康的影響，在很大程度上和酒精所帶來的危害有關。世界衛生組織估計，整體而言，酒精導致的疾病和死亡與痲疹和瘧疾一樣多。但和菸草或非法藥物相比，酒精導致的死亡或殘疾，只是發生得比較慢。」看起來不妙。

換句話說，酒精似乎有著很好的優點和嚴重的風險。而且，持平地說，你應該知道，隨著你的年齡的增加，風險可能會越來越嚴重。正如你已毫無疑問地注意到，現在，只要喝比以前少的酒精飲料，就會讓你失去知覺。而且你更可能在退休後變成酒鬼，因為新的生活更缺乏組織的架構，對某些人來說，退休後壓力更大了。所以，你在六十歲時有一種新的可能性，是變成酒鬼。根據哈利的經驗，這是非常可能發生的事情。這不僅發生在成癮者和失敗者身上。有穩定家庭的成功、牢靠的人，人生在突然之間也可能轉向奇怪的方向，這很常發生。因此，不要僅僅因為過去四十年來你都是這樣喝酒，或是因為你是一個好人，就假設自己可以應付「那飲料」。小心點。

我不想這樣做，但是我不得不多討論這個悲傷的觀念，即隨著年齡的增加，喝更少的酒也會讓你變得更笨。我們所有人對「正常」飲食和「正常」飲酒，在腦中都有著根深蒂固的看法。在你接下來的三分之一人生中，正常飲食會使你發胖，正常飲酒則會使你喝醉。就這麼簡單，也很糟糕。我們真的必須在腦中改變針對這兩方面的規則，否則我們將陷入困境。抱歉，在接下來的三分之一人生中，大多數男人每天最多可以喝酒的量，**真正的**上限是兩杯酒。這很難以置信，但卻是事實。

你可能會很高興地知道，如果你**真的**在六十幾歲時變成酒鬼，你可能不會流落街頭。哈利是我的消息來源，他說，在晚期成為酒鬼的人很可能會成為「高功能性酒鬼」。恭喜你，這代表你會像個笨蛋一樣在人生的路上漫步徘徊、胡說八道、沒有做太多事情，變成那個鄉村俱樂部的醉漢，穿著格子褲且紅著鼻子。或者是那個坐在黑暗中，在下午的午後盯著電視的退休傢伙，完全筋疲力盡。這是在浪費你人生的接下來三分之一時間。

我不說，成癮或酗酒並不是喝酒的唯一壞處。哈利最近分享一則報導給我，是有關「非酒鬼」（重度飲酒但生活正常）的酒精飲料飲用者的故事：每晚喝多於三杯葡萄酒的人，在核磁共振造影中顯示出可測量的腦部損傷。「我們的酗酒受試者在工作記憶、處理速度、注意力、執行功能和平衡性方面有著顯著的損害，」引用自研究員迪特・梅耶霍夫（Dieter Meyerhoff）在二〇〇四年五月號《酒精中毒》（*Journal of Alcoholism*）雜誌上的說法。「重度飲酒對你的大腦造成的傷害很輕微，會以你無法立即察覺的方式降低你的認知功能。為了安全起見，請不要過度飲酒。」換句話說，雖然少量飲酒是好的，但超過少量就是不好的，而且那塊最適度的範圍很小。

我的教練前幾天針對喝酒提出了一個可怕的觀點。我告訴他，我感到力量不足，因為前一天晚上我喝了將近一瓶的葡萄酒。我無法舉起像往常一樣的重量或重複的次數。「一看就知道，」他說，「多喝酒讓你變老了。」**什麼？**我在這裡像個瘋狂的年輕人一樣運動，而我喜愛的酒精卻讓我變老了？是的，這是真的。

好的，這是我針對飲酒最低限度的嚴肅建議。與專家所說的類似，如果你不喝酒，就不要開始，喝酒的風險太高了，這是主流的建議。如果你有喝酒，而且，**如果你可以維持適度飲酒的話**，就不要停下來。這並不容易。如果你**能夠**適度飲酒，那你就做得太對了。但是請記住，臨界點是每晚喝兩杯，這並不多，長期每晚喝超過三杯以上的葡萄酒，對你是有害的。

這是我嚮往的中庸之道，有時會成功，有時則不：晚上喝一或兩杯葡萄酒，把葡萄酒當成幫晚餐增色的神奇配菜，鼓勵自己享受一個愉快的夜晚。也許一週有一個晚上如此，或是三個晚上，然後停止。如果你發現「鼓勵」變得有點急迫，像是一隻老寵物突然開始咆哮並表現滑稽，那就停止。因為牠可以很快就咬你一口，傷口則會在你的餘生中潰爛。在我們這個年紀，情況惡化的狀況會比我們想得糟，惡化的速度會比我們想像的要快得多。

但是，在我們這樣的年紀，我們都需要盡可能擁有多一點快樂。對我來說，這一定包括在大部分晚上，喝一或兩杯葡萄酒，直到我死之前。有時精緻一點，喝杯令人愉快的馬丁尼調酒，可能是兩杯。

第二部

為你的人生負責

「泰迪不在乎！」

—第十七章— 克里斯・克洛利撰寫

一九四〇年秋天，當我開始念小學一年級時（哈利在幾百年後就讀同一所學校），我的父親和我的叔叔班都是充滿活力和魅力的人，他們鼓勵我熱衷於上學。他們非常在意上學，然後把這股熱情傳承給我。我依照他們的敦促，在第一天上課時，就坐在第一排的座位。他們告訴我要認真聽課，並盡快舉手，我也做到了。我和迪迪・貝賽爾（Deedee Bethell）爭奪每月的拼寫獎牌，這個獎牌主要都歸她所有，但有時我也會獲獎，這讓我的父親和叔叔班很高興。

有個叫泰迪的孩子則是走不同的路線。他坐在教室後面，對發生的事情不感興趣。有一天，當老師對他施壓時——令我驚訝地——他回答說：「我不在乎。」就這樣，老師就放棄了。那天下午我回到家，仍然非常地吃驚。我告訴父親和叔叔班與其他人，「泰迪不在乎！」我重複說著，「泰迪不在乎！」我無法放下這件事。這句話成了我家的笑話。我心愛的姊姊佩蒂有時還是會這樣說，當我逼她做這或做那，而她不想做時，她會說：「泰迪不在乎。」然後可憐地搖了搖頭。之後，她就不讓步了。這仍然難倒我了。

這時，你可能認為我小時候一定是一場噩夢，我作為老人也是，這沒錯。但是思考一下：在乎，是有足夠的興趣每天起床並願意嘗試，去做新的事情與做舊的事情，在你想坐下來休息時，仍然繼續做。這是上帝的禮物，或達爾文的禮物，或岸邊鄉村日間學校的禮物。這正是整本書的主題，也是真正的祝福。

在某個時刻，當你在某個黑夜和暴風雨的晚上無法入睡時，當你在某個沉悶星期一的早晨對自己和他人失去興趣時，你幾乎無法抗拒誘惑說出：「誰在乎啊？」真的，誰在乎呢？誰在乎你今天起床並做你的運動？還是，你在看電影時吃一大桶爆米花？還是，從事你非常興奮的事情？真的，誰真的在乎呢？

我誠摯提出，答案最好是「我在乎」。否則，你就完了。這是本書最後幾章主要的訊息，這也是為什麼它的重要性讓它成為「哈利的第六法則」。「哈利的第六法則」完整如下：**在乎**。

在乎是包含三道訊息的多重訊息，是格林機槍般的忠告。首先，我們希望你可以非常注意自己的運動和營養，讓你保持身體的健康，以及具備邁入下一個人生三分之一階段的良好態度，上帝知道，這很重要。但是此時，這本書將轉向新的領域，我們將討論一些不同的議題。到目前為止，幾乎所有內容都與你的身體，與明年**身體上**更年輕有關。這是很重要的，這將是你接下來人生的基礎。但這只是其中的一部分，不一定是最重要的部分。透過運動，你給了自己一組好的輪子，但是如果你不出門上路，這就不重要。這本書的其餘部分，是關於生活的上路。當你為自己的身體負責後，你就必須思考為自己的生活負責。

我們認為，在人生的下一個三分之一的階段，出門上路代表重新與他人建立連結並重新投入於生活中。實際上，這是「哈利的第七法則」：連結並投入。意思是將自己重新獻給家人、朋友與同伴。請你參與團體活動與公共事務，無論是為了工作還是娛樂。隨著年紀的增加，人們強烈傾向於在這方面少做些事情，但這是一個很大的錯誤。因為，事實證明，我們天生就該參與彼此的生活，並互相關心，這件事並不會隨著年齡的增加而改變。這就是身為哺乳動物的意義。那是在下一章哈利將告訴你的事情，哈利的說法非常有力。如果我們不行使自己的社交技能，如果我們隨著年齡的增加而變得與世隔絕，並越來越孤獨，那麼我們將會生病和死亡。數百項引人入勝的研究都證明了這一點。因此，「在乎」意味著關心他人並和他人一起參與生活，展現我們群體動物的本性，直到人生的終點。

接下來的建議更超越上述範圍，我們建議你參與某一種關懷活動，這種關懷可以滿足我們理性的大腦的核心與**人類的**基本性格。我們相信，我們的目標是追求超越我們自己，或超越我們直接利益的事物，並在這樣崇高的意義上有所「在乎」。有一種可能性，我們作為一個人且具有正常心志的意義，正是在於這種「更崇高的關懷」。

哈利和我不想過多談論崇高的關懷，因為這種關懷非常個人，範圍可以從在慈善廚房工作到建造大教堂。對於許多人來說，該如何為更崇高的理想服務，受到他們自己的靈性觀念影響，這是我們在本書中無法完整認真討論的話題。但是我們可以說，發現自己內心的無私，找到適合你去做的事情，這可能勝過其他的一切。在你接下來的三分之一人生，「在乎」在每一個層面上都是最重要的事情之一。

做好紀錄以免失去指揮權

現在，讓我們回到地球上，並提供你一些有關「在乎」的**技術性**世俗建議。在乎自己的生活，其重要祕訣之一，就是注意它，並將它當成重要的事情而保持記錄。沒錯，這是重要的事情。如果你想要過好的生活、充實的生活、你和其他人在乎的生活，那這樣的生活一定是**被審視的生活**。代表著，你需要把事情寫下來，這聽起來很平凡，但有效。看著窗外的雨水，然後給出完整的泰迪態度，「我不在乎」，然後回去睡覺，這是很容易的。如果你知道自己必須以寫下來的方式承認這件事情，那麼你就更有可能起身去做。

因此，請維持寫一個簡單的日誌，在討厭的每一天寫下這三件事：

（一）我吃了什麼。

（二）做了什麼運動，或未做什麼運動。

（三）我的生活發生什麼事情，包括性生活，或是在社會上、道德上任何點燃我熱情的事情。

當你不時地決定要做什麼事情時，知道「所有都將被寫下」和「所有都將被知道」，對你會是很大的幫助。這是一項有魔力的工作，代表著**有人在乎**，即使只有你自己在乎。

自古以來，保存日誌並保持內容的正確性，一直是船長和指揮官的神聖職責。那些篡改或保留錯誤日誌的人，將面臨嚴厲的懲罰，當然包括失去指揮權。實際上，這是一句好的標語。如果你沒有保存正確的日誌，你將失去指揮自己的指揮權。

我最初是從我熱情洋溢的一對一飲食顧問史蒂芬・古洛（Stephen Gullo）那兒，學到這個技巧的。他有一套合理的養生之道和數百個聰明的妙招。但是，他的第一個竅門是他在乎，而他真正的絕招，是他教會我要在乎，他最重要的方法，就是寫日誌。

每天我都必須在一張紙上列出我所吃或喝的所有東西，然後將這張紙傳真給他。每週一次，我必須坐在他的辦公室裡，聽他為我講課並為我加油打氣。在他的工作結束後，我仍然維持記日誌的習慣，我成為自己的啦啦隊。我已經知道不該吃什麼了，這是每個人都知道的。最成功的事情，是教會我自己去在乎。體態健康的代價是永遠的警惕，而勤奮工作的最大動力是每天的日誌，這與你為了連結和投入所做的努力同樣有效。將東西寫下來，你就可以成為一個認真的人，你會覺得自己真的在乎。當你軟弱時，每天的日誌是你的依靠，這是在你疲累時可以抵擋無聊的盾牌，這是當你步履蹣跚時，象徵你決心的劍。它是實用且神奇的工具，擋在你和無情的想法——「你知道嗎？我不在乎。」——之間。有幾次，我漏了記日誌，這種時候的我**總是**直奔地獄。以我的經驗，放棄日誌和下地獄之間有著完美的關聯。所以現在我隨身攜帶它，而且我虔誠地維持記錄。

但是，無論你是否嘗試寫日誌，請記住：生活中的最棒的祕訣是「在乎」，在表面上與在你內心深處的核心都是如此。順便說一下，泰迪很年輕就逝世了。泰迪不在乎。

大腦邊緣系統和情感的生物學原理

—第十八章— 亨利・洛奇醫師撰寫

到目前為止，這本書一直圍繞著我們的身體，以及如何在未來幾年內變得年輕。現在，我們要談談生活中的情感和心理層面，我們在情感和心理上做出的許多選擇，就像我們對身體所做的選擇一樣，會在生物學上帶來影響。保持情感上的連結，更有其生物學上的必要性。這是美好生活的重要元素，隨著我們在社會中老化，保持情感上的連結也是我們真正的挑戰。

一般來說，男人在保持與人的連結這件事，或是隨著年齡的增加而充實生活這件事，都做得不好。男人認為他們可以將理性與情感、意志與內心、思想與感覺分開。他們認為自己可以用這種非同尋常的作法，將情感方面暫時擱置，或是完全不理，他們也傾向認為，這樣會讓自己成為一個更好的男人。這是錯誤的概念，這不是一個好主意，這也是不可能的事。這是不健康和妄想，直接與我們身為人類的本質背道而馳。

我們已演化成社交群居動物，就像是狼和海豚。這不是一種選擇，我們的生存取決於自己要成為某個群體的一部分。不曾有人進入亞馬遜叢林後，找到一個孤立的人，一定是找到一個部落。

本質上，不存在著孤立的人這樣的事情，因為孤立是致命的。我們天生就是情緒性的生物，也就是說，我們是哺乳動物。

「所以呢？」你問，「為什麼身為哺乳動物如此特別？」畢竟，在一億年前，我們還是毛茸茸的、微不足道的小齧齒動物，試圖不被恐龍所踩，我們幾乎沒有進化的優勢。我們很特別，而且我們贏了，因為我們發明了第二個腦。

還記得原始的爬蟲腦嗎？那個掌控著你的身體，且確實執行著你的指令的完美的腦？嗯，哺乳動物建立了一個全新的腦，它就位於爬蟲腦的上方。你可以將其視為情緒的腦，但其真正的名稱是大腦的邊緣系統。在你的舌頭上說這個詞：**邊緣的**（limbic）。看完這本書後，你會在和他人的對話中一遍又一遍地述說它。克里斯現在不停地使用這個詞，並且非常享受它。它是大腦的一個實際的區塊，負責我們的情緒，在許多方面，它是你最重要的腦。你可以舀起這個腦並將其放在手中，你可以透過核磁共振造影掃描看到它運作，你也可以追溯它的發展到一億年前。來自邊緣系統的複雜情緒是哺乳動物成功的原因，這也是我們得以生存，而恐龍卻做不到的原因。從始至終，我們都是社交和情感生物。

恐懼與憤怒，愛與玩樂

你來自自然界的爬蟲腦擁有控制恐懼和敵對情緒的中心，這是我們最深刻和最原始的情感。殺死獵物、領土防禦、戰鬥或逃跑、性掠奪和殘酷的自私，都是來自我們最古老祖先的傳承。爬行動物發展出我們最初的負面情緒，當獵物潛入河中時，腎上腺素、嗎啡、血清素和其他數十種化學物質大量湧入鱷魚的大腦。今天，我們擁有同樣的大腦和化學物質。這是我們對環境、對威脅或獵物的自動化學反應，且它們仍然在發揮作用！哺乳動物的聰明與絕對的成功，是我們採用了相同的化學反應、相同的神經系統途徑、相同的線路，並將其轉換成產生正向的情感。爬蟲動物只靠負增強運作，哺乳動物則發明了愛、喜悅、滿足和玩樂，所有這些都珍藏在我們的DNA之中，珍藏在我們邊緣系統的化學和神經系統途徑之中。

但是這些爬蟲動物靠著憤怒、恐懼和敵對也過得很好。為什麼要進一步？愛或友誼的生物學意義是什麼？快樂、悲傷、樂觀或熱情的生物學意義是什麼？為什麼要投入額外的精力來建立新一層的大腦結構？答案，是為了共同運作。

大自然給予我們爬蟲類祖先的生存機制，是為了自己的**個人**生存而活。除了性慾之外，爬蟲類動物沒有父母的本能。大部分的爬蟲類會快樂地吃掉牠們年幼的孩子，這就是為什麼牠們被設計成下蛋後，在蛋孵化之前就離開居住地。記住，爬蟲動物的本能在我們身上仍然根深蒂固且有力，我們的原始腦仍然掌控著我們最基本的機能，提供個人生存所需的強大原始驅動力。它未能給我們的，是我們對孩子生存的擔憂，或感知他人情感的能力。

與爬蟲動物相比，人類的大腦邊緣系統給了我們兩個關鍵優勢。它讓我們愛我們的年輕下一代，並以群體的方式運作。它的第一個也是最有力的創造，是由我們後代的視覺和聲音所觸發的情感瀑布。父母之愛的壓倒性生物學勝過了我們更基礎、更自私的本能——不要吃孩子！

隨著時間的流逝，邊緣系統的配置使我們能夠建立一套對分享食物、熱情、住所、資訊和養育子女有正強化作用的複雜神經系統。

育兒和群聚生活

哺乳動物之所以成功，是因為我們比蜥蜴更懂得對年輕一代進行投資。我們所有人都知道，別擋在母熊和牠的孩子之間。但是，「別擋在烏龜和牠的卵之間」這句話從未出現過。

有生命的下一代，在出生前的孕育也比蛋更需要能量，而實際上要待在後代的身邊並拉拔他們成長，對每個後代的投入需求甚至更多。像老鼠這類的「草食動物」對下一代的投入較小。牠們有大量且頻繁生產的幼仔，每一窩生產都會失去幾隻生命。從遺傳學角度，牠們是因數字的優勢而生存下來，其重要性多過於其父母的保護。另一方面，像是熊和人類的「肉食動物」，後代的數量較少，需要很長時間才能使後代獨立和安全，與後代之間有著深厚的聯繫。肉食動物失去孩子，對父母是重大的遺傳打擊，大腦的邊緣系統也驅動了更強大的的情感依附。

接下來是關鍵。大腦的邊緣系統在實際上控制著原始大腦，並深深地扎根於原始大腦之上，但只具有**局部的**控制。它在大腦的上方和四周有一系列的小型控制中心。每個控制中心主要負責不同的情緒，但它們是相互交叉配置，因此會一直互相溝通。非常真實的是，你的情緒和心情控制著你身體的基本自然反應。

想像一下你的身體對焦慮的反應，那是大腦的邊緣系統在觸動爬蟲動物的腎上腺素，就像騎手騎著一頭壯碩、強而有力的馬一樣。如果騎手技術夠好，他將有很好的控制力，但馬永遠是體型更大、更強壯的動物。如果騎手技術不太好，或者馬嚇壞了，騎手可能被拋下馬，而馬就會自己飛奔而去。你的原始本能也是如此。如果你努力控制，你的大腦邊緣系統可以成為一個技術好、甚至是絕佳的騎手，但是馬的體重永遠比你重四百五十公斤，而你將永遠不會像你想的那樣穩定地控制住自己。實際上，這代表著如果你無法讓生活的情緒結構保持良好的狀態，你的身體將付出沉重的代價。

幸運的是，儘管我們的邊緣系統對正增強與負增強都有所反應，但對愉悅的化學反應卻最大。我們對自己的後代，與身為在運作的群體的一員，有好的感受。在大自然的環境中，群體讓我們可以集體注意掠食者、更有效地狩獵，並共享養育孩子的工作。群體也讓我們得以入睡：這是非常重要的活動，占了我們生命三分之一的時間。哺乳動物可以在晚上睡覺，在白天打瞌睡，是因為整個群體的邊緣系統會同步。至少總是會有一隻動物是在淺眠的狀態，如果有威脅，牠將喚醒其他動物。爬蟲動物無法同步牠們的步調，因此無法依靠群體讓牠們入睡。牠們永遠無法放鬆，所以當牠們閉上眼睛時，永遠不會依靠群體來替牠們注意危險。

睡眠在很大程度上仍是神祕的，但是睡眠的主要功能之一，是讓我們的新陳代謝休息以進行日常維護，這尤其重要，因為我們是恆溫動物。身為恆溫動物讓我們隨時想要都可以以全速奔跑，我們可以在夜間或黎明前的寒冷中打獵，因為我們的肌肉始終保持在攝氏三十七度的狀態。我們隨時都可以準備出發，但一直要高速奔跑會造成很大的負擔。就像納斯卡（NASCAR）賽車車手在每場比賽中都會用壞價值七萬五千美元的引擎，然後又需要買新的引擎一樣，我們也差不多是如此。當我們處於高度戒備並承受壓力的狀態時，我們會分泌出穩定的腎上腺素和皮質醇。這是我們的壓力荷爾蒙，它們使我們隨時準備好應付「殺或被殺」的需求，但就像賽車一樣，這需要付出一定的代價。我們的身體需要不斷地修復，但只有當我們沒有參加賽車比賽的時候，修復才會發生。實際上，在我們為了存活而可能需要能量的時候，腎上腺素和皮質醇會阻止我們將能量放到需要修復的地方。當環境沒有威脅性，在放鬆的時候，另一組化學物質就會釋放，例如血清素以及嗎啡和煩寧（Valium）相關的物質。這些訊號代表：現在可以放鬆下來，去商店換引擎、重建變速箱，並為明天的比賽做好準備。高度的警戒和修復模式之間的這種平衡會整天變化，但是主要的修復期是在睡眠時。

關於睡眠的一些實用建議

隨著年齡的增加，你每晚需要的睡眠會減少大約一個小時，但是睡眠對你變得更重要。生物學上進退兩難的是，隨著這幾年的時間流逝，你的睡眠品質越來越不好，這也代表著你必須更辛苦才能入睡。我的建議非常簡單，就是這樣做：比平常早一個小時上床，並且睡在一個真正全黑的房間裡面。這樣嘗試一個月後，看看你的生活品質有多少改變。會讓你半夜一定會醒來，且睡眠品質差的主要因素是晚上喝酒，其次則是午餐後喝含咖啡因的飲料。所以，請注意你喝了什麼。最後，如果你在晚上沒辦法睡個好覺，請嘗試在午餐後小睡一下。

恆溫動物的缺點是，我們必須保持恆定的體溫，這在天氣惡劣時並非小問題。依偎是一種盡可能便宜（且有益）的加熱方式。事實證明，哺乳動物實際上是相互吸引的，無論是身體上或社會連結方面。觸摸會產生血清素，且感覺很好，我們需要更多，因此尋求連結。依偎是群體所提供的溫暖保障，依偎會在我們的大腦中釋放更多的血清素，而血清素可阻止腎上腺素和皮質醇的釋放。這是狩獵結束的實際訊號，是時候放鬆了。經過一天的狩獵、聚集和避免被吃掉，該是時候讓我們的身體自我修復了。在演化過程中的不幸日子，被吃掉或餓死不是抽象的概念，而是日常的現實。在恐懼、高度警戒模式與鎮定、放鬆、修復和進食模式之間，尋求正確的平衡非常重要。情緒使我們能夠集體面對，而不是獨自奮戰，這使我們比競爭對手領先了一小步。

但是，爬蟲動物的腦一直在那裡，潛伏在群體生活的表面之下。你這個個體仍然必須生存才能繁殖，因此，大腦的邊緣系統和爬蟲動物腦學會了一起工作，在個體與群體間保持平衡。在恐懼和敵對的原始情緒，與愛、喜悅、滿足和玩樂的新情緒之間，取得平衡。成為群體中的一員需要不斷的正強化，如果我們沒有體驗群體，如果我們孤立自己，爬蟲動物腦的負面化學反應就會接管。這就是為什麼玩樂被證明是哺乳動物重要的成就。這是一種強烈的訊號，代表我們是一個健康群體的一部分。我們的大腦邊緣系統引導我們渴望同伴情誼，也是為了自身的緣故。為了有所歸屬感，並對我們周圍的人產生影響。為了去愛，並回報以被愛。

大自然不會浪費，它永遠不會停止運轉，所以，讓我們給大腦的邊緣系統一億年的時間來成長，看看會發生什麼事。

說故事的人

很久很久以前，有一個四處為家的說故事者，他的身材結實但穿著破爛的衣服。你的部落在微弱、閃爍的火堆前圍成一個小圈子，而他加入你們。夜晚晴朗而涼爽，點點星星在頭上的黑暗中閃閃發光。除了被火焰燃燒的光之外，整個世界都迷失在黑影中。說故事者開始說故事的時候，男人和女人坐在一起，他們的孩子們向後靠在大人的膝蓋上。故事從低沉的聲音開始，低沉到你必須往前彎聆聽他的聲音，他的故事建立在一個男人對女人的愛，這是一個背叛、戰爭和孤獨的故事。在講話時，他緩慢且刻意地環顧四周。他的眼睛在火堆上與你相遇，而你感受到這種連結所帶來的身體震撼。他的眼睛深邃，隨著你深深望進這對眼睛，他柔和的話語變得真實，而故事變成了你的故事。你愛上了女主角，當她被偷走時，你感受到英雄的痛苦和憤怒。你與你的兄弟們一起為復仇的戰爭做準備，當尤利西斯坐在火堆對面，講述特洛伊的毀滅和他回家的漫長冒險之旅時，你迷失在與尤利西斯直接的、原始的連結中。

在火堆旁發生了什麼？為什麼我們可以與他人如此深度地連結？為什麼在火堆或桌子對面的人，可以如此強烈地影響你的情緒，激起你的熱情、憤怒、歡笑或眼淚？你曾經有過這種經歷。你知道朋友、家人、說故事的人、音樂家、演員以及其他聽眾，都會對你自己的情緒和情感產生影響。這是如何運作的？

其實，答案是簡單且實際的。由於我們的邊緣系統的運作，我們不是情感孤島。簡而言之，**我們讓彼此完整**。可以肯定的是，無論是好是壞，我們都讓彼此完整，因此我們無法自己達成完整。這是生命神奇的部分，以至於掀開神祕的帷幕幾乎是褻瀆。但是其生物學原理與體驗一樣神奇，相當簡單，且對你的人生至關重要。

你的大腦邊緣系統會讀取現實世界，並從中產生情感。在每次相遇時，我們都會讀取數百種微妙的訊號：肢體語言、語氣、使每句話有細微差別的面部表情變化，以及傳達千言萬語的視線。神經學而言，我們是深度的視覺生物。我們大腦中的視覺處理中心非常龐大，和我們的視力形成懸殊比例，我們的視力大約只是動物的平均值。那麼，為什麼要在這些微弱的訊號四周，建立這些額外的腦力呢？你到底在看什麼？

原來，你並沒有花太多時間在看樹木、岩石，甚至獵物。你看著人。具體來說，你強烈渴望地看著人的臉。有關門把手位置或網球移動速度的標準視覺訊息，會進入大腦的幾個相對較小的區域。但是，當你看著另一個人，特別是當你看著一個人的臉時，功能性核磁共振造影掃描顯示大規模的大腦區域會被喚醒以處理資訊。

就像有人在洋基體育場的夜間賽事把燈打開一樣，掃描會顯示龐大、明亮的圖像，與處理岩石影像的區域完全不同，並且全部用於吸收和理解面部表情的每一個細微差異。

令人傷心的事情是，自閉症兒童（以及少部分的嚴重受虐或被忽視的兒童，與嚴重憂鬱的患者）不會發生這樣的狀況。那些愛他們的人的臉，出現在標準視力範圍內，在最嚴重的情況下，他們的臉在大腦邊緣系統出現的內容不會比路牌多。洋基體育場仍然是一片漆黑與空曠。

我們主要是視覺的生物，但是大量的訊息來自聲音、觸摸、氣味、溫度以及我們所有內部和外部的無數感應器，大腦的邊緣系統不斷接收到有關體內和體外發生的所有驚人資訊。每秒有數百萬個訊號發送到大腦的邊緣系統，每個訊號在經過大腦時都會產生微小的化學標記和微小的情緒。科學家尚未找到任何無法從邊緣系統獲得特定情感標籤的大腦訊號。

你的大腦如何理解這種驚人的、不可能完成的汪洋資訊？解決方法非常簡單，你的大腦繪製地圖。而且不僅是幾張地圖，是每秒幾千張包括所有內容的地圖。身體地圖、社交地圖和心智地圖不停導入，情感地圖不停輸出。在很大程度上，你可以從情感地圖上導航自己的世界和生活。

感官地圖實際上來自大腦的這些地方：一個地圖是人體各處的溫度，另一個地圖是人體各處輕微的觸覺（皮膚上輕柔的微風或輕撫的感覺），另一個地圖是視覺的訊息，一個聽覺的地圖，以及血液中的鹽分濃度、肌肉位置和張力、腸功能、膀胱充滿程度、唾液分泌、氣味，有成千上萬組單獨的、離散的身體模式的地圖。

此外，有成千上萬的社交地圖來自上方思考、社交的腦部，這是讓你成為人類的腦。包括你在群體中的位置、誰欠你食物或恩惠、誰可以信任、誰不可以信任、誰喜歡你、你喜歡誰，群體中每一個人在每一秒的感覺、想法和行動是什麼……幾百種社交的深思熟慮一直在進行著。

每個地圖，你在每秒創造的數千個身體和社交地圖中的每一個，也都帶有情感標記：這是對你的世界的化學感覺。每張地圖都為邊緣系統帶來了一點點化學上的細微差別，一點點的血清素、嗎啡或腎上腺素。每個地圖也都帶來一點點的放鬆、憤怒、焦慮、愛、興奮、恐懼或樂觀。你現在的部分地圖，與你閱讀此頁的經驗有關，但還有其他數百種地圖存在。你是在舒適的吊床上還是通勤的火車上？你今天早上有做運動還是昨晚有熬夜？你昨天加薪了還是被解僱了？你的皮帶太緊了嗎？膀胱有點脹嗎？微風吹拂過你的頭髮？當你花一點時間思考一下瞬間構成情緒的大量感覺，你會意識到有你甚至沒有察覺到的大量潛意識導入（例如血液中的鹽濃度），你就會知道邊緣系統一直以來為你做的是什麼。你即時、此刻，正在閱讀本頁的情感組合，是你針對此特定體驗而生成的所有個人地圖的總和，融合在一起而建立有關這個時刻的單一、複雜、主要的情感地圖。在幾秒鐘或幾分鐘內，它會略有不同，因為你非常複雜的內部和外部世界也將略有不同，而你將生成成千上萬張更多的地圖，並產生不同情緒的整合化學反應。

許多人類的基本行為（不是全部，但是占了重要的部分）被證明是大量無意識的神經化學鏈反應的結果，反之亦然。還存在大量對行為做出反應、無意識的神經化學鏈，是針對行為的回應。學習和遺傳的影響對行為有強烈的緩和作用，但行為的影響是強大且無法避免的。

生命之舞

最後一步：現代生活。讓我們跳過哺乳動物慢慢建立自己大腦的一億年時間，這段時間哺乳動物一點一點地變得更聰明，然後變成現在的你。從兩百萬年前開始，我們開始脫離自然，我們開始拋棄演化。我們的大腦迅速擴大了，大小增加了三倍，得以開始發展負責細微的、思考、計算、解決問題、使用工具，社會地位提升、聊天、語言學的新皮質腦：理性腦。身體腦說感官和運動的語言。情緒腦說情感和情緒的語言。理性腦是有意識的、思考的腦，是我們的腦，**是你的腦**，所說的正是語文的語言。

突然之間，除了我們自己大腦針對對環境的地圖之外，我們還可以接觸到其他人腦中的地圖。依賴小組的團體活動，例如狩獵、覓食和共享知識與教導彼此如何製作東西等，是早期溝通的首要重點。成為群體的一員是好事，但成為一個部族一分子，有著真正的溝通，成果是驚人的：更多的食物、更好的狩獵、穿衣服、使用工具，整個村子一起撫養孩子。在兩百萬年中，我們擴展成為地球上的每一種風土文化。語言和人類獨有的可相對拇指推動了這波演化的爆炸，但這都是因為我們已經知道如何相愛，以及如何彼此歸屬。當然，欺騙、偷竊、撒謊和密謀殺死對方也沒有落後很多，但它們並**不是**主要的推動力。互相幫助、關心和彼此相愛才是。

現在，只要我們的三個腦都已經就位，我們就可以走出演化的熔爐，走入現代生活。我們可以自由地思考並採取行動。終於自由了，你可能會想，就過著純粹的理性生活……不盡然如此，因為自然沒有丟掉任何東西。請記住，我們基本的生物構成要素沒有改變，而你才剛剛想出如何以一種全新的方式將所有事物連接起來，並利用開始湧入的大量資訊。有意識且有思想的腦疊加在我們原始的腦和邊緣系統上，且它們仍須負責大量的工作，處理我們所做的、如何做與我們是誰。

我們是原始的，我們是哺乳動物，我們也是人類，三個腦錯綜複雜地連接在一起。對於大腦邊緣系統而言，這代表著意識思維及其產生的行為動作，會將大量資訊流回傳給邊緣系統。思想和情感是永無止境的探戈舞搭擋：這是生命的舞蹈，無法獨舞。思想和情感會輪流主導，但詳細的研究顯示，在大多數情況下，我們的情感就像是著名歌舞劇演員佛雷・亞斯坦（Fred Astaire）一樣，主要帶領演出。而我們自吹自擂的思想（我們有這種傾向）就像是佛雷・亞斯坦的搭檔琴吉・羅傑斯（Ginger Rogers）。佛雷帶領，琴吉跟隨。也許角色「應該」反過來，但實際上並不是如此。更複雜的，是我們的身體動作也在舞池中切入，和情感共享帶領的工作。

假設情感其實比思想強（實際上就是如此），這就提供了一種非常不同焦點的處理事情的方式。認知療法是一門教導人們如何將他們的思想訓練成更正向思考的科學，它與治療憂鬱症的藥一樣有效，並且復發率更低。這裡說的不是像美國著名人際關係大師戴爾・卡內基（Dale Carnegie），但也差不遠了。你的牛活方式以及你對它的看法，是影響你生命走向的重要因素，因此擁有**正面的情緒**是非常重要的。好消息是，你可以透過**有意識地**創造正向的環境來獲得它們。你可以刻意驅逐現代版的獅子和老虎——壓力，孤獨和空轉擔憂著社經地位——來做到這一點，方法是接觸好的刺激：運動、品質良好的睡眠、適合的飲食、愛和**玩樂**。幸福主要來自連結，來自給予和獲得愛與友誼，這很辛苦，但卻是滿足感很豐富的工作。換句話說，連結並投入，會產生正面的情緒並驅逐絕望。

與尤利西斯共舞

鑑於邊緣系統的重要性，難怪當你看著火堆旁陌生人的眼睛、聽到他說的話與說話語氣的聲音時，會被感動。但是，第一次進入邊緣系統的訊息，以及，當你望進講故事者的眼睛時經歷的內心震撼，這只是邊緣系統起舞的開始。接下來發生的事情更加驚人。

你的反應會立即傳達給講故事者的邊緣系統。你的每一個細微反應，都透過他的視覺連結記錄在他的大腦深處。你的瞳孔隨著腎上腺素增加而略微擴張，你轉向他，脊椎稍微挺直，以及當你接收並反映故事的情感時面部肌肉的變化，都直接流入了他的邊緣系統。他接收了部族中每個人的訊號，而每個訊號都使他有些改變。記住，這全都是化學變化。他沒有控制，就發生在他身上了。部族在情感上理解他，而他的反應又更進一步將你與群體的共同節奏與他更接近。在你和講故事的人之間，以及在火堆周圍的那個神奇的群體中的每個人之間，形成了一個偉大的情感和化學循環。這個循環有一個很好的名字：邊緣共鳴。

記住這個詞：邊緣共振，並記住這個概念，因為這個特別的過程不只在特殊場合發生。它在你與他人共度的每一秒都會發生。實驗心理學家幾十年來一直知道我們共享情緒。有些人只是走進房間就會使我們成長，現在你知道為什麼了。你總是會適應周圍的人，改變他們的心情，並被他們不斷地改變自己，跳著邊緣共振的舞，而這整個特別的過程感覺很好。確實，這感覺太好了（直接和無意識地），以至於我們無法沒有它。如果沒有邊緣共振，我們會枯萎，然後我們就死了。因此，不要低估生活中的情感面，連結、投入並保持朝氣。

關係斷線的危險

邊緣共鳴就像自然界的所有事物一樣，都有其黑暗面。產生共鳴的動力太原始而不容忽視，關閉它與喚醒它的作用都很強大，但是方向卻截然不同。醫生和心理學家對苦難和疾病的研究遠多於幸福和健康，所以我們知道，孤立是最大的邊緣危險。

蘇聯解體後，大量的俄羅斯男性失去了他們所擁有的唯一一個組織。由於缺乏替代品，許多人失去了對自己位置的感覺、歸屬感、重要性，失去只是被家庭或社會需要或失去和他人有所關聯。發生了什麼事？在短短的幾年內，俄羅斯男性的預期壽命從六十四歲驟降至五十七歲。他們死於邊緣系統的死亡。心臟病和癌症的發病率激增，憂鬱症、酗酒、自殺、事故和暴力死亡也急劇上升，所有這些都是邊緣系統的痛苦呼聲。在某些方面，在俄羅斯發生的事情，也在我們許多人的退休之中發生了，這真是可怕的地獄。

單身男人會比已婚男人早幾年離世：更多的癌症、更多的心臟病發作和更低的存活率。脾氣最差的男人心臟病發作後的死亡率，大約是最快樂的男人的四倍。第一次心臟病發作後，回到一間空盪盪的房子，在幾個月內再次心臟病發作的風險會加倍。是否擁有親近的朋友，能預測其存活，並且連結越緊密，存活率就越高。連結的美妙之處，在於它在任何年紀都可以發揮作用，因為你永遠都有選擇。你可以在任何年紀重新建立連結，並重新獲得邊緣系統參與的好處。與運動一樣——無論你想要與否，或是你就是從童年到今日都是如此——有著重大的影響。但是即使這些效果不佳，你的大腦也總是存在著改變的可能性。

思考一下，例如，「匿名戒酒會」的成功。沒錯，它並不適用於每位酒精成癮者，但對許多酒精成癮者是有效的。在匿名戒酒會開始發揮作用前，許多酒精成癮者的人生都跌入谷底。想像一下，谷底是什麼意思？這代表著你已經摧毀了生活中所有邊緣系統的連結，所有的一切，包括家庭、朋友、工作、職業、財務、家庭、社群，全部都沖下馬桶了。沒有什麼剩下，完全沒有。最極端的情況，是獨自一人在灰狗長途巴士站後面的骯髒破布中發抖，乞求幾個二十五分硬幣買私酒。這是咆哮的、空曠的、貧瘠的邊緣系統荒原。

但是對於這些人來說，前方仍然有一條強大的道路。一群陌生人在火堆旁騰出空間，分享自己的故事。就只有這樣：這是純粹的邊緣系統體驗。在全美國乃至全世界都是如此，在骯髒教堂的地下室裡，擺放著不新鮮的咖啡和很重的香菸味道。但是有效。匿名戒酒會建立了一個即時的社群、一個部族、一個團體。而且由於故事是原始的、感性的和真實的，因此很引人入勝。它們直接投射入邊緣系統，並開始療癒的過程，重新連結那些斷開的部分。

你可以與從酗酒復原的朋友談談。（你一定有這些朋友，如果你不知道有誰，你可能與周圍的人不夠親密。）他們會告訴你匿名戒酒會如何運作，他們還會告訴你，有時候聚會很失敗，總是因為有些人無休止地談論自己卻不分享自己的情感，邊緣系統的魔力無法發揮作用。但是在大多數情況下，匿名戒酒會都是有效的，並且運作得非常好，因為它有著一億年演化的經驗為基礎。

真正活過這段經驗的人很值得認識，設法長期維持的酗酒康復者是我最喜歡的一些患者。幾乎無一例外，他們非常堅定並過著有意義的生活。儘管是不輕鬆的人生，但卻是有意義的人生，他們的家庭有時已永遠消失，或者有著深刻的傷痕以至於連結永遠是有條件的，有許多人則永遠都無法在財務上重新站起來。他們的優先順序很明確，每天都以此為目標努力工作。你猜怎麼著？他們之中的大多數人，不會願意用自己的生命來換取你的生命。如果你問那些真正康復的酗酒者，他們可能會告訴你，他們不會為任何事情而放棄發現生命的意義。

對於太多的男人而言，退休和老年與酗酒的邊緣系統面相呼應，他們的連結越來越少，孤獨且絕望。但是，我們可以克服將我們推向這個方向的物質和社會力量。我們大多數人都有朋友和家人，有一定程度的財務保障和社群。但是不幸的是，我們可能找不到一個骯髒的教堂地下室，在那裡有邊緣系統的團體會歡迎我們，這就是我們所建立的社會之中，最艱辛的事情。所以我們的建議是，接受這一切，然後像一個男人一樣，做你的工作。建立自己的團體，這並不容易，但沒有其他更值得你花費時間的事情了。

像狗一樣玩樂

幸運的是，增強邊緣系統強度最好的方法之一，就是玩樂。小狗、水獺、小貓和在課堂間休息時間的孩子，都很努力使用邊緣系統。我們建議你也從現在開始也投入大量時間在玩樂。它既是一種精神狀態，也是一種身體狀態，是純粹的邊緣系統財富。在高爾夫球賽或保齡球球賽中，與你的朋友、妻子或你不認識的人一起參與。或是和狗玩。狗就像邊緣系統一樣，並非總是那麼朝氣蓬勃，但總是搖尾巴、舔你臉，很高興看到你的那種邊緣系統表現。養狗也會增加心臟病和癌症發病後的存活率。

還記得小學四年級的時候，夏天快到了，那時有數不完的陽光燦爛的日子，可以騎自行車、打球、看書和與朋友閒晃；即使你小時候的夏天不像這樣無憂無慮，你現在也可以擁有這樣的時光。我們的觀點是，你實際上**必須**這樣做，這不是選擇題，也不是自我放縱，這是**關鍵**。你必須為了生活變得嚴肅而做準備，先花一些時間與你的朋友建立真正的連結。因此，在暑假的鐘聲敲響之前，讓我們看一下嚴肅的一面。

你可能有一群認識和關心你的朋友，你要做的就只是重建連結。你也可能沒有。你可能只有一些夥伴，他們是你的同伴，但不是朋友。它們是**不**同的。這就是為什麼男人那麼喜歡戰爭電影，這些電影充滿了深刻而有意義的牽絆，但是在嚴格意義上都是與情況有關的。工作上的朋友往往就是那樣，親近但不親密。就像是一起作戰的夥伴一樣，當戰爭結束後，一起作戰的夥伴往往不會再見面，即使你們有著輕鬆且非常真誠的友誼，分享咖啡、午餐、深夜和辦公室的日常事務三十年了。這也沒有錯，交朋友是生活中真正的樂趣之一，無論你是在工作、釣魚、打高爾夫球還是玩撲克牌，交朋友都很重要。但是你還是需要幾個真正的朋友，他們是你偶爾可以傾訴的人。不管他們是男性還是女性，都沒關係，但是你需要能與他們真正交談——不僅是在關鍵的時刻。

另外，當他們需要說話時，聽他們說話尤為重要。這是一種技能，但是我們的社會不會教我們。實際上，我們許多人對此都很笨拙，並且在學習曲線上的起點很低。因此，接下來是一些入門的知識。

首先，請放鬆。擔任朋友是邊緣系統的工作，很少需要動作。它與解決問題、提供建議**無關**，只有在極少數情況下需要承擔責任。這只是關於傾聽和關懷，就這樣。對我們大多數人來說，簡短、愉快，但對我們大多數人而言非常艱難。

讓我分享多年行醫的觀察。垂死的患者總是發現他們的許多朋友消失了。我想，我們所有人都對此感到內疚，這使我們感到羞愧，並傷害了需要我們的人。這並不是說人們很糟糕，通常也不是因為害怕死亡、醫院或生病——當然，這些往往會產生一定作用。這是因為感覺很尷尬。這是一件很有趣的事情，但是臨終之床使很多人回到了那些痛苦的學校舞會，男孩在一邊，女孩在另一邊，完全不知道該如何走到對面去開口邀請跳舞。人們只是不知道該怎麼辦。他們害怕問「你好嗎」，因為他們不知道該怎麼面對答案。

在我們的文化中，我們期望所有問題都要有解決方案。問這樣的問題，你也需要對答案負責。「你感覺如何，比爾？」「我快死了。很痛，我很害怕。」老天，這時你該怎麼辦？我的直接反應——我必須做一些**事情**——也許也是你的回應。比爾快死了，得**做**些什麼！

嗯，你所要做的，且你所能做的，就是傾聽和關心。這是友誼的神奇祕訣。你通常無須**做**任何事。你只需要在那裡且聆聽。每隔一段時間，你必須提出一些問題和非常少的有價值的建議，但就是這些而已。這是邊緣共振，無須任何解決方案。對於生活中大多數實際問題，沒有任何外部的答案是有價值的。我快死了，而且我很害怕。這是陳述，不是問題。你不需要負責給出答案，但作為朋友，你有責任待在旁邊和聆聽。一旦你意識到自己無須改變任何事情，這將變得容易得多。你也只需要向朋友要求這些，你應該讓他們知道。

我們希望你不要等到快離世時，才建立或強化真正的友誼。就像身體的肌肉一樣，邊緣系統的肌肉也需要努力鍛鍊。你說話時，實際上血壓會**上升**，而聆聽時血壓會**下降**。因此，盡你所能去分享自己的感受，並學習如何傾聽。如果你或多或少感到尷尬，不用驚訝，也不要放棄。潮水很慢，但是一直都在，所以開始游泳吧。

邊緣系統的最後課程是，成為一個團體的一部分代表著回饋給團體。利他主義是生物學的需要。當你回饋時，你將會對自己感覺良好，如果你不回饋，你將付出生物學上的重大代價。你天生就是如此，在你不需要的時候，仍會伸出援手，從而使部族成長壯大，因此，部族也會在你需要時隨時為你提供幫助。

令人擔憂的是，我們正在消耗我們的「社會資本」——社群願意不求回報照料自己成員的意願，包括公益供餐、在學校外面指揮交通、公民參與，以及組成一個社會的所有小事。因此，無論你已經走出經濟主流，或是仍在工作並賺取薪水，請尋找一些貢獻社會資本的方法。這樣做是為了你的邊緣系統的健康。你需要在團體中具有重要性。隨著年紀的增加，你通常會以婉轉但又不那麼婉轉的方式被告知，你不再重要了。但這太荒謬了，而且你也知道，所以做些有重要性的事情。

如果你有信仰，回到你的教堂、寺廟或其他宗教的聖壇。當小聯盟的教練、開校車、當游泳池救生員、為孩子們朗讀，或是任何你想做的志願服務，但是，要是自願的服務。你可能並不總是喜歡它，甚至可能覺得它無聊、乏味或令人沮喪。坦白說，我們不在乎，你的大腦邊緣系統也不在乎。你需要讓自己有存在感。

接下來，我將分享我們更重要的訊息之一，就是，你必須尊重自己，並每天珍視自己的生命。沒有人會為你做到這一點。當你退休後，你將無法獲得以前所得到的社會強化（Social reinforcement）。因此，以你的貢獻為榮，並以邊緣系統的貨幣來衡量它們。

順帶一提，我們認為這條路自然會帶你走向思考生命的精神層面的方向。克里斯和我最不感興趣的話題就是講道，但實際上，如果你不利用生命中的經驗來提出一些重要的問題，那麼變老和變得更明智又有什麼意義呢？

這就是情感的科學。你的大腦和邊緣系統有一億年的時間共同運作。你在大腦中屬於人類腦的部分，永遠趕不上它們，因此請停止嘗試，接受你擁有三重腦的這個事實，並努力滋養這三個腦。連結、投入和在乎。

連結與投入

—第十九章— 克里斯・克洛利撰寫

出於一些當時看來似乎非常不錯的理由，我很年輕就退休了，但是幾乎是立刻，我就覺得自己好像從懸崖落下。孤獨、悲傷和深深的罪惡感。請記住，當時我的婚姻很美滿，我成為一個自己一直夢寐以求的滑雪迷，我終於要開始寫書了。此外，我也賺了足夠的錢來寫書，那為什麼我會感到罪惡感呢？

當我回頭看時——透過哈利的洞察力——很顯然地，我少了以前的夥伴，以及感覺自己不像其他人那樣努力工作是問題所在。現在，我認為那樣的反應是愚蠢的，我應該珍惜這段可以玩樂的長期間歇期。但是，發揮自己在團體中作用的本能已根深蒂固，有意識地「有不只如此的了解」並不一定能解決問題。即使在今天，在非常好的新生活中，我**仍然**懷念與一群親密的同伴，一起全然投入從事法律工作……那就像是一起狩獵。跑到法院，整天像狗一樣對另一邊的人咆哮，小跑步回到辦公室後，開心地搖著我們的尾巴或舔舐傷口，一起工作到深夜。這到底有什麼好興奮的？讓我告訴你，任何事都比不上，這讓我每天都很懷念。不至於懷念到想回去那樣的生活，但我每天都懷念著。其中，我最想念的是連結和投入。

我寫書、滑雪，有很多計畫在進行中，但是直到哈利和我開始寫這本書時，我才發現到可與之比擬的事情。從某種意義上而言，這與我的舊生活相似。我們瘋狂地工作，享受彼此的陪伴，並得到了編輯、代理商和發行商的關注和支持，他們就像是我過去的同事和客戶。最重要的是，你可能已注意到，哈利和我都**參與其中**。強烈地投入，這本身就是一件幸福的事情。

一開始，我不打算提及寫這本書是一種連結和投入的形式。我花了這麼長時間才開始做某事，這有點可悲。而且這是一個奇怪的計畫，真的，這並不像是一個典範。沒有多少人會用尋找合作夥伴和寫書，來解決他們連結與投入的問題。但是當我意識到兩件事時，我克服了羞怯。第一，很多人將為尋找退休後的好計畫而奮鬥很長時間。第二，更重要的是，我的計畫沒有我想像的那麼狹隘以至於無法參考。畢竟，我真正做的只是想出一個計畫並找了一些厲害的人一起執行。然後我們像瘋子一樣一起工作。這個計畫可以像供餐的民宿那麼簡單，或是社區圖書館或熱狗攤。它的重點，它的樂趣和回報，是邊緣系統的連結以及熱情做某件事的投入。因此，找到一個夥伴並寫一本書，或是在你的社區建一座新的圖書館，或開一個熱狗攤。

如果我要指出我在早期退休生活的錯誤（那時我並沒有善用退休生活），我會說，我將退休視為休息或長假而不是新生活，這不是面對將會持續二十或三十年生活的方法。最終，我和希拉蕊從洛磯山脈回到紐約，基本上是回到了職場。我們想念紐約的老朋友以及所有這些，但是我們主要就是重新開始工作。我們仍然認真玩樂，並請了很多假，我不會為此道歉，我是一個老人，我已贏得這項權利，而且玩樂是很好的。但是，我們新生活中的主要魔力是我們的工作。如今，它是寫作而不是法律，但態度相似。我可能比你更像是以計畫為導向的人，但不要低估連結和投入的重要性。我們天生就是為此而設計的。

雖然我自誇我們最後拼湊出了美好的生活，我必須很快承認，我仍然對退休和脫離舊的團體有很深的感觸，以及在人生接下來三分之一的時間要建立新的連結和投入有多麼艱鉅。但是有一件事情引起我的注意：我在退休之前完全沉浸在以前的職業生涯中，這真是太瘋狂了。特別是當我的工作生活結束時，**沒有**其他愛好、社群和投入的事情，也就是說，沒有我在乎的事情和關心我的人。這是愚蠢的。在美國，如果你想要表現良好，你就必須對自己的工作有非常大的投入，並對此毫無疑問。但是，不要讓工作成為你**唯一**投入的事情，因為工作會消失。你需要的是可以持續一輩子的生活。合理的做法，是儘早開始你的計畫。今天就會是很好的開始。

另一件事情是，當你終於退休時，儘管付出了所有的努力，你還是會有些不順遂，但不要對自己太嚴格。就像在你五十歲時，生物學的浪潮對你不利一樣，幾乎同時，也有一個奇怪的**社會**浪潮會跟你對抗，儘管那可能是愚蠢的。因此，你可以為自己的任何成功感到自豪，包括嘗試所帶來的喜悅。實際上，在你生命現在的階段，忘掉傳統定義的「成功」吧。

在我們看來，現在的訣竅是參與其中，盡量試試看，有沒有擊中目標不重要。和你喜歡的人一起參與一項值得付出的計畫，這件事情本身就是收穫。如果這之中有賺錢或獲得名聲，那也很好，但這不是最重要的。哈利和我希望我們賣出幾套書，希望這本書對很多人有幫助。但是，如果我們只賣出少量，我們也已經從寫書的過程中獲得豐富的經驗作為報酬。這聽起來太偽善，你可能覺得是太誇張，但並非如此。嘗試是有用的，連結是有用的，投入也是有用的。

擁抱或枯萎

我們似乎到了討論的最高點，這不是本章應該開始的方式，讓我們回到開始，以更有組織的方式討論連結和投入。

讓我們看一些精彩的人口研究，這些研究透徹地分析不脫離社會、在人生下一個三分之一的時間不放棄連結的重要性。有成百上千的這些研究，它們證明了身為哺乳動物卻未能過哺乳動物的生活的可怕後果。專長心臟與飲食的迪恩·歐尼希（Dean Ornish）醫生，在他的精彩著作《愛與生存》（*Love and Survival*）中，有更多相關的資訊。他的假設是，愛可以拯救生命。他是對的。

第一項研究：上世紀初，當細菌理論剛剛出現時，曾有過一次知名的錯誤的研究，目的是在孤兒院中建立一個無菌的環境。在最先進的機構中，棄嬰被放在強烈消毒的小隔間中，除非絕對必要，否則任何人都不得抱起或觸摸他們。結果，他們陸續都死了。在一九一五年針對十個這類機構的研究中，所有兩歲以下的嬰兒全部死亡，是**全部**。結果，被抱起來、被抱住和擁抱對生命是很重要的。愛可以拯救生命。

你知道了並不會驚訝，這是我們哺乳動物的特性在發揮作用。它對兔子就和小孩子一樣有效。在另一項精彩的研究中，大量的兔子被關在籠子裡，籠子有到天花板那麼高。牠們被餵食膽固醇或某些東西，以研究斑塊的堆積，但研究結果卻有些異常。低層的兔子狀況比高層的兔子好得多。原來實驗室的人員很愛動物，而她不高，所以她會拍拍她伸手摸得到的那些兔子，並關心牠們，**而牠們血管中的斑塊，比身處高層的兔子少了60%**。為了驗證他們的懷疑，科學家將兔子從高處換到低處的位置。現在，那些可被碰觸到的兔子斑塊的狀況也改善了。毫無疑問，這是因為撫拍和觸摸。哈利告訴我，從動物研究中得出的人類的推論必須要謹慎，但是我的猜測是，如果你想要血管有更少的斑塊，更少的黑色髒汙和黏稠爛泥，請找人來拍拍你。如果她不高，你就坐下吧。

在談到哺乳動物時，你應該要記住，任何哺乳動物的接觸都會有幫助。一項針對近期心臟病發作者的研究，追蹤了誰有養狗和誰沒有養狗。正如哈利在上一章中所提到的，死於第二次心臟病的人，未養狗者的機率是養狗飼主的六倍。有時候，我會對安格斯感到不耐煩，牠是瘋狂的、難以滿足的威瑪犬。但是，在我讀了這些關於狗與健康的研究之後，我給了牠獎勵的零食，牠將其視為自己的權利，就像其他所有事情一樣。

出於很多原因，哈利最喜歡的一項研究是旨在觀察心臟病發作的患者，在使用稱為乙型阻斷劑（beta-blockers）的藥物後，是否能有效地避免再次心臟病發作。由於某些原因，該研究也識別並比較了獨居男性和非獨居男性的結果。主要的測試結果是，未使用乙型阻斷劑的男性發生第二次心臟病發作的可能性明顯更高。差異不大，但卻是重要的差異。有趣的事情是，獨居的男性發生第二次心臟病的機率，是非獨居男性的四倍！那麼，美國醫療機構對此有何反應？現在，幾乎所有好的醫院都固定提供乙型阻斷劑，但卻沒有人真正針對寂寞和隔絕提出問題，或是做任何改善。畢竟，那不是藥可以解決的。對此，哈利說，為什麼不做？這讓他抓狂，這也是他如此熱情投入這本書的原因之一。

寂寞是不定形且難以應對的事情，醫生和醫院都沒有被訓練如何處理寂寞。至今仍然沒有。但是我們可以從下一項研究中，看到**任何的努力**都能帶來很大的不同。加州有一項關於轉移性乳癌婦女的研究。參加者分為兩組，其中一組每週在互助小組碰面九十分鐘，持續六週，在會中討論她們的癌症、病情等等。對照組則否。互助小組碰面的時間不長，但是在女性參加者之間建立緊密的連結。坦白說，她們愛彼此並關心彼此。你猜怎樣？互助小組成員的壽命是對照組成員的兩倍。兩倍長的時間！這是以在連結和彼此投入上相對適度的投資，獲得非常可觀的回報。在決定人生接下來三分之一時間的社交結構時，你可能需要牢記這一點。

這類的研究很多，可以一直討論下去。研究顯示，孤獨者罹患潰瘍的可能性是其他人的兩倍。

研究顯示，未婚男性死於心臟病的機率，是已婚男性的兩倍甚至三倍。原來，最好的問題之一，是你的妻子是否向你**展現**了她的愛？如果答案是肯定的，那麼你的身體狀況就會好得多。所以，告訴你的伴侶你愛她。請她輕拍你，然後換你輕拍她，你們彼此都需要。你給我看看你的愛，我也會讓你看看我的愛。

順便說，獲得輕拍（仔細想想，還有愛），最好的方法之一，就是提出需求。我一直都這樣做。你不用讓自己應該獲得它們，你只要像狗一樣乞討就可以了。只要問出我最喜歡的問題：「那我呢？」但是，同樣地，如果你也表達你的愛意，就會很有幫助。如果你大方地輕拍你的伴侶，你也會得到更多。依偎也是一樣的道理。

眾所皆知，人口研究的範圍很廣，幾乎所有論述都可以找到相關的一項人口研究。但是，毫無疑問，這些研究綜合而言，其邏輯是無法駁斥的。人與人之間的接觸與親密，是身體健康的關鍵，若是缺乏則會有毀滅性的後果，而愛可以挽救生命。

社會讓一切更難

退休、從團體中脫離，很難。在最近的幾十年中，這個社會做了很多事情，使它變得不是更容易，而是更加困難。想想我一生中發生的巨大社會變化，從家庭開始，在一九三〇年代和一九四〇年代我還是個孩子的時候，家庭是真實的，家庭很大，而且非常、非常重要。你知道自己是誰，自己的位置在哪裡，因為在大多數情況下，你都深度參與家庭的事務。

我的狀況是，有著未離婚的父母和三個可愛的姊妹，以及很多其他親戚的支持，其中許多人在某段時間曾經與我們住在一起。我的祖母和外婆與我們住了很長的時間。在戰爭期間，因為缺錢，班叔叔和他的整個家庭搬了進來。（我的父親是比較成功的，他因此認定接納每個人是他的工作。）後來，埃斯蒙叔叔的生活狀況不好，他在生命的最後五六年與我們住在一起。

而開放的概念不僅限於直系親屬。一九四〇年代中期，出於未知的原因，班叔叔的朋友，一位名叫馬克斯·施韋貝爾的有趣紐約客就搬進來了。我認為他為班叔叔做過一些事情，而爸爸則是為了班叔叔。無論如何，他在餐桌上出現將近一年。「來吃飯的人，」我們會開玩笑地說。他是非常好的人。還有一位遠房堂兄愛德華，他是身高兩百公分高的海軍，在戰爭期間、年僅十八歲的時候出現在我們家門口，之後上大學時他就留下來了。然後，還有住在附近的親戚，經常會進出我們的房子。舉例來說，我爸的姊妹格拉迪絲嫁給了母親的兄弟弗格斯。在他們和他們的孩子身上看到一些自己的影子？我猜是的。哦，還有狗。曾經有六隻黑色的大紐芬蘭犬和很多的貓。一度還有一頭豬，這是因為戰爭的緣故，你懂的。我告訴你，這整個過程都是一場邊緣系統的盛宴，對我們所有人來說都是一種喜悅。

如果我能重現這樣的家庭，我會立即去做，然後再也不用擔心退休後該做什麼。我會經營這個旅館，煮飯、準備娛樂活動，並確保每個人都獲得足夠的輕拍。但這幾天這似乎可能性不高。我的一項長期計畫是，看看是否能在為時已晚之前做類似的事情，為我們的一些好朋友和親戚精心打造退休社區。我們等著看看吧。

另一個使退休生活不那麼舒適的社會改變，是小型城市和城鎮生活的衰弱。像我長大的城鎮塞勒姆（位於麻薩諸塞州）這類的城鎮並沒有消失，但是其精神已經被購物中心、超級市場和速食店所吸乾了。當我還是個孩子的時候，像塞勒姆這樣的小城鎮就是世界的真實中心，由當地人擁有並在當地運作，以造福住在那裡的人們。我們認識每個人，或者至少父親認識，警察、老師和商店裡的人以及人行道上的許多人，我們都認識。

那時留下來的人，付出的比現今的人多。自十七世紀以來，我的親戚就一直居住在塞勒姆和周邊城鎮。實際上，是所有這些人，除了一位勇敢的愛爾蘭祖父。兩百年之後，他出現在同樣位於麻薩諸塞州的丹佛斯，振奮了我們所有人。今天，我在紐約，我的兩個孩子住在西岸，我的姊妹們都在南部，只有兩個親戚住在塞勒姆一百六十公里以內的範圍。我很感激自己離開並過著迄今為止的生活，生活一直都很令人著迷，充滿樂趣。但是我告訴你，還有一些代價要付，而其中一些很快就會到期了。

也許我的家庭比某些人要深厚一些，但是七十年前，大多數人住在跟我類似的城鎮與家庭裡，我們都離開了。我們就突然走了，並改變了整個國家。我們離開了創建我們的核心家庭，並搬到了紐約或洛杉磯這樣的去個人化城市，在這裡我們可以與陌生人做愛或賺更多的錢。我們獲得更多東西，而且除了工作與一小部分的朋友，其他的人都不認識。我們做了有趣的事情，不是嗎？

因此，難怪我們會狼吞虎嚥地閱讀有關傳統社會的書，例如彼得・梅爾（Peter Mayle）的《山居歲月：我在普羅旺斯，美好的一年》（*A Year in Provence*），在法國的某處，那裡的每個人都認識其他人，並且總是進進出出彼此的生活。難怪我們會想和芙蘭西絲・梅耶思（Frances Mayes）一起坐在她《托斯卡尼豔陽下》（*Under the Tuscan Sun*）的家中，在義大利鄉村的某處，那裡的人對工作的投入非常薄弱，對家庭和社區的投入卻如此深刻。難怪我們花了數百個小時觀看重播的《六人行》（*Friends*）或《歡樂單身派對》（*Seinfeld*）影集，劇中的角色們過著豐富、和他人連結緊密的生活。我們懷念和家人朋友之間的連結，因此我們在電視上一小時又一小時地觀看替代品，而且常常是一個人看。

電視有點像是那些實驗，他們會把一隻孤兒黑猩猩寶寶跟包裹在枕頭裡面的時鐘，一起放在籠子裡面，觀察牠的狀況。可憐的小傢伙會整天抱著枕頭，因為枕頭有「心跳」，也因為牠是如此的寂寞，牠希望這是牠的母親。我們看著電視裡演的生活，就像黑猩猩的枕頭時鐘。如果你想一下這件事情，你會想哭。

好吧，心碎夠了，我們該做什麼？嗯，我們將為自己創造生活，不管有多難。但是這沒有固定的處方，沒有明確的想法，一套做法肯定無法符合每個人的狀況。因此，這裡有一些概念，一些其他人已經做的事情以及一些方向。我和哈利對此的把握，比我們對運動和營養的把握要少得多。不是因為這比較不重要。不是。只是因為答案很難找到。哈利和我唯一的清楚訊息是：努力去做。向他人伸出雙手並堅持下去，盡可能地愛他們，並從他們那裡得到盡可能多的愛。時時刻刻，只因這是如此重要。如果你有什麼好主意，請到網站告訴我們：www.youngernextyear.com，我們會將它傳遞出去。

不要完全退休

我們聽說過的最受歡迎的解決方案之一——我們也發現這對很多人並不適用——是繼續從事習慣的工作。如果這份工作是你的現代生活運轉的重點，那就不要放手。無論是兼職、全職還是非經常性的工作，工作似乎都可以給人滿足感，即使是年紀很大的人也是如此。幾乎每個這樣做的人都喜歡這樣，不是所有人，但是很多人都喜歡這樣的生活。工作的內容是什麼似乎並不重要。前幾天晚上，我們去了一家我常常去光顧的餐廳。我向調酒師吉米打了招呼，他是一個不錯的人，現在七十出頭，我們已經認識二十年了。我告訴他這本書是怎麼來的，並談到了他的身體健康和開朗。不用多問，他說：「工作。毫無疑問是因為工作。雖然沒有必要，但是我每週有三個晚上會在這裡，這使我繼續前進。」

我忘了我在哪裡看到的，可能是美國《六十分鐘》（*60 Minutes*）節目，內容是關於一家僱用老年人的工廠，包括一些年紀真的很老的老人。很明顯地，他們對於雇主和其他員工都提供很大的幫助。關於他們是否**年紀太大**以至於不適任工作的評估，是他們能不能走上樓梯台階。就這樣。如果他們能夠走上台階，他們就可以繼續工作，而他們也做到了。我認為經營這項業務的人是天才，大家應該要模仿他們。

同樣的建議來自非常不同的人，我的律師事務所前輩，過去四十年來他帶給我很多生活中的快樂。他現在已經九十四歲了，他是充滿活力、投入和樂趣的指標。我不必問出問題，他一聽到這個計畫，就立刻用他一直以來強而有力的語氣說：「工作！你必須有工作做，否則你會死。我在七十歲必須退休，但我到處看看，並挖掘了這些計畫：環保業務（保護哈德遜河的免費訴訟服務）、我的小圖書館（為建設公共圖書館而籌集資金、規劃及進行政治活動）等計畫。這些計畫使我活著。還有那艘船，有一部分要感謝你，那艘船對我仍然意義重大。」

船是個好故事。他喜歡航行，但是在他八十幾歲的時候，駕船開始有點力不從心，他決定把船賣掉。他說：「你知道的，我可能正在轉絞盤，然後腳一滑就從一邊掉下去。」我安靜了幾秒，然後說：「那又怎樣？」他笑了很久，並留下了船。他現在還是一直在航行。

他現在九十四歲，每天運動，花時間在他的無償訴訟案件，他是一個充滿熱情的人，也是一個很有趣的人，而且，他並不害怕。去年他差點死了，跟心臟有關，我問他是否害怕。他想了一下，對這個問題感到興趣。「不，我並不害怕。我當然**擔心**，但奇怪的是，它並不特別可怕。」

他聳了聳肩。「那感覺……都還好，我並不會驚訝。這只是……我不知道，我沒有多想。」後來，當我們的碰面快結束時，他說：「聽好，你一定要跟他們提起工作。我知道你很在乎運動，我也是，但是工作，一個**計畫**，是最重要的事情！」

即使是那些相對成功的人，「工作」這個解決方案仍然困難的是，他們已經習慣了承擔某種難以從退休後的工作中獲得的責任。退休後的工作並不如退休前緊張，並且可能有相當多的一般性工作。儘管如此，定期做志工仍然是許多人最滿意的事情之一，為他們創造了一個美好的世界。一項有關該主題的研究：在研究期間，每週做一次志工工作的人，死亡的可能性降低了**兩倍半**。一項針對年輕女性的研究：在研究期間未擔任志工的女性中，有52%罹患嚴重疾病。那志工呢？36%。歐尼希博士得出了一個很好的結論：「就像慢性壓力會抑制你的免疫功能一樣，利他行為、愛心和同情心會增強免疫功能。」你們都讀了哈利所寫的章節，對此不會感到驚訝。我們的大腦邊緣系統與我們的身體健康與幸福有這麼大的關聯，這難道不神奇嗎？我們的邊緣系統很努力地工作。

有薪工作有很多值得討論的事情。當你收到薪水的時候，你知道自己是有價值的。而且天知道，我們所有人退休後都缺錢。大多數兼職工作都比較沒什麼重要性，我很難克服我的自尊心去做這些工作。但是，我想我錯了。我出色的連襟是哈佛大學的畢業生，他在第二次世界大戰是戰鬥機飛行員、獲得海軍十字勳章的殊榮，他現在八十幾歲，在佛羅里達州做著將食品雜貨裝袋的工作。他熱愛他的工作，熱愛和別人接觸，熱愛有事情可以做，並很高興可以賺一些錢。他是美國最優秀的男人之一，一位真正的英雄，而他在包裝食品雜貨。他們很喜歡他在店裡，為什麼不呢？

一個大有可為的地方是學校。他們需要運動的助理教練，當然也需要輔導人員。對於老年人來說，傳統的事情之一是照顧年輕人並提供他們指引，比起這項重要的工作，其他的工作可能更糟糕。我有一位好朋友的工作，是駕駛校車。

這個小建議可能會對你有很大幫助：學習使用電子郵件。你會驚訝於我的高中同學們，現在是如何來來回回地發電子郵件給彼此，討論世界上的所有問題。如果電視是一種孤立的、有毒的科技發展，那麼電子郵件則相反。它使許多人得以和其他人進行緊密且有意義的聯繫，包括很多在人生最後三分之一時期的人。

用另一邊的腦袋過你的第二人生

我個人認為，不為了工作而工作，而是將你的休閒興趣或熱情轉化為工作，對你是有益的。更具體地說，遠離你的工作生活和舊的工作角色，去做一些全新的、不同的事情。例如，如果你身上還有著藝術家的喜好，請好好培育它，試著在不同的世界生活一段時間。

我自己就是這樣，從紐約辯護律師的專注生活，變成了山區的作家。就像我說的，我非常想念我以前的生活，但是最終，我真正地投入了新生活。我抱怨孤獨，但是我的新「工作」使我的生活變得**有趣**，這是再幾十年的律師工作也無法帶給我的。即使我是一位非常出色的律師，而作為小說家我運氣並不好，但這仍然是事實。

我特別喜歡這個概念：在生活的不同部分，使用大腦的另一邊與應用不同的天賦。我們之中的許多人，不得不壓制我們自己的某些東西，以在其他事情上取得成功。我們許多人放棄了寫書、畫畫或研究，以成為律師、商人或我們所做的任何職業。嗯，你可以思考一下，看看你所遺棄的那一面是否還有剩下什麼。我有一個在投資銀行工作的好朋友，後來成為一位優秀的水彩畫家，他到處旅行繪畫，而且很喜歡這種生活。我的一位律師朋友成為紐約大都會藝術博物館的兼職導覽員。其他的人寫作，其中有幾位成為學者。

談到轉換方向，我有一個好朋友，她獻身於擔任母親與受僱的照顧者已經有二十年了，她最近決定走出舒適圈，走入競爭激烈的商業世界。以她的年紀這不容易，但她做得還不錯。事實證明，她有很強的敏銳度。而她事業有成的律師丈夫正朝另一個方向高興地邁進，進入競爭較少的生活。這似乎可行。順便說一句，一定有很多嬰兒潮的婦女在另一半照料家務與寫小說時，不介意嘗試一下做生意。如果你能克服刻板印象的觀念，這或許是一個好的改變。

使用另一側的大腦，並不一定就代表藝術。前幾個晚上我遇到一個人，他一輩子都是公司的法律顧問。他的外表也像是如此，襯衫從上到下扣好釦子、禿頭、戴眼鏡，與其他與此相關的事物。我問他，退休時都在做什麼，他說，他每週在臨終安養院工作三天，為即將臨終者服務。當問到他實際的工作時，他說：「抱著他們。你大多時候只是抱著他們。還有讀書給他們聽，他們也喜歡那樣。」哇。當你遇到麻煩時，沒有幾個公司法律顧問會抱著你，但這就是他退休後的工作。他不是吹牛的人，但他在談論退休後的工作時，他絕對是在**發光**。這與他過去的生活有些不同，不是嗎？它**滋養**了他。它是新的、與眾不同的，並且滋養了他。這就像是在你的田地輪作作物。輪作你的作物，你會獲得更好的收穫。

把社交生活當成例行工作

在我們六十幾歲和七十幾歲時，有一種可怕的誘惑，是只在鄰近的地方購物，並盡量縮小我們的生活範圍。在大多數情況下，退休已經做到了這一點，我們很容易隨著退休而讓生活變得越來越狹隘。嗯，拜託不要。哈利已經解釋過原因，這會殺死我們。如果我們要贏過那討厭的浪潮，就必須在鍛鍊身體的同時，也大力「鍛鍊」我們身為群體生物的社交天賦。這代表著朋友的增加、做更多的事情、走出去並參與其中，以及培養和維持我們所擁有的朋友。當然，家人也是一樣。他們並不都完美，隨著年紀的增加，我們往往也會變得更具批判性和任性。我們很想對某某人說「去你的」。哎，請不要這樣做，我們負擔不起失去任何一個人。

還有，你可以打高爾夫球。這可能不是很好的有氧運動，但卻可以在風光明媚的氛圍中和你的朋友好好聯繫感情。球賽充滿了無限的魅力，在你追求比賽的所有時間中，你還從朋友那裡得到了一次邊緣系統的洗禮。人們嘲笑打高爾夫球的老男孩，但這是一個錯誤。重點是連結，對於許多人來說，這也是可以增強心智的一種熱情。

你只需要說「好」

隨著年齡增加，人們有種可怕的傾向，是對事情說「不」。我們真的不需要有這些或那些反應，這都只是在找麻煩。當然，除了一些我們真正需要做的事情，我們更要做幾乎所有可以使我們與他人互動的事情。因為，正如你現在所知道的，人與人的連結可以拯救生命。因此，在你再次充實自己的生活之前（也許在那之後也是），當有人建議做某事或尋求幫助時，請你將自己的回答預設成「好的」。對晚餐聚會說「好」，對協助舉辦收集馬鈴薯的比賽的請求說「好」。對所有事情都回答「好」。

一個簡單的例子，不久前，有人詢問我，要我統籌我們第五十屆高中同學聚會。嗯，這是一項枯燥且吃力不討好的工作。此外，我在高中生活中也沒有度過什麼最美好的時光，我也沒有和許多學校的朋友保持聯繫。無論如何，我回答「好」，而且做得非常認真。我寫了很多封信和幾百封電子郵件，打了幾十通電話等等，甚至在全國組織了六次聚會前的餐會，我自己都感到驚訝。我結識了一些新朋友，並與一些老朋友重新建立了聯繫。這包含許多的工作，這可能沒有對任何偉大的事情帶來太大的改變，但我很喜歡。

成為發起人

你可以超越總是回答「好」的模式，成為那個建議事情的人。擔任那個提出詢問的人吧！你有的是時間。所以，就成為那個傢伙吧！開始打電話，不要因為你的朋友答應後就忘了而煩躁。這就是發起人的意義所在。緊追他們，使之成為現實。你正在建立一種生活，沒錯，這很難。當然很難，看一下你所押的賭注……你還期望什麼？

只需要一個人或一對夫婦，就能讓很大的事情發生。還記得我提到的那支自行車隊嗎？我們現在已經十年了，這是我們很多人在一年中所做的最好的事情之一。這結果全部都來自一個想法與一對夫婦的大量工作。他們想出計畫，他們打了所有電話，他們統籌食物、住宿、交通。我們就出發了。好吧，要變成他們沒有任何魔法。這就是主動性、努力工作和一點魅力。做吧！你的時間還需要花在什麼重要的事情上嗎？讓我猜猜看答案：沒有。

順便說一句，金錢不是這一切的主要重點。組織自行車隊、越野滑雪小組或游泳小組的重點並不是金錢。你可以用任何你想要的方式去達成。難以達成的是繁瑣的工作和維持幹勁，而它們都是免費的。通常，有錢和豐富的社交生活之間幾乎沒有關聯。別忘了，剛從大學畢業的孩子最擅長社交生活，而且他們沒有一毛錢。他們所擁有的，是強大的動力去認識並彼此相愛。嗯，你也是，也許不是彼此相愛，而是將小組組織在一起，建立連結。這些連結將在你人生接下來三分之一的時間中拯救你。所以開始做吧，組織一個自行車隊、一個讀書會小組、一個撲克牌之夜，一個高爾夫球隊，一個政治行動小組。任何的事情皆可，它們都是有價值的。

另一個重要的是生活的精神層面。哈利和我完全意識到這在你和我們的生活中有多麼重要，但是這一次我們沒有信心去冒昧討論這個議題。此外，那需要寫另外一本完整的書，而不是放在本書中的其中一章。我只說一句話就夠了：有意義的精神生活幾乎就是你所需要的，這可能會使你擁有的其他一切都變得更好。我有一個老同學，他曾經是一位出色的運動員。儘管我盡了最大努力鼓勵他，他近年來仍然沒有做太多身體上的努力。但是他確實擁有豐富的精神生活，這是他和妻子意念的核心。他們過得很好。我認為，如果他再開始鍛鍊，他會過得更好，但是呢，他的精神生活就可以發揮很大的作用了。

哦，你還記得本書的第二章嗎？那是我詢問「你的妻子好嗎」的那章，還有你的愛人、你的朋友或你的黃金獵犬？還記得要瘋狂愛一個人，所以她可能會愛你？你當然記得，讓我再回到這個話題。因為如果你碰巧有去愛的天賦，這種連結和投入有非常好的效果。

在你對邊緣系統的需求有新的理解的情況下，讓我重複第二章的建議；如果你有還過得去的關係，將你的愛心投入其中，並嘗試獲得許多回饋。如果你單身，環顧四周，將你自己奉獻給陌生人，建立關係。拒絕並不像你曾經想的那麼重要。就算你對親密感沒有感覺，你還是需要這麼做。在這個年紀，你的笨拙是討喜的。當你願意行動且想要感受邊緣系統的作用，就養一隻狗吧，我想，或是一隻反應熱烈的兔子，你不會受傷的。或是愛你的孫子，他們都是有益的，而且喜歡不帶偏見的愛。你的工作，不是讓他們成為像樣的人，這是他們父母的工作。你只要愛他們就夠了，就像他們是黃金獵犬一樣。就需要愛和給予愛而言，他們確實和黃金獵犬相同，你也是。就這樣做，然後互相依偎，你看起來不會像你想的那樣愚蠢，並且你會感覺很好。

第二十章　早晨的謎題：全新的性生活

——克里斯．克洛利撰寫

好的，接下來是你們之中的某些人，從一開始就帶著希望或恐懼在等待的章節。這章是關於你人生接下來的三分之一時間中的性生活，而我和哈利認為，你的性生活將會非常棒。一如往常，嗯，我有好消息也有壞消息，還有更多驚喜要告訴你。我很高興地報告這個好消息，這是你希望聽到的。在我們的餘生中，我們大多數人都會是性和感官的生物，只要我們想要，就可以幸福快樂地做愛，差不多到我們離世的那一天。感覺好多了？很好，你應該要感覺良好，事情確實會比你聽到的要好，比你勇於期望的要好，尤其是如果你做我和哈利所告訴你的事情。

我們很快就會談到壞消息，但首先，我要請你注意在好消息之中，藏著某些狡猾律師的語言。我們能夠盡可能地做愛，「只要我們想要」。嗯，這就是問題。事實是，我們不會像以前那樣「想要」那麼多。已經愚弄了我們五十年的性慾，最終重要性將減輕。使我們難以融入禮貌的社會，自從我們十二歲起就瘋狂潮起潮落的罣固酮，現在退潮了。而你，你這個老傻瓜將會對此感到煩躁，因為你一直以來都很享受當一個對性狂熱的人，你覺得自己會像瘋子一樣想念它。好吧，你也許會吧，但我對此存疑。這取決於當時間來臨時，你如何看待它，而我想，我知道這事情將會如何發展，我猜測，你根本不會注意到。讓我告訴你一個個人的、噁心的故事。這是本書中最私人且可能最令人尷尬的部分，幸運的是，這是這章唯一的故事。

十五年前在紐約一個柔和的五月夜晚，凌晨一點的時候，我正站在西城的一個狹小、黑暗的公寓裡。這一天的下午我從去歐洲的商務旅行飛回來，去了辦公室，然後直奔我剛剛才結束的長時間晚餐。我五十五歲，有二十六個小時都是清醒著，我因疲勞而**蒼白**。幸運的是，旁邊就有一張床。不幸的是，這張床不是我的，它屬於在公寓另一端邊沖澡邊哼著歌的女孩。這些日子是我漫長約會生活的最後一段時間，我問自己，當我求她今晚去吃飯時，我在想些什麼。她愉快的歌聲是嚴苛的提醒。

她住在一間臥室在閣樓的工作室，閣樓由一組垂直的木梯進出。我決定在床上等。當我赤裸裸地，在夜晚往上爬時，我裸露的身體碰觸到每個梯階。不是你可能想到的那樣，我指的是我的肚子。我圓滾滾、疲累的肚子。就像克里斯多福．羅賓的小熊維尼砰然作聲走下樓梯一樣，差別只在於我是爬上去，而且木梯很陡峭。就像我是受難的約伯一樣，我每一步都問我自己：「主啊，還要多久？我還必須爬這梯子多久？」

閣下，當我們都受夠了的時間會到來，這個時間終究會來。而我們不再想要，無論如何，現在不要。我們只想要爬上床，然後**睡覺**。這個時間將來到你身上，你會只想上床睡覺，然後不管了。

而且，你將不會為自己消逝的性慾而後悔或不滿，你根本不會有那些感覺。你將只想要你想要的，然後你會得到你想要的。這會有多糟？

請記住，性生活絕不會消失，正如其他人所說的，當它出現時，它會照原樣進行。性行為本身也往往和過去同樣地激烈，你會同樣地享受。哈利和其他人告訴我，這種情況永遠持續下去。療養院被認為是「溫床」的……嗯，溫床，令人驚訝但真實。當我的弗格斯叔叔九十四歲且身體不好時，他想娶一位照顧他的護士，讓他們「溫暖的活動」更名正言順。這些事情一直在發生，因此，你不必擔心很快就要揮手與自己的性器官先生道別，他可能不像以前那樣經常出現，但是他會出現的，而且他會充滿樂趣，他還是跟以前一樣是個好相處的傢伙。

讓我在好消息方面解釋得更清楚些：人生接下來三分之一時期的性生活和感官生活的強烈和愉悅，讓我驚訝且高興。像你們之中的許多人一樣，我也認為一切都會消失，或者變得非常噁心和尷尬，以至於沒人願意想到那畫面，更不用去做了。錯！這並不令人噁心，這也不尷尬。當它出現時，還是那個讓我們在五十年前高興大喊的同樣魔法。當你的身體健康且體態良好，你可能會發現自己有時會利用自己的體力高峰在早晨做愛，而不是在半夜。就像它會令你滿意地定期發生一樣，如同往常，不論任何時間，它都會是開心的事情。

沒有性生活的時候，也不用覺得是世界末日。讓我在這裡插播談談古老的擁抱藝術，由於某種原因，哈利對擁抱非常重視，而他是對的。正如他所說，我們是群體動物，身體上的親密關係對我們和對貓、狗都一樣。觸摸是一種原始且非常重要的享受，每天都可以做。你可以脫下衣服，然後在原地打滾。如果你想，你可以做愛，但無論怎樣都要做觸摸。如果你覺得害羞的話，就把觸摸當成工作做吧，這對你有益處。或者，如果你幸運地了解它有多少樂趣，就為了單純的觸摸享受而做。前戲曾經是為了慢慢營造氣氛以進入主要的活動，前戲現在仍然是個好主意，前戲本身就是享受。我們是群體動作，彼此依偎吧。

給老男孩的另一個提示：放慢腳步。花更多的時間為她著想，你已經不再倉促了，而她從以前到現在都不倉促。讓我們一起爬上那座山頂，然後在甜蜜的驟降之前先看看四周。你會喜歡這樣，而她也會。如果你以前是一個粗魯、只顧自己的畜生，以至於年輕時錯過了放慢腳步的樂趣，你現在可以放慢腳步了。你有的是時間。

準備好接受壞消息了嗎？好的。我們之中有些人會出現可怕的勃起功能障礙，就像電視節目的劇情，與參議員鮑勃・杜爾（Bob Dole）、和邁克・迪特卡（Mike Ditka）以及其他幾百萬人一起。這是真正的問題。當你**想**做卻不能做，這是多可怕的一天。從我們年輕時，我們就時不時就會發生這種狀況，沒有人喜歡這樣。這**糟透了**。對於六十幾歲、七十幾歲與更年長的男人，這種情況更為普遍。令人心碎。

但是，在這條路上你可以找到有用的幫助，是在那片漆黑天空中的兩塊藍色補綴。首先，所有我們一直在吹捧的有氧運動，都是為了改善你的血液循環，你還記得吧？你猜怎樣？勃起功能障礙與流入陰莖的血液循環不良有關。因此，普遍來說，你為了建立強大的有氧基礎而為自己所做的那些好事，對於懶洋洋的小狗有雙重功效。牠很快就會豎起耳朵，尾巴搖擺著，鼻子濕了。然後，如果這行不通，威而鋼及其類似藥物對大多數男人都是有效的。

其實，我聽過有人抱怨威而鋼不會引起性慾、不會引起性衝動。但這是錯誤的，首先，這不是它的功效。它的工作，是當你感覺到性慾的時候，讓你有能力可以做愛，並且在這方面效果非常好。其次，因為我們是易受影響的生物，所以它具有很強的「擴及」效果：強烈的勃起通常會引起性慾，通常會帶來美好的性愛。我們不是在這裡做醫療產品的商業廣告，但是威而鋼及類似藥物效果太好了。現在，有些年輕人也在服用，我認為這是有原因的。一段時間後，你只要看到藍色的小藥丸就會振作起來，你的思想會變成裝了頑皮思想的狗碗。你是幸運的人。

然後，這是一個不同而更重大的問題：假設你不在乎，沒有性慾，然後呢？好吧，讓我們來談談。缺乏興趣可能來自許多不同的原因。些微黑暗的是，有很多已婚美國人幾十年來都沒有性生活。完全健康、正常的美國人曾經像兔子一樣發情，但現在不再這樣了。不是因為他們年紀大，或沮喪，或其他原因，只是因為他們幾年前就擺脫了這種習慣。他們可能會，也可能不會，在這個階段開始思考這件事情，但這不是一個老化問題，也不在本書的範圍之內。哈利和我總是說你**必須**做這些、做那些，也許我該說，性對於好生活並沒有其必要性。性生活會有很大的幫助，但不是非要有性生活不可。運動是必要的，正確的飲食也是必要的，還有連結和投入。但是，如果你想要，沒有性生活的元素，你仍可以有絕對滿意的生活。這不是我們的建議，但是這情況非常普遍且完全可行。

話雖如此，讓我們很快地說明一下，性愛所有的部分，對你都絕對有益。而且，在合理範圍內，越多性愛越好。現在，你已經大概熟悉了由於運動等原因讓治療血清在血液中傾瀉的概念。而無論你是否達到性高潮，進行身體上的親密接觸都會觸發大量的優質化學物質，漫布到你全身。性愛不只在進行的時候感覺良好，還可以使你整體都感覺良好。它本身就是出乎意料的一種好運動，發送出大量歡愉的訊號。性愛不是萬能的，但還不錯。最後，我們天生就是被設計成要有性生活，因此，偶爾做愛並不是件壞事，它會讓你的表皮光滑，並沖洗你不良的血液，這是利用你時間與你達爾文身體的好方法。

如果性愛和感官滿足對人如此重要，那麼也許我們該多談談人們在人生接下來的三分之一時間中，不做愛的原因，以及若要說的話，可以採取的措施是什麼。在此領域中，外觀的重要性比大家期望的還高。若是你仔細思考，這並不奇怪，我們對自己外表的許多不安，都來自於希望自己更有性吸引力。因此，如果你認為自己太胖、太醜和討人厭，以至於自己上床共眠都感到厭惡，更不用說和其他人共眠，這將大大降低你和別人調情的意願。自我形象很難處理，但是透過運動和健身就可以帶來很大的改變。保持適當體態，這個問題可能就消失了。六十歲的你不會看起來像一個三十五歲的模特兒，但這沒關係。訣竅是讓自己看起來像一個健康的六十歲的人。就像之前所說的，六十歲的人是健康的人還是垮了的老人，兩者之間存在很大的差異。如果你已經七十歲、八十歲或在任何歲數，且體態維持良好，你就不會認為自己不有趣。是的，在美國這樣乏味的國家，人們甚至會對一位看起來健康的老人而感到興奮。如果你在老年時是單身，這對你有很大的幫助。而且由於男人愚蠢地比女性早死了五年，所以有大量的女性正在找尋某個人，而那個可愛的人，可以是你。

現在，廣告客戶愉快地提出了一種觀念，即年長者仍然具有吸引力。他們在廣告中放了越來越多的老男孩和老女孩的照片。當然，他們有別有用心的動機：你們這些老化的嬰兒潮世代都有錢可以花。但是沒關係，透過大量的花費，現在，我們所有人都已被成功教育，認為老人的狀態看起來還不錯。還記得嗎，當你還是個孩子的時候，沒有人會相信超過三十歲的人，更不用說效法了？好吧，看看現在的雜誌、電影。想想電影《愛你在心眼難開》（*Something's Gotta Give*），裡面的傑克·尼克遜（Jack Nicholson）和黛安·基頓（Diane Keaton）都五十幾歲了，而她在劇中把衣服脫掉後，看起來狀態很好。廣告客戶認為我們全**都**看起來狀態很好。我也這麼認為。

另一件事是，我們的喜好不斷在變化。你還記得嗎？當你二十歲的時候，與四十歲的人做愛的想法很掃興，那如果不是愚蠢和錯誤的，就太豈有此理了。我敢打賭，你現在認識一些四十幾歲與超過四十幾歲的女性，而且你覺得她們看起來都很好看，說起來，你甚至願意和她們做愛。誰是有魅力的？誰可能成為你的伴侶？隨著你往前進和變老，這些問題的感覺也在變化中。這不僅是關於有什麼樣的可能性，以及誰有空，隨著你的年齡增加，你對於他人是否有吸引力和是否有趣的感覺，也隨之改變。而且，年齡越老越有趣。無論如何，你不必為此煩惱。它就是發生了，但卻使你的生活比你預期的更加有趣。我上週末去上瑜珈課。也許有什麼我不知道的、奇怪的選角活動。那個房間裡充滿了我很長一段時間以來見過，身型最好、最漂亮的女人。科琳教練四十四歲，是地球上最美麗的女人。但不只是她，還有很多。因為我今天正在寫這章，我才想到，她們幾乎都在四十、五十和六十幾歲的時期。她們都是很棒的人。好看、強壯，且**非常地努力**。我並不在乎這些，你知道的，但這讓人很放鬆。知道外面有一些好看的人並不是年輕人，我感到很安心。

關於感覺的最後提醒。你還記得你大概十四歲時，意識到自己的父母仍在「做那件事」嗎？你嚇壞了吧？在他們這樣年紀的人還在做愛，這個想法讓你覺得很噁心，因為性愛是保留給跟你同年紀的人。好消息是，性愛仍然是保留給跟你同齡的人，無論你恰好跟誰共眠。

總結，我們是哺乳動物。我們生來就是為了做愛、玩樂，和另一個人互相依偎，這就是我們。我們既是**感官的**生物，也是有性行為的生物。我們渴望的是親密感以及性愛。爬蟲動物只想交配。哺乳動物想要親密。閣下既是爬蟲動物，也是哺乳動物。你有冷酷的、迫切的需求，但你也是喜歡摟摟抱抱的可愛小動物，你是專為與同伴一起滾動而設計的。我們的建議：隨你想要地做愛。然後，當爬蟲類的瘋狂消退時，當個哺乳動物，擁抱吧。

—第二十一章— 克里斯・克洛利撰寫

最新的事情：明年更聰明

在我小時候，每個人都**知道**我們出生時就有一定數量的心智彈珠。更糟糕的是，我們被警告說，在三十二歲以前一定要完成諾貝爾獎，或完成其他任何事情的基礎工作，因為從三十二歲開始，我們不可避免地將開始失去我們的彈珠，我們的心智會開始降低。這是世界上最可悲的事情。你正坐在廚房的桌子旁，聽到身後傳來陣陣嘎吱聲時，果然，那是你的一顆彈珠落在了廚房地板上，正往老鼠洞滾過去。當你到了我現在的年紀時，你正坐在同一張椅子上，你可憐的另一半正在擦拭你臉上的唾液，因為你，閣下，你失去了你的心智。**太糟了！**對這種命運的深刻認識，使所有老化的人和大部分人的生命都遭受沉重打擊。死亡不會離開，但對於很多人（包括我）來說，失智症更糟。而且威脅**似乎**已變得越來越嚴重且更加真實。部分原因，是我們的壽命更長，失智症這種老化疾病，發生在我們身上的機率更高。部分原因是在某種程度上，我們更擅長發現它，但是無論出於何種原因，阿茲海默症和其他形式的失智症發生在越來越多的美國老年人身上，已經達到流行病的水平。以及發生在年輕人身上，因為它發作得早。最糟糕的是，我們被篤定地告知，我們對此絕對**無能為力**。**好恐怖**，這是所有老化的黑暗陰影。**哇！**

好吧，這裡有個好消息：這很多都是胡扯。不是全部，但有很多。而且，與以前的觀點相反，你對大腦隨著年紀增加的運作狀況，與是否完全陷入地獄（換言之，阿茲海默症），具有極大的控制權。隨著年紀的增加，確實有強大的力量在削弱你的智力，就像有強大的力量希望你的身體崩壞一樣。但是，就像你的身體一樣，有一些事情是你可以做的，你可以從行為改變，然後從根本上放慢，甚至在某些情況下，扭轉失去的心智，這些事情可以是運動技能（協調方面）或認知技能（理性思維）。同樣地，你的心智無法成長也是不正確的。你有大量的心智成長，你只需讓新細胞的生長達到最大值，並採取措施確保它們一出現就可以正常工作。簡而言之，要避開失智症並最大化地發揮認知功效，有很多事情是你可以做的。這，真是個好消息。這就像是你在本書中了解到的讓身體保持年輕的知識。什麼都不做，隨著年齡的增加，你的身體就會崩壞，一些認真的行為改變，你的身體就會改善，或至少不會差那麼遠。你的心智幾乎完全一樣。

關於心智退化的事實是，你一直有新的心智成長，但是成長多少取決於你。因為它受到本書所說的核心要素影響，也就是，你做的有氧運動多寡。你做的**有氧運動**越多，你新產生的腦細胞就越多，也會變得越聰明。順便說一句，稱它們為**腦細胞**和稱其為**智慧**都是錯誤的，這一切比這些詞彙更複雜。關於大腦的一切都比這複雜，但是我們暫且稱其為腦細胞。然後，這些新的腦細胞的運作狀況的問題。運動和本書提及的其他法則，對這個問題有重大的影響：**你與他人的連結多深？你對**

他人投入多少？在最高階的使用上，你花了多少時間**使用你的大腦？**這對失智症的所有影響都很驚人：這只是一個初步的數字，但是現在最好的看法是，**無論你的遺傳基因，你都可以將自己罹患阿茲海默症的風險降低約50%**。在這個被告知我們面對阿茲海默症無能為力的世界裡，這不算太差，為此所經歷的諸多麻煩肯定是值得的。在我的年紀，你會看到有如此多的朋友罹患阿茲海默症，且這個疾病很無情。我不想陷入那樣的困境。我問過我所有的醫生，包括哈利，他們都說我不會有阿茲海默症。對我來說，這是好消息，而且孩子們，這不是因為基因。我父親曾經歷毀滅性的失智症，歷時可怕的五年。我沒有失智症，而且我（被告知）不會。這是因為我的生活方式，因為所有我所做的愚蠢運動，與過著高度投入的生活。你也試一試吧，這是有用的。

本章中的建議——更重要的是艾倫．翰彌頓（Allan Hamilton）在下一章的建議——不僅和老化與失智有關，而是關乎任何年齡的人，與他們如何透過行為的改變使他們現在就可以變得更聰明、更有效率。這可能是我們全新章節中最重大的資訊，因為這適用於每一個人。做劇烈的有氧運動（以及，與他人建立連結並投入）可以提高你的認知效率（也就是你的聰明程度），無論你幾歲，都可以提高10％。更聰明10％，這是真的嗎？是的，這可以是真的，而且這就是真的。

你認為變得更聰明10％很重要嗎？你一定覺得重要。高階主管、律師、醫生，與我們所有人，幾乎都會為願意為了這種競爭優勢而竭盡一切。要達到成功和擁有美好的生活，有比基本智力更重要的事情，但這也不會有什麼損失。如果有一種藥，我們服用後，將使我們有作用的智力提高

10%，我們會願意為此付出**任何代價**嗎？並冒著可怕副作用的風險？當然。

令人高興的是，我們無須面對這個抉擇的小困境，因為不存在這樣的藥。存在的是認真的有氧運動，而且它非常有效。除了美好的作用以外，它沒有任何副作用。你可能已經從之前版本的本書當中了解到有氧運動的最好功效：降低70%的老化，直到你幾乎壽命將盡，並將重大疾病和事故的風險永久降低50%。但也有一些新的功效，將會是新章節的主題。那些仍在職涯中打拚的人，將對新章節的內容特別感興趣。

提升基礎的管理能力

這是一筆好生意：運動（尤其是激烈的有氧運動，但也包括肌力訓練）從根本上增強了我所認為的基本管理能力：活力、樂觀、果斷、好奇心、抗壓性和抗憂鬱能力。**以及，智力**。再看一次這個簡短的清單。對於你的專業、商管效率與生活樂趣，沒有什麼比這些能力更重要。完全沒有。如你所知的，透過行為的改變，你可以大幅增強所有的這些能力。而這些改變同時也可以帶來其他驚人的差異。

讓我們轉換成散文，思考一下我們都很熟知的「美好的一天」和「不順的一天」的變化。某些早晨，你醒來後感覺很好。你心想，**哇**，這真是美好的一天！無論這天是陽光明媚還是暴風雨，都是如此。你充滿活力，對新的一天充滿期待，對生命充滿渴望。在這些日子裡，活力可能是最重要的部分。當你精力充沛地醒來，你就像是另一個人。當你覺得乏味想要一筆帶過時，你就應該待在家裡。認真的運動計畫會產生瀑布般的活力，改變你大部分的日子。我有時認為活力是那個關鍵的管理或專業發展的天賦。但是，我不知道，也許是認知能力，純粹的思考能力可以是關鍵。我猜測是如此，因為這在我的生活規則中占有重要地位。但是你不必選擇，因為相同的行為改變會影響所有的這些層面。這是一個「帽子戲法」，結合了增強的認知能力，與更多活力、樂觀，果斷、關懷和趕走憂鬱感。把所有的這些放在一起，砰的一聲：你變成最好的狀態了。而且你大多數時候都可以是這樣，幾乎所有的日子，都可以是美好的一天。

再想一下，在「美好的一天」醒來，然後看報紙。幾乎所有內容都使你感興趣。有幾則內容激發可能對你的工作或私人生活有幫助的想法。現在，這份報紙不僅僅是報紙，而是行動的清單。這就是活力的優勢。

現在，再想一下普通時候的樂觀、關懷和果斷。我們都知道，外頭有著幾百萬個糟糕的想法，但是，也有一些美好的想法。而能夠抓住美好想法的人，就是擁有**關懷**和**樂觀**天賦的人（**嘿，我可以預見這將對我們有幫助！**），與**好奇**和**果斷**的天賦（**我要把報紙的這個部分剪下來，然後與莎拉和比利談談**）。對新事物的開放性是很巨大的。

現在，思考一下「不順的一天」。在那些日子裡，報紙上什麼都沒有，你幾乎不想看報紙。工作的時候，你都在偷懶，但這是一種掙扎，而並不有趣。新的想法不會冒出來。就算新的想法冒出來了，誰管它？我說真的，有誰會在乎？我可以繼續說下去，但是你知道糟糕的日子，我們都有過。認真的運動有助於擺脫很大部分的不順。

哈利早已預見

推出本書的第一版修訂版，並宣揚有關行為改變和大腦的驚人資訊，對我們所有人來說都是一件快樂的事情，除了一件事：哈利不在這裡。我在〈前言〉一章中談到了這一點，但它的不足之處在於，儘管哈利應用「明年更年輕」的方式生活到極致，但哈利仍因為可怕的不幸，而年輕逝世。但在這之前，他對新章節的主題表現出極大的興趣，並以他慣常的、令人信服的方式寫了許多新章節的內容。

我們在二〇一六年出版、探討關於鍛鍊計畫的一本書中（*Younger Next Year : The Exercise Program*），包含由比爾．法布羅奇尼（Bill Fabrocini）負責的運動部分。在該書的簡介中，哈利也談到了很多新的想法。在某一段談到我們熟悉的身體變年輕的概念之後，他接著說：「**你的大腦也**

會變年輕。較新的研究顯示，運動對認知方面有很大的益處。數據和個體生物學各不相同，但是，如果你的身體健康，則與久坐不動的人相比，你的認知效率（解讀為「更聰明」）將高出10％。」我認為這是一種革命性的看法，而真正了解這一領域的艾倫．翰彌頓對此也贊同。

哈利說，擁有一千億個神經元的大腦是「已知宇宙中最複雜、最精密的物體」，它在訊息流動上，連網際網路都相形失色。他說，問題是，你該怎麼做才能啟動它？答案是，給它挑戰。他說：「只有三大具備足夠難度的挑戰，可以使大腦維持健康並成長：與他人的真正情感互動、對重要事項的認知參與及社交互動，還有運動。在空間中移動身體是非常複雜的動作……運動是進化的核心，它是改善我們的認知和情感大腦的關鍵。」

然後，是這段愉快的文字，有著不同的重點：「**運動會釋放出強大的大腦化學物質，進而創造出的活力、樂觀和情感的提升，這些是你盡全力投入於生活時所必須的。**」

原先的書中沒有這些內容，因為那時還沒有人真正知道這些。蘿拉．約克是原書的經紀人，她是哈利的真愛，也是他的遺作管理人。我和蘿拉最終得出結論，針對原著寫新的擴展版本很重要，因為這些資訊**應該**在這本書內。蘿拉聯繫上艾倫，他是一個非常忙碌的人，是神經（或大腦）科學領域的巨擘，蘿拉說服他寫了一章。我們和你都很幸運。哈利是腦科學領域的認真**學生**，艾倫則是一位認真的**老師**，是該領域的佼佼者。請仔細閱讀他的章節，並且享受其中。

另外有一件跟新版有關的趣事：沒有需要修改的地方。我們有很棒的新資料，但舊的內容卻依然非常站得住腳，且這些建議變得更加真實和重要。太好了。

「到你八十歲以後……」

那麼，還有什麼是新的呢？嗯，舊版的書提出了一個沒有解決的問題：這些事情能有多久的作用？精裝本的原始封面上寫著：「給超過八十歲的生活指南，讓你活得像五十歲。」很出色！但是最近，我的疑問是，嗯……可以超過八十歲到多遠？我很多年長的朋友都問同樣的事情，我不得不說，我真的不知道，但是我有一些看法。

恐怕這裡沒有新的科學，但是我可以分享一下我自己的經歷，我認為這可能會有所啟發，因為這與舊版的基本資訊相符，只是有一點調整。我現在已經八十五歲了（我自己也很驚訝），「明年更年輕」的生活方式對我很好。你不會將我誤認成五十歲的人，這是肯定的，但是你可能也不會認為我是八十五歲的人。而且我的生活非常充實與美好，這是我想要強調的事情之一。我們所有人的腦中，對我們八十歲時的樣貌都有所想像，而那幅畫面非常可怕。關於此議題的書都很灰暗，大多數專業人士的建議都很無力，而我們所見的大多數長輩的樣子，都令人恐懼。因為他們大部分都是一團糟，所以我們腦中八十歲的景象也很悲慘。嗯，我對這件事情有所了解，我認為這些是胡說，所以我想稍微調整一下那幅景象。在你八十歲時，不會都是吃喝玩樂，但可能比大多數人想像的要好很多。改變你腦中該死的想像、改變你的生活。

接下來的哈利的這個故事，可以讓你了解未來的可能性。當我快八十歲時，哈利、我以及他的心臟醫生朋友正在伯克郡騎自行車。我們正在騎上一座地獄般的小山，而我騎在最前面，帶領我們爬上十二度的斜坡，非常陡……是會讓你跌下自行車那樣的陡峭。我一直拙於運動，但是，按照哈利的法則，我維持著良好的體態，而且我很高興能為兩位比我年輕二十五歲的健康男人帶頭一陣子。接下來是重點。哈利後來告訴我，他的心臟醫生朋友對我的表現相當驚訝。哈利告訴他，這沒什麼……**這應該是新的基準**。哈利說，他希望美國的**每位研究老化的學者都能和我們一起騎這趟旅程，也就是，和我一起騎這趟旅程。**因為他們都完全低估了老化仍然可以活得很好。他們將標準設得太低。最終，在你八十幾歲，也許是九十幾歲，你將陷入困境。但是，拜託！你沒有理由在這段期間活得像笨蛋。改變你腦海中的景象，然後去追求你的人生吧。

好吧，如果你還能忍受的話，接下來還有其他相關的內容，看起來很丟臉，像是在吹噓（當然，是吹噓沒錯），但這不是重點。關鍵是要改變你的腦中想像的畫面。

我很拙於運動，一直以來都是如此。但是我仍然可以快速滑過標示著黑色菱形圖樣的高級滑雪道，並在我們被高山屏障的湖泊上，搭我的單人小划艇，划槳而行直到我開心為止。以及，舒適地騎著我時髦的自行車五十至八十公里。雖然不是在洛磯山脈騎「幾個世紀」了，但是，那又怎樣呢？當我寫下這些文字時，我們正坐在飛機上，從滑雪之旅飛回亞斯本。而且我要在強烈的快感中告訴你，我滑雪的控制力、速度和**樂趣**一如既往。好吧，我的滑雪速度稍慢一些，在高級滑雪道上的時間也少了一些，但我不遺餘力。而且如果不是因為我的膝蓋不好的話，我就會去滑樹林裡的隆起地面了。（這週三我要換掉我的膝蓋，就是為了要滑雪。）

我太不協調了，所以在五十年前，我花了非常久的時間才學會這項運動，但是我終於學會了，然後瘋狂地練習。我成了很好的休閒滑雪者，這對我來說這是個奇蹟。**我**，可以那麼優雅、那麼動感。我好愛滑雪！但真正的奇蹟是：我現在仍可以像這樣滑雪。我在輕鬆控制的情況下，四處俯衝，優雅地「感受」滑雪板、我的雙腳和雪地。這是種美妙的感覺，我感覺自己不像是年輕人，但也不像八十五歲的人。我喜歡這樣。它告訴我，我還活著，而我很喜悅。我們見面的第一天，哈利告訴我，某天，我一定會挑戰越野滑雪。好啊，但是今年不行，或是明年吧。

如果你不喜歡運動，也沒關係。美好的生活包含所有的層面。對我來說，美好生活的很大一部分是工作。從七十歲開始寫書至今，我仍在寫書，已經有六本書了。請一定要讀我和傑洛米・詹姆士（Jeremy James）一起寫的《養背，明年更年輕》（*The Younger Next Year Back Book*），這本書是在二〇一八年出版的，是一本傑作。我剛寫完第一本小說《實際的航海探險家》（書名暫譯，*The Practical Navigator*），這本書是關於一個法律謎團，書中重述了牛頭怪米諾陶（Minotaur）的神話故事，以及對沉迷性行為提出認真的反思（什麼！）。這本書歷經了大量**千辛萬苦且耗盡心力的工**

作，也是我最喜歡的書。

我喜歡寫書。而在截然不同的領域，我和傑洛米最近開始了新的事業（幾乎由傑洛米負責），透過影音的方式，教人們如何治癒自己的背部：BackForever.com。你可以去看看我們的網站。如果你也願意參與的話，我們已經集資了數百萬美元，看起來應該會做得不錯且可以改善許多人的生活。我有說過我今年八十五歲了嗎？很好，改變你腦中討厭的那幅景象吧。

我仍在做主題演講，這讓我更有自信。我的妻子希拉蕊和我一直都在款待朋友（我負責下廚，她負責展現魅力），我們和朋友一起旅行或獨自旅行，大部分是自行車旅行公司 Butterfield & Robinson 的行程，以及其他。這是美好和相當緊湊的生活。我是否已看到這種生活的終點？當然，畢竟，我們都在往瀑布的方向前進，尤其是我。但終點還沒到，而我的目標如同往常，是像卡通角色威利狼（Wile E. Coyote）一樣，走過懸崖，永遠不低頭看、永遠不回頭。

以下是一些或許值得了解的細節。你應該知道，隨著年齡的增加，鬆懈的誘惑會變得更加強烈。但是，不鬆懈的重要性也越來越重要。為什麼？因為衰老的浪潮變得更加強烈，而且我們越來越不想反擊。這很奇怪，但也是真實的。但這就是重點：如果要繼續擁有美好的生活，我們就必須用更大的決心進行鍛鍊。我試過加倍運動，但是效果有限。那確實沒有用，但是也讓我沒有真正懈怠，對我有很大的幫助。每當我遇到一個走上另一條路的朋友，或者每次我有一段時間未運動時，我都會意識到這點。驚人的是，每當我鬆懈一段時間，即使是很短的時間，影響也會非常顯著。我的有氧運動能力明顯下降。但是，最驚人的影響是在那些「新領域」：我的活力、樂觀、精神敏銳度與在乎的能力急劇下降。嚇死我了，這讓我覺得我走在深淵的邊緣，我必須**努力**避免成為一個了無生氣的人。這是絕對的。

挑戰性的腦力工作，是維持認知能力的關鍵，艾倫和哈利花了不少篇幅強調這點。這聽起來有些不幸，因為我們大多數人在退休時很難找到認真的腦力工作。有兩個重點：首先，這並非不可能。你可以找新工作或兼職的工作，促使你進行認真的認知工作。或者，你可以做些快樂的事情，這些事情也有同樣的作用，例如：上課、寫書（無論是否出版），學習你關心的新事物等等。**活用你的心智！**

其次，令人驚訝的是，劇烈、複雜的運動本身對你的大腦來說就是**極其**辛苦的工作。想想看，在整個運動過程中，尤其是在做辛苦且複雜的運動時，大腦都必須以閃電般的速度進行各種複雜的改變和調整。大家已知的是，複雜的身體活動會讓你的大腦「成長」。不僅僅是大腦中與身體動作直接相關的部分，負責思考的額葉皮層也會強化、成長。所以，如果你不想與尼采或叔本華一起安靜地消磨一小時，那就去健身房做些劇烈的全身運動吧，這對你也有幫助。如果你需要一些好的建議，可以閱讀《明年更年輕：今年就變瘦的運動指南》（書名暫譯，*The Younger Next Year Exercise Book or Thinner This Year*）一書中，比爾．法布羅奇尼寫的部分。他非常厲害，會告訴你明確該做什麼。不好意思，插播了這些，但這不是為了廣告，而是我能給你的最佳建議。

容許錯誤的空間變小了

現在，讓我們坦率地聊聊。無論你多麼努力運動，也無論你多麼活躍地進行腦力拓展的活動，你都將遭受到身體和精神上的一些逆轉。記住，在本書中，我們曾說過你可以將70％的老化推遲到幾乎人生的終點。這並不是百分之百，且這仍然是真的。你可以做很多事情來維持力量、平衡和協調，但是你沒辦法保留全部。實際一點，並隨時思考比爾這些有智慧的話：「隨著年紀的增加，你犯錯的空間也縮小了。」你必須採取措施來面對這個問題。

不論你本來的駕駛表現如何，現在你在車內的反應時間變慢了，所以開車時放慢速度，在難開的路段要格外小心。這也適用於滑雪、騎自行車，與所有事情。有很多你過去不用思考就可以做的事情？你不能再這樣做了，你必須停下來思考。我討厭這樣說，因為它聽起來很笨拙，但是你在走路時必須思考。你不再總是選擇正確的路線，或是將腳抬得夠高。而且你會忽略以前會注意到的東西。

接下來是個有點慘的小故事。兩週前我在亞斯本外出時，我走在人行道上，突然頭朝下跌到路上……猛烈地用我的臉著地。我從不跌倒，從來沒有。我從未在滑雪、騎自行車或開車時受傷。我的本能反應很好，而且和莽撞的人相比，我算是很謹慎。這一跌，我人在地上，雙眼都是可怕的瘀青，肋骨折斷了，且不得不去醫院檢查是否腦出血。

最有可能使我跌倒的原因卻很怪：我當時穿著一雙非常舊、很重的弧形底運動鞋，鞋底幾乎已經磨損了，當鬆軟的鞋底卡在人行道上的凹凸處，我就跌了。如果是十年前，我事先就會注意到我的運動鞋不能穿了。而且，如果我要跌倒了，我很有可能會止住我自己跌倒。現在，我做不到了。為了平衡和協調性，我做比爾建議的「快步」運動，和其他一些精細的肌肉運動。它們幫助很大，但是我的狀態仍然有些下降。所以……請放慢速度，不時檢查你的裝備，注意你的行進路線。很抱歉告訴你這件事，但這是現在的真實狀況，你容許錯誤的空間變小了。

接下來是另一個討厭的故事。舊版書中最受歡迎的章節之一是〈那飲料〉（本書第十六章），講述適量飲酒的樂趣。這章的內容仍然真實，仍然很棒。但是，親愛的，如果你年紀真的很老，現在對你和我而言，就不再是如此。當你邁入八十歲時，你就不再能有恃無恐地喝酒，有可能你根本不能喝酒。毫無疑問地，酒精會殺死腦細胞，而你再也無法承受這樣的後果。我發現如果我適量，每晚只喝一杯，就不會有問題，但是如果超過，我在隔天早上就會有感覺，不是感覺宿醉，而是感覺**很笨**。我很明顯地變笨了，天啊！我愛喝酒，並打算永遠喝酒下去，但我討厭愚笨，所以我喝不多。哈利不贊同我的行為，他是對的。可憐啊。順便說一句，減少喝酒或戒酒對睡眠有很大幫助，正如艾倫所說，睡眠非常重要。

以下是給八十歲的人（與或許是七十歲的人）的一些一般性建議：開心點！我是地球上最後一個提出這個觀點的人，但我強烈認為，你在八十幾歲時，必須放下你的野心。你還是要做些事情，且瘋狂地投入，畢竟你是威利狼。但是，請思考一下壓力。我曾經以為我不受壓力的影響，這在一定程度上是正確的。但是，令我恐懼的是，我現在看到的事實已非如此了。一趟簡單的國內飛行後，第二天我就會感覺有點笨拙。我必須放鬆點。我討厭這樣，但就是如此。總的來說，現在我有意識地嘗試隔開壓力大的事情，例如演講、殺手等級的自行車活動等等，並增加休息的時間，不是很多，而是一些。是小睡，兄弟。我一直是愛睡午覺的人，我現在比以前更愛睡午覺。是的，年輕人，請注意犯錯的空間。你出錯的餘地正在變小。如果你想玩得開心並做些正事，就必須好好對待自己。

好的，這是結論了：在你的一生中，你對自己的思想和情緒有極大的控制權，尤其是當你的年紀增加時。但是當你的年紀到了非常老的階段時，你必須注意要命的、不復以往的犯錯空間，而且你必須一直做運動等。但是，看在上帝的份上，這些事情會讓你變得**更聰明**，更強大，更好看（一些些），而且更快樂（很多）。因此，請認真鍛鍊並認真投入**你的工作**，這與你生活中的任何事物同樣重要。保持理智，但是放手去做，這會很有趣。

終生保護你的大腦

—第二十二章— 艾倫・翰彌頓撰寫

我是在哈佛受訓的腦外科醫生，而在本書出版十五週年的新版裡面，我又扮演著什麼樣的角色呢？

在我早期的職業生涯中，我對住院的患者措手不及地面對出院和復健感到沮喪。就我而言，我面對的是經常有嚴重神經功能缺損的腦瘤病患，他們準備回家或是去神經復健中心。令我感到困擾的是，整個出院與改善身體的概念，聽起來像是冗長乏味的瑣事，而不是樂觀地往前進、追求更好、更健康的生活。我一直在問自己，**讓人投入的熱情在哪裡？**

我在找某種可以激發患者完全康復的東西。我感覺醫生將重建身體與心靈、找回健康與力量的過程，限制在康復過程中零散、無聊且瑣碎的框架內。我希望我的患者像運動員一樣，有動力去鍛鍊自己的心理和身體。我希望他們可以訓練自己以達到康復的效果。我希望他們有一個鼓舞人心、具備號召力的教練，而不是某個盯著 iPad 看的宅男。

我在這本書中找到了這個教練的聲音。我喜歡克里斯・克洛利的方法，他聚焦於如何將生命視覺化，成為一項耐力運動，而人們必須為此訓練其心智和靈魂。同時，擁有醫學背景的合著者亨利·洛奇博士以自己務實、簡單且明智的方式，將科學簡化為一套理性鼓勵、平易近人的計畫。我也提醒病患，儘管這本書講的是五十歲、六十歲及更年長的「老傢伙」，但這不是重點。無論你是二十歲還是七十歲，都可以擁有長壽的生活，而本書討論你如何做到讓你自己擁有最健康的身體狀態。這是我關心的重點。這本書與同系列的書中，沒有任何一句話暗示放棄的可能性。我希望克里斯和哈利成為提供患者建議的人，於是我開始發送給病患這本書，就像是晚餐後的薄荷糖一樣。最重要的是，我想讓我的患者擁有可實踐的、可測量的、有效率的解決方案和訓練，以及更重要的是用之不竭的樂觀。所以，本書成為我的聖經。我甚至告訴病人，只有在他們穿著運動褲和運動鞋出院時，他們才會得到這本書。

克里斯和哈利都是我的榜樣，一個是人生的榜樣，一個是在醫界的榜樣。哈利去世了，他還太年輕，還有太多成就在等著他。但是，當我被邀請為這個十五週年紀念版增加一章關於大腦健康的章節時，我抓住了這個機會。這本書中，在十五年後有全新且相關的資訊的領域，就是大腦！首先，因為它注入了我自己有關維護和增強大腦功能，直到甚至最年長歲數的所有看法。但是，更重要的是，因為我可以參與克里斯和哈利的作品，並繼續為他們加油。

心智退化並非不可避免

有時候，我們就是徹底地錯了。這樣的錯誤在醫學領域總是尷尬地規律發生。我們認為大腦的心智會隨著年齡的老化而下降，但這樣的理解是錯誤的。我們認為大腦的退化是不可避免，且無法預防、先發制人或治療。實際上，我們還曾經聲稱大腦在十八歲以後就停止生長並開始走下坡。哇，我們錯得離譜！為什麼？因為神經科學中存在隱性的偏見，這個幾乎在歷史一開始的時候就形成了。在青銅器時代，人的平均預期壽命是二十九歲，到一九五〇年攀升到四十八歲，在近五千年的過程中增加了十九年！這樣，你就可以開始理解這個偏見：平均而言，人們就是活得不夠久，以至於不會經歷到中樞神經系統（central nervous system，簡稱 CNS）退化的影響。

直到十九世紀，才有關於帕金森氏症的神經退化症狀描述；直到二十世紀，才有阿茲海默症的失智症狀描述；這並非偶然。這些疾病只有在人口變得夠老，而人的大腦可能開始發生認知和功能下降時，才會變得明顯。人們認為，當他們達到一定年齡並耗盡其「大腦存款」時，就有可能顯示出損耗的跡象。直到最近半個世紀，高齡化人口才讓退化過程出現了有力的新觀點。即使如此，由美國國家老化研究所（National Institute on Aging）所長約翰．特洛亞諾夫斯基（John Trojanowski）博士，最初所歸納的執業醫師普遍共識是：「對患者說，我們沒辦法幫你，這是非常困難的事情，但這是誠實的回答。我們沒有緩解阿茲海默症的治療方法。」特洛亞諾夫斯基博士還意識到，這意味著專業領域必須採取措施，以確保將焦點從尋求「治癒」的傳統疾病模型，轉變為提倡積極預防或逆轉大腦提早老化。

為了避免我們之中的任何一個人，在到了五十幾歲、六十幾歲或超過六十幾歲的年紀，就覺得沒戲唱了，我請你思考下面這些鼓舞人心的例子，從大腦功能的角度來看，這些人證明了我們老年的那幾十年，可能比年輕時的人生更令人興奮和富有成效。以富亞．辛格（Fauja Singh）為例，他在一百歲時成為世界上年紀最老的馬拉松跑者和紀錄保持者。六十五歲以上的人經常登頂聖母峰，年紀最老的登頂聖母峰者，是到達海拔八千八百四十九公尺的三浦雄一郎（Yuichiro Miura），他在八十歲既熟年又年輕的狀態下，寫下新的紀錄。約翰．葛倫（John Glenn）參議員曾以七十一歲的歲數，寫下美國太空計畫中，參與飛行的太空人之中，年紀最老太空人的紀錄，而著名且才華橫溢的作家法蘭克．麥考特（Frank McCourt）在六十五歲退休之後才開始動筆，他的著作《安琪拉的灰燼》（*Angela's Ashes*）獲得了普立茲獎的肯定。我們將在本章，透過不同的面向，去討論改變生活方式的最佳指南，讓我們每個人都可以把握機會，選擇不讓認知退化，讓充滿活力、強化的大腦取而代之，並支撐我們度過生命的不同時刻！

神經退化疾病與老化

認知能力是指讓我們能夠思考、推論、閱讀、集中注意力，並獲得新數據或資訊的大腦過程。反之，心理動作能力是指可以在大腦外部測量的身體素質，例如眼手協調的速度與運動技能的穩定性和強度，和大腦－身體機制的協調性是否功能良好有關。超過一個世紀以來，神經病學家和老年病學專家同樣著迷地記錄了隨著年齡增加，心理動作技能的退化，直到這些紀錄實際上成為教條。但是，正如我們等等將在本章所看到的，這種「退化」並非一成不變。事實上，最新的發現是，有許多令人興奮的方式，可能可以讓我們避免年齡相關的精神和運動能力的惡化！

有大量的臨床證據顯示，平均而言，隨著年齡的增加可以測出感覺運動能力（感覺系統和運動系統的整合）的退化，而且，我們的動作會變得越來越慢且準確性降低。協調、平衡、手部動作的敏捷度和視覺敏銳度也會下降。我們之中有多少人現在戴著眼鏡閱讀本書？動過眼角膜的雷射手術，並不代表你不算其中的一分子，這只是意味著你因為手術而有所改善。大多數研究顯示，在六十多歲的時候會有一個停損點，超過這個停損點，學習新的運動技能可能需要更多的時間和練習，而在六十二至九十五歲的這段年紀區間的人，動作的準確性可能會降低。就算如此，這仍是一個很大的範圍，但是這份文件中所提的退化，正是直到最近，飛機的機師仍受限於所謂的「六十歲規則」的原因，這項規則要求機師在六十歲時退休。這是一個獨斷且苛刻的限制，被迫提前退休的飛機機師，有60%會在接下來的五年內死亡。

然而，我們在許多的醫學領域發現，最初認為「年齡的增加會伴隨著心理和身體的適應性逐漸降低」的教條式概念，面臨著巨大的挑戰。好消息是，飛機機師的法定退休年齡終於在二〇〇七年提高到六十五歲，許多全球性的航空公司都希望將此年齡限制提高到七十歲，甚至更高。這反映了跨工作場所的新體認，即年齡增加不該與能力下降畫上等號！跟機師同樣的疑慮，也出現在其他的專業領域，包括從軍方到顯微外科，從空中交通管制員到電腦組裝生產線工人。全面性地，曾被視為單純預防性且武斷的年齡限制，越來越被質疑是某種年齡歧視，或是與年齡相關的歧視，因為被視為是平均表現下降的事情，已不再被普遍認可。持續增加的是，推動讓強制年齡限制不被支持，並由強制性的年度檢查代替，要求領到執照的人須證明自己仍然具有必要的心理動作和認知能力。一個人的年齡不應該是限制；被證明的能力才應該是。而這些改革運動有某部分是由新的臨床研究所引起的。

隨著年齡的增加，在那些需要所謂的「線索回憶」（cued recall）與「再認回憶」（recognition-based recall）的工作任務中，認知功能皆展現出下降。問你自己「兩年前誰贏得了奧斯卡最佳男配角獎？」這就是線索回憶的一個例子。再認回憶則是，先看到同一位演員的照片，然後被問及兩年前的奧斯卡獎得主是誰。年齡較大的受試者通常在兩種回憶都遇到困難。記憶的這些減少或減縮，與大腦中記憶保存穩定性的關聯，似乎不及與大腦如何啟動記憶提取過程的關聯性。就是說，當我們年輕的時候，我們的大腦更擅長快速尋找和辨識最有可能產生成功回憶的線索。

這種心理動作和認知能力下降，某部分與大腦特定區域的神經元易感性有關，這是對細胞損傷和死亡的「敏感之窗」，在六十至八十歲的之間尤為明顯。例如，我們知道大腦中有一個區域的神經元被稱為黑質（substantia nigra），隨著年齡的增加，黑質特別容易退化。這就是為什麼我們會看到帕金森氏症的發病率，在五十歲以下的人口群組中，是每十萬人中有一個發病者，然後在五十歲至熟齡的九十歲之間，迅速飆升至每十萬人有近一千兩百人患病的驚人比例。同樣地，我們發現海馬迴區域的神經元，對隨著年齡增加而發生的「神經脫離」特別有反應，這是大腦專用於記憶儲存與回憶的區域。在查看與年齡相關的影像學研究時，很明顯地，任何疊加影像所照出的病狀，老化的海馬迴都存在結構和功能缺陷。然而，作為醫學科學家，我們還是太快地接受靜態圖像，只因為這比我們原本想像的要動態得多。

在發育和成年期，海馬迴中藏著的神經前驅細胞（neural progenitor cells，簡稱 NPCs）活躍於替換死亡的神經元。從出生到生命的第二個十年，透過神經前驅細胞替代神經元的轉換率可能高達35%。但是，隨著年齡增加，神經前驅細胞會顯著降低其活動能力：驗屍研究顯示，出生的時候，嬰兒的每立方毫米海馬迴組織中，可以有多達一千六百個新的神經元，而成年後幾乎為零。這是一個重要的發現，因為在記憶研究經常評估的其他物種中，新神經元的下降不會在這些物種身上發生，例如鳴鳥（學習特定物種的歌曲）或齧齒動物（學習與記憶有關的任務，例如穿越迷宮）。核磁共振造影（MRI）研究顯示，成年人在六十歲之前，往往不會減少太多的海馬迴體積，在六十歲時，海馬迴的萎縮加速，而海馬迴的體積可能以每年平均0.1%的比率減少，然而，隨著年齡的增加，萎縮的速度也會加快。同樣越來越清楚的是，儘管老年人的海馬迴中仍然存在神經前驅細胞，但它們處於靜止狀態，也就是處於某種休眠狀態。這被認為只是由於老化的海馬迴缺乏再生能力而引起的。但是，我們開始可以瞥見神經元的層級及其內部的工作，正在描繪一個不同的故事，而且，可能還有一個不同的結局。

大腦老化：分子和細胞

大腦充滿了基因的開關，這些基因開關在發育的過程中，以及在我們整個成年的生活中，都會被打開或關閉，而它們也會受到環境因素的影響。我們的腦細胞並非在真空狀態中運作，隨著年齡的增加，與年齡相關的變化會幫助誘發或預防腦功能障礙或失智。在認知功能障礙評估中，其中一項有趣的遺傳因素之一，稱為抑制元素-1沉默轉錄因子（repressor element-1 silencing transcription，簡稱REST）。

在我們的整個生命過程中，REST會減輕氧化和毒性的損害，並抑制與阿茲海默症相關的澱粉蛋白的過度累積，進而保護老化的神經元。REST 在嬰兒和兒童時期非常活躍，但隨著人們年齡的增加，其活力會大大減少，甚至停止作用。REST 在失智症中扮演重要的角色。研究顯示，阿茲海默症的患者，其大腦組織中幾乎沒有 REST 蛋白。另一方面，在生活中維持較高認知功能的老年人，具有較高的 REST 濃度。REST 高度的活躍性，有助於我們的腦細胞抵抗壓力、主動維持神經元壽命、保持認知功能，並保護我們免受阿茲海默症的侵害。

在預防或減緩認知能力下降中，具有重要作用的另一個因素是腦源性神經營養因子（brain-derived neurotrophic factor，簡稱 BDNF）。這個因子隸屬於神經生長因子家族，可以幫助神經元生長和茂盛。它已被證明是調節大腦可塑性的主要因子。什麼是可塑性？嗯，首先，它與塑膠無關。它與大腦透過重整或建立新連結以適應和重組自身的能力有關。這是大腦防止缺陷或不足（例如中風引起的缺陷）的自然作用。因此，我們知道失明的人會發展出強化的觸覺和聽覺。實際上，某些盲人的聽覺非常發達，甚至可以充當某種聲波雷達。腦源性神經營養因子是引起這種補償性連結的重要因素。低量的腦源性神經營養因子會使人容易發展出退化性神經系統疾病，例如亨丁頓舞蹈症、帕金森氏症與阿茲海默症。運動是增加腦源性神經營養因子的有力刺激，這是運動有助於維持精神機能的原因之一。

大腦功能：老化的成果

好消息是：並非所有與大腦功能老化有關的向量都越來越糟。在某些事情上，老化的大腦會做得更好，值得我們為之喝采。例如，儘管有些人認為青少年的大腦處於「高峰」狀態，但是它在前額葉皮質（prefrontal cortex，簡稱 PFC）和邊緣葉（limbic lobe，簡稱 LL）之間缺乏纖維，前額葉皮質是管理思維、風險承擔和克制能力的來源地，邊緣葉則是負責產生情感反應的區域。我們才剛討論了大腦可塑性與其將經驗整合到我們的思維中的重要性。這樣做的意義在於，青少年使用前額葉皮質功能來克制自己免於風險和衝動決策的能力較差。聽起來像青春期，對吧？好吧，隨著年齡的增長，我們的大腦會在前額葉皮質和邊緣葉之間放入越來越多的纖維束，這裡也是情緒反應產生之處。隨著年齡的增加，我們有效地重整了大腦的連結。這就解釋了為什麼，雖然以前對你和你的青少年朋友來說，喝醉後看看開車是否可以快過迎面駛來的火車，似乎是一個好主意，但現在感覺卻更危險、更不吸引人。前額葉皮質中的那些纖維，在解剖學上等同於智慧，是白色（或略帶灰色）的毛髮帶有白質（由腦及脊髓、神經纖維所構成的白色組織）的纖維束。因此，憑著所有的這些智慧，老年人比年輕人更擅長於評估風險和陷阱。除了前額葉皮質和邊緣葉間的那些白質變化外，在稱為胼胝體（corpus callosum）的結構中，有著更多的纖維束，這些纖維束整合了大腦的左右半球。這種強化的左右半球間的互動，也為老年人帶來了更多認知功能的優勢，特別是在解決問題的情境時。

老年人也更可以專注於一項計畫上。隨著年齡的增加，同時處理多個任務變得越來越困難。首先，大腦永遠不會真的同時執行多項任務，它一次只能處理一項任務。大腦所做的，是嘗試在一項任務和另一項任務之間來回奔跑，而當大腦重新自我校準時，在每個任務之間就會有一個停頓。隨著年齡的增加，重新校準的時間就越長。因此，年長的大腦會學習專注於一項任務，完成任務後，再繼續執行下一項任務。另一項發現是，較老的大腦，較擅長歸納推理，這也帶來了反應性和衝動性行為將較少發生的趨勢。隨著年紀的增加，我們的語言能力會提高。我們的詞彙量增加，且更擅於使用語言表達自己。老年的大腦也更易於分隔，因此，老年人可以更輕鬆地將問題擱置在一邊，然後離開去做一些更有趣的事情。與年輕受試者相比，年長者還能夠從他們的活動中，獲得更大的滿足感和幸福感。

超級長者主義

儘管醫學和非專業文獻廣泛引用了許多年齡有關的衰老統計數據，但更重要的是要提醒自己，這些只是平均值。另一方面，由神經學家馬塞爾・梅蘇拉姆（Marsel Mesulam）所創造的「超級長者」（Superagers）一詞，現在也成為一個明確定義，代表非常態老人和超級表現者的族群。我們所有人都希望獲得加入這個群體的入會權利。我們希望選擇正確的生活方式，可以讓自己加入該群體的可能性最大化。

現在，我們可以開始檢視以下問題：超級長者做了哪些我們沒有做的事情？從本質上講，超級長者優先且最重要的特徵，就是他們會**思考**。而我會強調，他們能夠成為超級長者的條件，是他們**非常用力地思考**。神經學家麗莎・費德曼・巴雷特（Lisa Feldman Barrett）是超級長者的專家，她直接地說：「你可能聽說過，可以玩數獨遊戲和去腦力挑戰遊戲的網站，來鍛鍊你的大腦。這些相對溫和的活動，不太可能增加你成為超級長者的機率，因為難度太低了。你必須用力地用腦，到你感受到負擔的程度。」

實際上，雜誌和電視廣告中充斥著大腦訓練遊戲、拼圖、運動和應用程式，但科學文獻顯示，儘管玩這些遊戲可以提升一個人玩遊戲的能力（所以你自然會看到受試者的分數變高），它無助於提升你的整體認知能力。不，我們談論的是追求新領域的學術興趣；學習新的語言；從事新的職業，且必須學習大量的新資訊；重整你的知識工具；或是，進行全新領域的研究。簡而言之，要成為超級長者，你必須樂於接受學習新知與新資訊的挑戰，而這些新知與新資訊將使你脫離習慣的舒適圈。挑戰知識和認知的極限，必須要成為一種習慣。

正面效應

我們執行此任務面臨的其中一個阻礙，是我們自然地傾向於保護我們的精力，並尋求阻力最小的途徑，尤其是當我們接近六十幾歲，或是甚至七十幾歲時。我們希望追求像是休閒娛樂、去一趟放鬆的假期，或是減少與工作有關的煩悶工作等等，這類的事情。簡而言之，隨著年齡的增加，我們對於在認知能力的挑戰中尋找正向的刺激更有動力，勝過負面的刺激，這一趨勢被老年醫學研究人員稱為「正面效應」。就像我們在前幾章中所學到的，老年人傾向讓自己面對越來越少的挑戰，這恰恰是錯誤對待身體的方式。正如哈利經常提醒我們的，我們必須進行劇烈的體能鍛鍊。身體需要承受壓力，否則我們就輸了。大腦也是如此：追求費力的精神與智力挑戰，讓你的大腦出汗。超級長者會讓他們的大腦加速，讓大腦超速運轉，這是大腦訓練的原則之一：大腦喜歡盡最大可能地活躍。超級長者的特點是，他們的大腦停不下來、好奇心強，且渴望追求新的挑戰和追求突破的新機會。

運動與大腦的健康

在整本書中，我們一直在宣揚運動。原版書中，「哈利的七項法則」中，三項都跟運動有關，哈利明確表示，你必須鄭重地承諾，**在接下來的人生中**，每週運動六天（四次有氧運動和兩次肌力訓練）。嗯，接下來是代表哈利大喊的歡呼：**終生運動是保持大腦健康最重要的因素。**就是這樣。如果我只能送給你一句金玉良言，那就是這一句了。這是一輩子健康的養生方法，可以讓你的身心健康，以維持高品質、自主的生活方式。最大的問題之一，是正常的腦功能在六十歲之前不會退化很多。某種程度上，這是因為六十歲以下的人更容易維持活躍度。只有年齡增加與缺乏活動，像是心血管疾病、高血壓和糖尿病等慢性病對大腦的影響才更有可能出現，並影響大腦功能。**近期研究顯示，良好的運動習慣，可以讓罹患失智症的風險降低一半以上！**

有氧運動

劇烈的身體鍛鍊對於防止認知能力下降至關重要。與一群同齡、久坐不動的受試者相比，維持積極身體鍛鍊的生活方式或是持續進行劇烈戶外活動的人，在晚年的生活表現出較低的認知功能障礙和失智症發生率。正如哈利所說，有氧訓練（跑步、騎自行車、健行與游泳）在這方面具有最明顯的作用。近期的研究顯示，有氧訓練似乎對認知能力下降具有有效的預防作用，尤其是在較高階的控管功能方面。有氧訓練也增強了我們保持注意力和專注的能力。在經過驗證的測試中，維持有氧訓練生活的老年人，和未做有氧訓練的老年人相比，前者的認知和記憶功能明顯更好。更令人信服的是，當以前久坐不動的六十歲至七十九歲受試者，被引導做為期六個月的中度有氧運動計畫時，測試顯示整體認知功能、訊息處理和心理運動技能皆獲得改善。他們的腦部掃描顯示腦容量顯著增加，這在前額葉皮質和顳葉特別顯著，前者是專門負責控管功能（例如做決策、做選擇和風險評估）的區域，後者是大腦之中負責處理情感和記憶儲存的區域。而這兩者都是典型受失智症破壞的區域。掃描還顯示腦血流量和往大腦輸送的氧氣增加。腦容積的增加也反映在灰質和連接大腦不同區域的纖維束（即白質），其神經元數量的增加。在相似且年齡相同的組別上，將相同時間用於做像是瑜珈和伸展這類調節運動者，則沒有看到這種腦容量增強效果。這清楚地顯示，有氧健身在增強與**恢復**中樞神經系統（central nervous system，簡稱 CNS）的健康和功能有獨特的作用。

退休族群中的老年受試者中，逐漸增加對有氧訓練耐受性的人，展現出隨著腦容積增加所帶來的所有的變化，但是，他們還顯示出較多的 BDNF 和許多其他生長因子，例如神經滋養因子－3、突觸蛋白和生長相關蛋白－43。所有這些不僅促進了神經細胞本身的生長和維護，還促進了將神經細胞連接在一起的纖維（稱為軸突）的生長和維護。

肌力訓練

肌力訓練對於預防認知能力下降是否有任何幫助？你不會是希望擺脫舉重吧？關於肌力訓練（也稱為阻力訓練）對腦功能影響的科學文獻，雖然出現得比較慢，但也已開始累積分量。在僅僅兩個月的肌力訓練後，一項研究的受試者就能夠展現其記憶力的方面得到了改善，在立即回憶和延宕回憶，都可以看到改善，儘管訓練的干預只持續了兩個月，但記憶力的改善在實驗結束後仍維持了一年多。此外，當受試者逐漸提高其阻力，記憶的改善效果就更好。所以，回去做舉重吧！阻力訓練也可能產生一些針對特定性別的效果：它似乎可以改善男性的記憶力和言語概念，並增強女性的控管功能。這種持久且延續的效果，是顯著的獎勵，鼓勵人們努力訓練，並鼓勵人們不要忽視定期肌力訓練的行程。

最後，運動療法應包括有氧調節和肌力訓練（記住哈利的法則：**終生**都每週運動六天，包括四天有氧訓練和兩天肌力訓練）。這樣的健身水平可以降低破壞性的化學訊號，例如觸發 CNS 發炎，最後並導致多種疼痛機制敏感化而引發慢性疼痛的細胞激素。這些訓練計畫讓抗發炎的細胞激素（如白血球介素 - 10）大幅增加，並減少像是白細胞介素 - 6（IL-6）和腫瘤壞死因子之類的發炎指標，從而降低隨著年齡而逐漸增加的神經毒性發炎性作用。運動對 C 反應蛋白（C-reactive protein，簡稱 CRP）也有劇烈影響。C 反應蛋白可以透過簡單的血液檢查進行測量，是良好的全身性指標，顯示出人體全身整體炎症的程度。C反應蛋白的水平升高與腦萎縮（腦組織喪失）的發生率增加有關，持續的運動療法可降低C反應蛋白，進而減少對大腦和心血管系統的炎性損害。

因此，運動不僅僅是「老人的好朋友」，它就像神仙的靈丹妙藥一樣，因為運動恰恰解決了我們看到大腦和神經所缺乏的，這些區域與年齡相關的認知和感覺運動能力下降有關。運動直搗問題核心，預防大腦隨著年齡增加而退化！實際上，據估計，到二〇五〇年，引入運動相關的干預措施可使阿茲海默症患者的數量減少多達一百萬人。

認知能力訓練

就像我所說過的，一個人的正規教育程度也與以後的認知功能有關。大腦經受持續的認知挑戰是高等教育活動的一部分，可能會因此而產生一些保護作用。無論如何，如同大家注意到的，參與具有智力挑戰性的活動也可以維持或改善認知功能。同樣地，持續演奏某項樂器十年或更長期，可預測在之後的人生對認知和心理運動技能會有保護作用。

現在，許多研究都將認知與智力挑戰作為超級長者計畫的一部分。在德州大學大腦老化中心進行的一項大型研究，檢視了一項挑戰性的認知訓練計畫對五十六歲至七十一歲受試者的影響。

這項認知訓練計畫稱為策略記憶高級推理訓練（Strategic Memory Advanced Reasoning Training，簡稱SMART）。這項計畫讓參與者解決令人緊張且吃力的問題，這些問題需要邏輯和演繹推理、廣泛的問題解決方案，以及富有想像力且新穎的解決方案。為期十二週後，將其效果與年齡和性別相配對的小組進行比較，此小組做了一百五十分鐘以上的有氧調節運動。從核磁共振造影掃描測出，有氧調節組表現出認知功能改善，而SMART組對特定功能（認知功效和處理速度）的影響效果優於運動組。

失智症研究的一項普遍發現是：以智力挑戰為主的生活方式，似乎可以良好地維持神經元的健康，直到老年。正如一位失智症研究人員所懇求的：「現在不是退休的時候，現在是重整的時候了！」有一項來自美國各地五千多名志願者所參與的隨機對照、雙盲認知訓練的試驗，被稱為「獨立且充滿活力的老年人的高級認知訓練」（Advanced Cognitive Training for Independent and Vital Elderly，簡稱ACTIVE）試驗。參與該試驗的受試者被隨機分為：

（一）無接觸對照組

（二）專注於改善記憶力任務的小組

（三）專注於進階推理的小組

（四）聚焦於強化大腦處理速度的小組

與對照組相比，三個認知組均表現出強化的認知功能。上述的兩種試驗都引起了同樣的一項關注，即儘管認知訓練（尤其是記憶訓練）在實驗室進行的測試有改善的結果，但尚不清楚這種強化是否擴及到受試者現行的、日常生活中的功能。

醫源性不全（Iatrogenesis Imperfecta）

醫源性不完善（Iatrogenesis imperfecta）是一種替代醫學術語，我們用來指患者的問題或疾病是由醫生的治療問題所引起的。換句話說，「你的醫生害了你。」相信我，在今天的所有醫學領域，這都是一個非常現實的問題：醫療不良事件（Medical adverse events，簡稱MAE）是錯誤的醫學俗語，是美國的第三大死亡原因。你很少會看到它以這種方式被列出，但實際上，今年死於這項事件的人數是阿茲海默症的兩倍。

我們必須對醫源性傷害如此警惕的原因是，目前為止引起混亂、精神遲鈍和健忘的主要原因，是醫生開立處方藥物的不當使用和副作用。讓我透過一個真實的故事來說明。有一位七十六歲的女性難以入睡（我們將在本章稍後討論這個主題），她的醫生開了佐沛眠（品牌名為Ambien）處方來幫助她入睡。佐沛眠是一種常用的安眠藥。在二〇一六年，約有兩千萬筆佐沛眠的處方被開立。這位病人每天晚上睡前服用醫生指定的五毫克處方。她開始更加可預測地入睡，並且整夜維持較長的入睡時間。由於先前的中風，她也正在使用血液稀釋劑。使用佐沛眠非常常見的副作用是，它會使人健忘，甚至使人對夜間發生的事失去記憶。它也會使你感到有點不穩且頭暈目眩。因此，你可以想像在評估某人的認知能力下降之前，篩檢通常會引起記憶問題的藥物（參見表一，第三七〇頁）有多麼重要！這位女士的問題之一是，她常常會在半夜醒來，難以入睡，因此她為了再次感到睡意，偶爾會帶狗出去散步。儘管她在早上可以看到栓狗的皮帶放在餐桌上、她的運動衫掛在其中一張椅子的椅背上，但她常常不記得跟狗出門。在某個晚上她帶狗出門，回家的時候，在通往家門的樓梯上絆了一跤。由於佐沛眠，她失去了協調性和平衡。她撞到頭，倒在地上失去知覺，直到早上。她的丈夫在去外面拿早報的時候，終於發現了她，她的手仍然拉著狗的皮帶。最後，病人死了，她的死亡證明書將腦出血列為死因。它沒有說的是，她的死亡是肇因於醫生推薦和開立處方的一種安眠藥的結果，這種藥物使她健忘和困惑，並影響了她的平衡。換句話說，死者的醫生開出的佐沛眠處方從未被列為造成該婦女死亡的主因。死亡證書從未建立使該事件成為致命動作的關鍵連結。

對每個人來說，很重要的是要仔細檢查我們的藥物清單，確保它們不會不慎地導致某些認知或心理運動受損。與你一起篩選藥物清單的人，可以是你所在當地的藥劑師。首先，藥劑師通常比大多數醫生更了解處方藥。第二，對於處方藥進行副作用和可能相互作用篩檢，他們擁有非常詳盡、機器式學習的規則系統。

表一：可能導致老年人口心理狀態改變、錯亂或認知功能障礙的藥物類別

妄想或精神病	• 三環類抗憂鬱劑（例如 Elavil） • 鎮靜劑（例如 Valium） • 抗膽鹼劑（例如 Benadryl） • 使用 H2 受體阻抗劑的抗酸劑（例如 Zantac）
錯亂或認知障礙	• 鎮靜劑（例如 Valium） • 抗膽鹼劑（例如 Benadryl） • 使用 H2 受體阻抗劑的抗酸劑（例如 Zantac） • 安眠藥物（例如 Ambien）
跌倒風險	• 止痛藥物（例如鴉片劑） • 抗高血壓藥物 • 心臟抗心律不整藥物 • 利尿劑

睡眠習慣對大腦健康的影響

當我們變老，睡個好覺也變得更難。實際上，研究顯示，隨著年齡增加，睡眠的所有事情幾乎

都會成為問題，這包括入睡、保持睡眠和獲得充足的睡眠。**無論如何，適量的睡眠對大腦健康很重要。**我們需要的睡眠量隨著年齡的增加而下降：例如，嬰兒每天需要多達十六個小時的睡眠，而大多數成年人每天只需要嬰兒一半左右的睡眠時間。而從這些成年人的睡眠需求來看，我們需要的睡眠每十年會降低十至二十分鐘，直到我們六十歲為止。

睡眠保護大腦免於損傷的重要性有幾個原因。首先，我們的許多大腦功能（尤其是記憶）都依靠睡眠來強化學習和回憶。其次，睡眠不足是壓力的重要來源，會特別引發損害細胞和神經元的發炎指標。近期的研究證明了所謂的膠狀淋巴系統的功能。這是令人著迷的新發現，在睡眠期間，腦脊髓液（cerebrospinal fluid，簡稱 CSF）的流量增加。而腦脊髓液會流入大腦。看起來，腦脊髓液流量的增加，是為了沖洗清理可能干擾神經元功能的毒素和代謝副產物。這可能回答了一直以來使醫生感到困惑的問題：為什麼我們需要這麼長時間的睡眠？排毒過程自然需要足夠的時間，才能使大腦清除掉一整天高度、高速功能運轉所產生的副產物。膠狀淋巴系統可能幫助回答的第二個問題是：為什麼睡眠不足會造成傷害？我們知道，睡眠不足會導致顯著的認知障礙。例如，失去一晚睡眠會產生與喝兩杯烈酒相同的心理運動與認知障礙。沒有人會讓你在這種情況下開車，但是對於夜班工作者、醫生、卡車司機和必須做多個工作的人而言，在這種狀態下執行工作是司空見慣的事情。因為這個原因，飛行員必須遵守非常嚴格的規定，包括可以連續飛行幾小時、每月可以飛行多少天，以及兩趟飛行之間必須休息多久。關於膠狀淋巴系統的第三項發現，是它在清除乙型澱粉樣蛋白（beta-amyloid）方面有特別重要的作用，乙型澱粉樣蛋白會導致阿茲海默症患者的神經元死亡！

你可以做這幾件事情，幫助自己晚上睡個好覺，以維持大腦的健康：

一、小睡片刻：保持午睡時間不超過三十分鐘。短暫的午睡有助於健康，但較長的午睡實際上可能會使你感到昏昏沉沉，並使你的身體感覺自己睡得太多，以至於晚上難以入睡。

二、燃燒熱量：保持身心活躍代表著你在白天要消耗大量的卡路里。這也意味著你在白天很有活力，這會暗示你的身體進入明顯生理時鐘的狀態。

三、規劃睡眠時間：規劃你的睡眠時間，設計你的一套睡眠儀式，讓你可以總是在晚上十點左右去睡覺。刷牙、換上睡衣、閱讀十至二十分鐘，然後關掉燈、將枕頭塞在頭下。完成所有這些事可能需要大約半小時。依照時間和順序設計這套儀式，因為這些事件中的每一件事情，都將提示你的大腦該關機睡覺了。即使你難以入睡，也要遵照同樣的就寢時間。

四、做一些禁食：養成在晚飯後吃甜點的習慣，然後，接下來整晚禁食。這樣一來，你就不會在準備入睡時還塞能量給身體。（這還可以減少睡眠時發生吸入性肺炎的可能性。）

五、保留你的床：正如一位睡眠專家所說的，你應該將你的床保留給「只睡覺和做愛」！床不是機械工廠、辦公室或藝術家的工作室。在當今筆記型電腦當道的時代，許多人在床上工作，同時，也正在看電視或打電話。沒關係（儘管，我想提醒你，大腦實際上不能有效地執行多工任務），但是現在，床已成了開始工作的暗示，而不是睡覺的暗示。

六、不要這樣做！晚上不要喝酒或咖啡因，它們會破壞你體內本身準備睡覺的機制。

七、溫度冷一點：人體在比我們工作環境冷一點的房間裡，會睡得更好。同樣地，身體需要停止運轉並節省能量，而在舒適的毯子下蜷伏是你可以加入日常活動的另一種提示。只要記得，先將空調溫度調低。

八、不要顯示時間：不要把時鐘放在臥室裡顯眼的地方，這會提醒你自己花了多久時間嘗試入睡。當然，如果需要，你可以看手機上的時間，但是時鐘和專注於時間流逝（或缺少時間）可能會令人沮喪，並且會使你發火而不是放鬆。

九、不看電視：如果你想幫助自己的大腦入睡，請不要看你最喜歡的科幻電影或謀殺推理劇。你可以打開白噪音產生器、聽一個故事，或一些舒緩的新世紀音樂來幫助你入睡。有許多應用軟體，例如Calm，都是很棒的助眠工具。

首要原則是你必須幫助大腦找到睡眠，讓你的大腦（以及身體的其餘部分）可以保持健康。如果你入睡的時間不夠長，以至於醒來後精神渙散，那麼，你需要與醫生討論，確保你沒有任何健康有關的問題，這些問題可能導致你的失眠。

大腦所需的營養

我們知道食物對人體來說是某種藥物，如何吃才能促進大腦健康，是大腦健康最熱門的趨勢之一。麥克斯・盧加維爾（Max Lugavere）是一位年輕的電影工作者和新聞工作者，他也恰好在照顧一位患有阿茲海默症的親人。當他為了尋找阿茲海默症的治療方法而找過許多醫生，卻遇到了他所謂的「診斷和再見」，也就是，「我們已經告訴你你的症狀，但是我們對此無能為力」。這就是醫學院。可以理解的是，他感到沮喪，並從維持或改善腦部健康的角度，開始研究營養學。在接下來的七年，他研究營養與神經退化性疾病之間的關聯，這使他寫了一本書《超級大腦飲食計畫：擊敗失智、調校大腦，讓你更聰明、更快樂、更有創造力》（*Genius Foods: Become Smarter, Happier, and More Productive While Protecting Your Brain for Life*）。盧加維爾承認自己一直都著迷於營養，但這項研究是為了幫助自己的家人，這促使他逐漸將研究發展成連貫且大規模的文獻。這也幫助我們可以決定，如何用盧加維爾所謂的「超級食物」來為我們的大腦增加動力。

他的一些研究結果，建議納入磷脂二十二碳六烯酸（磷脂質ＤＨＡ），確保細胞膜的結構完整並修復細胞膜。油是磷脂（包括磷脂質ＤＨＡ）的豐富來源，富含卵磷脂的食物也是，例如雞蛋、橄欖油、小麥胚芽、豆漿和杏仁奶。盧加維爾還特別強調蝦紅素，這是一種在野生鮭魚和龍蝦中發現的海洋類胡蘿蔔素，它們非常適合納入超級老人飲食方案，因為它有助於活化促進長壽的途徑，並強化腦細胞存活和神經可塑性。另一個超級食物是酪梨，它是抗氧化劑含量最高的食物。抗氧化劑是重要的化合物，可以使造成細胞膜損傷和早期細胞死亡的物質失去活性。盧加維爾將吃手榴彈形狀的酪梨，比喻為投下抗氧化、保護大腦的「炸彈」。其他一些超級食物包括有機草飼肉（肌酸酐的重要來源）、雞蛋、綠葉蔬菜、黑巧克力（對不起，不是牛奶巧克力）和蘑菇。蘑菇中含有大量的強效抗氧化劑，蘑菇攝取量高和延長壽命與降低罹患阿茲海默症的風險都有關。我們還需要多吃的另一種食物是特級初榨橄欖油，盧加維爾建議每週最多攝取一公升油，因為研究顯示，食用大量的初榨橄欖油可以改善認知功能和處理速度。

腦部健康的另一個重點，是控制禁食時間。隨著我們禁食（甚至只有幾個小時）而迅速增加的酮，是非常好的大腦燃料，而我們知道，來自過量碳水化合物的高血糖，其實會讓大腦功能無法以最佳化狀態運轉。攝取過量碳水化合物的人，被稱為「麵包頭」。盧加維爾建議將一天中的第一餐進食延後幾個小時，並避免在晚上八點以後進食，每天給你的大腦最長的禁食時間。同樣地，為了你的大腦健康，也有其他文獻建議偶爾可以禁食二十四小時。

最後，大腦的營養很重要。理查・艾撒克森（Richard Isaacson）醫生是康乃爾醫學中心阿茲海默症預防診所「阿茲海默症與記憶障礙計畫」的主持人。他參與了客製化設計營養攝取「處方」，這是針對那些基因檢測結果顯示罹患阿茲海默症風險提高的人。艾撒克森非常重視營養攝取，他說：「其中一件最重要的事情，是任何人都可以透過改變飲食來控制大腦的健康。但是，沒有任何一種飲食法是可以適用於所有人的。」地中海飲食包括橄欖油與富含類黃酮的水果和莓果，而原始人飲食則包括富含 omega-3 的魚，與肉鹼含量豐富的肉類。

正念與大腦功能

正念源自東方的冥想傳統。從神經科學的狹隘角度，我會將正念描述為一種重複訓練的方法，用意是增強和拓展一個人刻意管理和應用注意力掌控的能力。就這樣。這聽起來似乎和印度教不太有關聯，但練習正念確實是一種鍛鍊，可以強化人們的能力，讓人在處理離散的資料時可以主動篩選，並屏除其他感知對此專注狀態的干擾。這代表此人正在嘗試控制連結和資訊的流入。因此，例如，如果我在練習坐禪（zazen）冥想——通常以筆直且盤腿的坐姿勢進行——我就必須努力培養我的注意力習慣和技巧，讓我可以忽略一開始為了維持姿勢所出現的輕微不適或侵擾問題。（這是我的親身經驗！）

值得注意的是，對正念練習在臨床應用上，以及對老化和認知下降的影響，其關注度日益增加，這不足為奇。正如我們之前所討論的，壓力和炎症指標物在調節控制神經元健康和長壽的生長因素上，有著重要的作用。社會心理壓力已被證明會導致大腦結構的變化以及隨後的認知障礙。因為冥想特別針對改變注意力的習慣，它可以讓我們接受反感或有害的經驗，卻不會有必然會產生的過度焦慮，並改善我們應對的機制。正是由於這個原因，冥想的實踐已被證明可以降低許多炎症指標物的傳播，例如細胞激素和皮質醇。這也可以解釋，為什麼正念練習似乎可以同時改善認知和記憶功能。

在一項隨機對照研究中，冥想放鬆技巧被證明可以改善老年受試者的睡眠品質、認知和記憶功能。研究善於冥想者大腦活動的研究顯示，負責自我監控與降低注意力渙散的大腦區域連結增強。一項類似的研究顯示，透過核磁共振造影測量，精通冥想者大腦中的灰質和白質的容積增加，這代表著持續的冥想練習似乎能夠隨著時間而引起明顯的結構改變。

整體而言，這些臨床研究實際應用的正念練習，從超覺靜坐到瑜珈冥想，之間有很大的落差，但是在注意力、控管功能、記憶力、處理速度和整體認知功能指標都看得到改善。

最後，在數位時代，練習正念很重要，因為分散注意力的資訊不停地轟炸我們的中樞神經系統，包括文字訊息、收到電子郵件嗶嗶聲、新聞快訊，以及持續演變的全球局勢。不論我們正在做什麼，不論我們身處哪裡，這些資訊像是密集的暴雨一般落在我們身上。因此，我建議我們每個人每天都要練習「找回自己」。這代表著關掉所有資訊十五至三十分鐘，每天至少兩次。讓自己不受打擾：散步、聽聽風聲、坐到水邊（一條小溪、一個湖泊，或甚至只是一座噴泉），或是尋找開放的景色遠望幾分鐘。

人際連結與社交

哈利關於健康、幸福和老齡的重要規則之一，是健康的生活方式包括活躍的社交網絡。親屬關係和友誼的社會聯繫，之所以成為超級長者的公式，有幾個原因。

首先，維持複雜的社交關係，可以訓練我們的心智，讓我們成為一個好聽眾。我們需要捕捉語調的細微差別和肢體語言的祕密，並練習同理傾聽，這需要充分的認知投入。其次，擁有強大社交網絡的人，心血管疾病的意外較少、壓力較小，而這兩者都會阻礙大腦的處理功能。最後，當擁有豐富且令人滿意的感情生活時，大腦的內部環境能夠發揮最佳的效果，神經傳導物質（例如催產素、腦內啡和多巴胺）的分泌會強化，增強注意力聚焦的銳利程度，同時還可以讓大腦內區域間的相互作用更有效率。

再說一次，哈利的第七項法則，也是最後一項的法則，是「連結與投入」。事實證明，這不僅僅是社交的智慧，而是真正生理學的建議，因為大腦**需要**幸福快樂。導致幸福和情緒穩定的神經化學物質，不僅有助於保護你免於壓力和炎症的傷害，還可以讓大腦的運轉更順暢。

跨文化的研究皆證實，強烈的孤獨感是一種獨立的危險因素，不僅會影響健康，也與人生後期更嚴重的認知障礙相關，並預示著晚年的智力退化。長期的研究針對老年族群進行評估後，發現一個人的社會孤立程度越高，之後在生活中發生認知能力下降和失智症的可能性就越大。社會化和人際連結所產生的影響遠超過感覺良好，它們直接影響我們維持大腦認知功能強化的能力！

不服輸的個性

在超級長者身上，人們還看到了另一種特質，我會把它歸結為不服輸。超級長者不會將障礙或挫折視為應該放慢速度或放棄的徵兆。反之，他們將其視為要更加努力以實現目標的激勵。俗話說：「膽小的人不適合變老。」只有堅強的心智、精神和身體才適合變老。我的好友吉米・沙克（Jimmy Salk）曾說過：「用優雅與有尊嚴的方式變老，訣竅就是早上起床後，直視死亡，然後在死亡臉上吐口水，叫他滾蛋！」

早期的失智症什麼時候會發生？

我們如何分辨什麼是正常老化，什麼是惡化？正常的令人煩惱的正常健忘，也可能會因為老化的過程而發生。為什麼？因為海馬迴中發生了某些神經膠增生或損傷，腦血流量緩慢地減少。還有，神經元自我修復的能力，會隨著年齡的增加而降低。正如我們所看到的，許多的這些過程都是可以預防或逆轉的，但讓我們先不討論什麼是正常且非疾病的健忘，與什麼是不正常的健忘。

你可以不時地忘記一個名字。你可以誤用女兒的名字代替姊妹的名字。你可以有話在嘴邊卻說不出口的「舌尖現象」，你想不起來那位女演員的名字，或想不起來用來測量螺栓該打多深的那個「叫什麼來著」的東西。

對於這種狀況，我的規則很簡單：我有十分鐘的時間來回想，然後我會上網搜尋。十分鐘是必要的，因為如果我夠有耐心的話，我通常會回想起來。另外，讓你的大腦記憶起來是一件好事！然後，當然會有「你記得我把眼鏡放在哪裡嗎？」的狀況，迄今為止，尚無良好的全球定位系統應用程式可以解決這種問題。如果正在閱讀本書的你們之中任何人，是應用程式開發人員的話，這會是一個很棒的藍牙應用程式。所有這些事情，都是正常的。

那麼，什麼時候會發生失智症呢？我的第一個問題是：這只是惱人，還是會干擾你的運作能力？第二，這不只是單一事件嗎？你在記住名字和記錄支票簿餘額時，都遇到問題嗎？還是，你是否發現自己很難跟上電視節目的劇情？這些更令人擔憂。第三，你的家人與（或）親近友人是否有注意到什麼？家人和親近的朋友非常了解你，往往可以發現細微的差異，而這些差異可能會被更隨意的觀察者忽略。

失憶發生得越頻繁，它們是年齡相關的良性失憶的可能性就越小。對記憶喪失保持警覺的最好方法，是和醫生討論這個問題，並做正式的神經心理學測試和腦部掃描。

這是期許與行動的時刻

的確，與歷史上其他任何時期相比，診斷出阿茲海默症、帕金森氏症和其他神經退化疾病的頻率更高。這是因為人口結構的變化，大量嬰兒潮世代進入老年。

然而，時代變了，人的態度也不同了。首先，經過半個世紀的研究和發展，仍未找到治癒阿茲海默症或其他失智症的方法。對於某些患者，有些藥物可以幫助減緩失智的發展，但無法治癒。帕金森氏症也是，因此焦點已從醫學干預轉向預防。焦點的改變，開始為老化、超級長者與在生理上和心理上餵飽心智，並保持其最大運轉的能力，開闢了全新的視野。如果我們希望自己能獲得超級長者的頭銜，這正是充滿希望和採取行動的時刻。

現在是振作，回應「費勁、訓練和維持」的呼喚的時候了。我們必須竭盡自己的腦力，跳進費勁的智力追求之中，我們必須訓練自己的身體，讓我們的大腦以最佳效率工作，最後，我們必須吃東西以維持我們的大腦，使它們保持超越平常的能力工作，讓我們能夠使用它們來創造、加強和擴展我們與家人、朋友、社群的人際網絡連結。生命的網絡是大腦的力量來源。

加入尤利西斯的行列吧

我最喜歡的詩是《尤利西斯》（*Ulysses*），是阿佛烈．丁尼生男爵（Alfred, Lord Tennyson）的創作。這首詩的主角是年邁、耗盡力氣、疲憊的戰士尤利西斯，在特洛伊戰爭後他航行回到伊薩卡島的家，他離開了二十年。尤利西斯思索著他回到家後，他的生活將會如何，老戰士在這裡找到了新的靈感。

我成為我全部遭遇的一部分；
但我所有的經歷只是走過那座拱門，
那未踏上的世界在閃耀，每當我越往前，它的邊界就越後退。
停下或停止多麼乏味，
讓其生鏽、灰暗、失去光澤！
彷彿生命只剩下呼吸！

生命累積於生命之上，仍然太渺小，

我的這條命剩下得不多：從那永恆寂靜手中搶來的每一小時，都擁有更多。

因此，我們伸出手，牽起尤利西斯的手，知道我們也將向前航行，勇敢地穿越同一座拱門，我們是果敢的的超級長者在公海中航行，永不滿足於休息。

第二十三章　不懈的樂觀

—亨利・洛奇醫師與克里斯・克洛利共同撰寫

哈利

這本書對老化抱持一種非常樂觀的看法，這是有充分理由的。你可以選擇接下來的人生要怎麼過，而你的人生可以很棒。規則很簡單：努力運動，你會變得更年輕。關心別人，你會變得更快樂。打造你認為有意義的生活，你會變得更加富足。

克里斯對變老非常樂觀，而他是對的。這裡概述的新科學，與我們十年前的想法完全不同。當你認真去做，你會發現這堂課非常簡單：運動和在乎。我們試圖說明為什麼這是如此重要……以及為什麼這是你每天在做的生物學選擇。即使我們已遠離大自然，我們的身體仍然是大自然的一部分，它們仍然像火車一樣，在永恆的鐵軌軌道上往前駛。火車一直在前進，但我們控制著開關。我們可以選擇向左或向右，生長或退化。我們透過久坐不動或孤立而做出的選擇，與我們透過運動或連結所做出的選擇一樣有力。每天晚上在你入睡前，請記住，你今天選擇了那一點點成長或退化，而明天，你可以重新選擇。

就個人而言，我覺得這種進化的生物學令人欣慰。我喜歡知道自己在自然界中占有一席之地，且我的身體按照可預測的規則運作。而我當然喜歡這個概念：我對自己如何變老，擁有很多的控制權。但是大多數時候，我喜歡看看自然世界，在任何一個我轉身的地方，都可以看到和自己生物學相似的連結。克里斯在編輯本書時，不得不刪掉很大一部分內容，在這些內容中，我離題討論魷魚、駝鹿、蠕蟲、蝸牛、果蠅和細菌的生物學。無論如何，關鍵是，我們都是屬於一個比自己更廣闊的世界。

退休的路上，你並不孤單。你所有的祖先都在你身邊，為你打氣，牆上掛著三十五億年演化的家庭合照，敦促你前進。這是一個龐大的基因退休帳戶，你可以立即開始從中提領取用。

克里斯

哈利對我的樂觀的評論，是完全正確的。我們完成這本書時，我正邁入七十歲。我主要的情緒，是對下一個十年的樂觀，而且，如果我運氣好的話，對下下一個十年的樂觀。某種意義而言，這也是我們希望讀者從書中獲得的最重要的東西：在你人生接下來的三分之一時期，對於人生可以多不同與多美好，抱持著樂觀的態度。

我對老化的看法曾經很傳統，就是我在第一章中提到的那條不連貫的殘酷弧線。憑藉過去幾年的經驗，以及對我哈利的科學理論的理解，我現在的看法完全不同，而且是樂觀的。我無法用言語告訴你，但對此我非常感激。這是看待接下來人生的好方法。我希望它可以更長一些，但是，嘿……我可以接受。

十年前不是這樣，十年前我很害怕。每個人，沒有例外，每個人都在害怕和恐懼老化，恐懼退休可能的空虛。和恐懼死亡，而最後這項又似乎與其他兩項息息相關。你在五十幾歲的時候，一直都在思考這三件小小的事情——空虛、衰老和死亡。我就是這樣，但我到了六十歲仍是如此。我在體能上很活躍，但是我很難找到熱情，我對於自己很快就會變老、生病、變笨極其害怕。我怕我將無法做任何事情，我怕我會找不到夠值得去做的事情，或找不到任何可以一起做這些事情的人。

現在，所有這些都消失了。這不只是智力上的體驗，就身體而言，我今年七十歲，比十年前更健康。我更強壯、更靈活，我做更多事。我的個人生活更充實、更緊湊，這是真的。我還有更多事情要做，還有很多人可以一起做。我確實努力創造像本書這樣的新計畫和新的朋友網絡。結果，我要做的事情多過我此生能完成的，而且這些是我很想做的事情。也因為我的生活並非總是這樣，所以我知道這是奢侈。

所以，在我七十多歲的時候，我坐在這裡，有許多計畫，充滿好奇心和樂觀情緒。我相信在我的最後幾年，我會過著有趣的生活，甚至是有影響力的生活。我不會讓時間在無所事事、怒氣和焦慮中流逝，我的生活曾經是這個樣子。現在，一切都還不錯。

我知道……某天早上醒來，我可能會發現腦子裡有橘子大小的腫瘤。或是滑雪時撞到樹。好吧。但是我不認為十年後我的狀態會比今天晚上糟太多。一定會退化，當然，但不會太嚴重，而且當然不會讓我衰弱，跟此有關的所有核心恐懼都已消失。樂觀和好奇心站穩了它們的位置。

我敢打賭，沒有多少人是抱持著樂觀與好奇心邁入他們的七十歲和八十歲。而所有這一切的基礎，就是這個瘋狂的運動計畫，事實證明，這是邁向餘生唯一的明智方法。

哈利

運動絕對是本書最重要的訊息，因為活動就是活著，而且運動很容易落實。你只要讓運動變成你的工作。克里斯並非一直都愛運動，在過去的幾年中，他幾乎每一天，都選擇成長一些。他一直逆著浪潮而游，每年都變得更年輕一點。在七十歲時，他說，他維持著六十歲的狀態，比他認識的任何人都久。那很不錯，但是根據他的上一次壓力測試和身體檢查，他現在其實是五十歲的狀態。

我們所說的老化，大多數是退化，退化是有選擇的，我們擁有控制權。生活中的某些變化不受你的控制，但這個變化是你能控制的。在身體上和情緒上掌控自己的生活，是應對一般的退休和老化的最好方法。而這一切都始於運動。

運動扭轉了我們的社會向老年人傳達的奇怪訊息：老年男性和女性不僅應從工作退休，還應從生活中退休。這個訊息還包括，當你變老卻過著年輕的生活，維持強壯、健康、心理和性生活活躍，以及情感上投入，是不自然的。然而，這些訊息是錯誤的。成長和享受生活是世界上最自然的事情。退化才是不自然的。

克里斯很樂觀，身體的體態變好讓他擺脫了這種社會刻板印象。也給了他熱情和動力去打造充實的生活，在身體上和情感上都是如此，以此邁向人生的下一個三分之一時期。

克里斯

我非常同意運動的重要性，但是連結和投入的重要性很容易被低估。幾分鐘前，我正回想剛滿六十歲的時候，我想到，我當時最大的擔憂不是我會垮掉，儘管我對此也很擔心。我最擔憂的是，我會變得沒用、沒事做和無聊。我對於自己什麼也沒做，感到羞愧。當我第一次退休，發現自己在正中午的紐約街道上走來走去、無事可做時，我的感覺就像是自己剛在電影院看完一部色情電影。

我不想讓我的朋友見到我，因為他們知道我沒有工作，他們知道我沒有事情做。我很長期，都有這樣奇怪的罪惡感。回想起來，這很愚蠢，但是我認為很多男人都以這種方式看待退休。我們無法忍受自己沒有事情做，但我們不知道該怎麼辦。

實際上，這並不難，你只是把不熟悉當成是困難。哈利用這個奇妙的比喻解釋：年輕人的職業道路其實是高速公路，這些路上有仔細標示、巨大清晰的標誌。上大學、從這個出口去寶僑公司、成為美國經濟體中的有用齒輪。但是，哈利說，退休的道路是僻靜或鄉間小路，沒有任何標示告訴你該去哪裡，或該成為誰。沒有人生榜樣，也沒有行為規範，也沒有組織團體在背後支持你。最後，如果你離正確的位置不遠，你將欣賞到路途中的美麗，與它們相對而言的寧靜，你也會感激於你有很多、很多選擇，讓你可以做自己想做的事。但是，這需要一些時間，也需要付出一些努力。

你必須習慣於這樣的概念，就像在任何蜿蜒的道路上一樣，重要的不是要到達某個地方，而是要更享受兜風的過程。退休時，我們必須重新思考成功的定義，事實上，我們應該要擺脫成功。我們大多數人都為了成功而放棄太多，而所得到的生活品質卻太少。最後，你會不解於自己為什麼在那條嘈雜、停不下來的高速公路上，耗費這麼久的人生。不要擔心要去哪裡，就走那條風景優美的路吧！

哈利

這種說法很好懂。這套生活方式的目標，是建立包括健康的身體、思想和精神的完整計畫。想像一個全新世代的超健康老人，與過去的老人都不同，這一個世代將擁有完整的生活，充滿必然該有的挑戰、成功、悲傷和歡樂。

其實，已經有很多人過著這樣的生活，但是很難被看見，因為他們只靠自己的力量。他們離開州際公路，選擇在安靜、車流少的兩線道行駛。那裡不會塞車，也沒有尖峰時間。

如果你加入他們的行列，一開始你可能會覺得很奇怪，好像你應該回到州際公路上，加入急衝的車流。你會懷念一些過去生活的事情，但這是你的新冒險。而且，無論你走哪一條小路，你都會過得很好。

對於這種全新的鄉間小路生活，你只需要一些基本的東西。

你需要某種交通工具，也就是你的身體。好好照顧你的身體，因為這是你唯一的交通工具。你在路途中還需要一些同伴。就像克里斯在書中前面的章節所說的，獨自騎行到夕陽下只會出現在電影之中。如果你很幸運能有同伴，你可以和你的妻子或愛人一起在鄉間漫步；如果沒有，就努力找朋友一起共享這趟旅程。不必擔心你最後會去哪裡，如果你的妻子或朋友有不同的想法，請讓他們負責駕駛一段時間，看看結果如何。

最後，你需要一些老派的勇氣。走在鄉間小徑上卻沒有地圖，這可能會很可怕。你可能會迷路，你會一次又一次地迷路。你人生的下一個三分之一時期將是不可預測的。你不會擁有過往生活的熟悉架構和支持，但也不會有太多約束和限制。你的可能性是無限的。

我們的建議很簡單。忘掉坐在遙控器控制的安樂椅上的退休生活，這太瘋狂了。努力過接下來的人生，但是要按照你自己的方式去做。保持良好的體態，然後出門走走、冒險。結交新朋友，努力經營人際關係，並參與你的社區活動或其他計畫。剛開始時，這些事情可能並不總是很有趣，或並不會有所回饋。你將會在錯誤的路口轉彎並碰到一些坑洞，但是你也會有很棒的冒險經歷。

我父親退休時愛上畫畫。他已經畫畫十年了，並辦了一些成功的展覽。我在辦公室掛著一幅他的畫，這是辦公室裡我最喜歡的東西。在背部手術、血栓和心房顫動後，他開始騎自行車，他現在每天都出門去騎車。我的母親寫了一本小說。雖然她的頸部經過完全重建，但她每天都出門走路，無論冬夏，無論風雨。他們努力與朋友保持聯繫，並在孫兒孫女的生活中扮演重要角色。他們是在羅斯福總統任職時期長大的世代，而他們到今天都還很年輕。

因此，無論如何，靠你自己的雙手解決問題，成為計畫的主持人，承擔一些風險，搭起橋樑。這之中，有些橋樑會垮，有些橋樑會通往那些你不太喜歡的人，但這都沒關係。最終，有一些橋樑會為你帶來真正的友誼。此外，就算你其實並不喜歡群體中的每個人，你還是需要屬於某個群體。

增進你的熱情。我們討論過找到熱情，但是我認為「增進」熱情是更正確的說法。如果你已經有熱情，那就太好了。如果你沒有，那就假裝一段時間。這是認真的建議。假裝你享受其中，不論是什麼事情，直到你的態度跟著改變。從過去三十年的研究中可以清楚看到，在很大程度上，幸福快樂是一種選擇。這是你在大腦的邊緣系統中所做出的決定，外部環境的影響很小，而金錢對此幾乎沒有影響。

選擇幸福快樂，可能是你為接下來三分之一的人生所做的最認真承諾。如果你還沒有試過利他主義的話，這是你接下來的人生可以嘗試的方向。很多人都踏上了這條路，而且他們都非常推薦。他們著手做一些對他人有幫助的事情，通常是在和他人共享的短短時刻所發生的小事情，然後隨著時間而累積。所以，回饋一些東西吧！這是一種自然的衝動，而且你會感覺很好。

克里斯和我不太願意討論靈性的議題。不是因為它們不重要，而是因為它們非常私人。儘管如此，我們兩個都認為，靈性在我們的人生旅程中，占有很大的影響力，而且年紀越大它的影響越顯著。正如克里斯在本書所引述的，被仔細檢驗的人生才能稱得上完整的人生。這些就是我們要說的，不過，我們鼓勵你當碰到靈性的時刻時，更進一步深入探索。

克里斯

我完全同意，但是天啊，哈利！我們不能以提到神聖的事情做結尾。讓我們以「玩得開心」作為結尾，然後闔上本書。我們讓讀者像大孩子一樣玩樂，他們現在應該已經做很多讓自己開心的事情了。

哈利最好的論點之一：玩樂是偉大的哺乳動物的其中一項發明，且玩樂對我們有益。不用考慮、不需要正當理由，玩樂本身玩樂本身就是一件好的事情。因為我們就是為此而生，而且它帶給我們良好的感覺。爬蟲動物、鳥和空中的魚雖然擁有牠們的美麗和技能，哈利，正如你明智地指出的，牠們不會玩樂。只有哺乳動物會這樣做，而我們應該樂在其中。

在人生的最後一段時間，我們應該像水獺一樣翻滾。像小狗一樣蜷伏，像水獺一樣翻滾。這不正是令人上癮的事情嗎？

許多我們的建議，都是以有用的方式「調整自己」，讓自己能夠符合我們的本質和達爾文演化的特徵。

「有用」這個詞讓人想到波士頓北部的清教徒。哈利，你還記得我們小時候聽那些「有用的美德」的乏味說教嗎？嗯，以那樣崇高的意義來看，玩樂是「有用的」，它以最深刻和最有效的方式鍛鍊我們的身體和思想。現在，玩樂是有道德的。做好事會讓人樂在其中，而玩樂本身就會讓人樂在其中。

高爾夫球，現在是打高爾夫球的時候了。還有撲克牌之夜。還有去棒球場看洋基隊對戰紅襪隊。是時候走到院子裡扔出球，即使你離球場相距六公尺也沒關係。是時候和你的孫子一起跌跌撞撞地從給初學者滑雪的山坡滑下山。與你已經七十歲的小學一年級夥伴奇布競速滑下山坡的滑雪曲道。在暴風雨過後衝浪。為自己的每一個生日舉辦聚會。

當我邁入七十歲的時候，一切都是美好的。

只是單純地去做事情，就預設自己只是**去做**事情。學習煮菜。投入一項新運動，現在你的體態已經適合了，**去做**就對了。黑暗將降臨，哈利，我們會獨自走過瀑布，但是不會在這週，可能也不會在這十年內。在這段期間，讓我們盡一切努力去**玩樂**。

好的，就是這樣。我們要走了，最慢到達瀑布另一邊的人是臭雞蛋。

附錄

哈利的法則

一、在接下來的人生中，每週運動六天。
二、在接下來的人生中，每週做四天劇烈的有氧運動。
三、在接下來的人生中，每週有兩天做包含重量訓練的劇烈肌力訓練。
四、量入為出，花費要少於收入。
五、戒掉吃垃圾食物！
六、對事情在乎。
七、建立連結並投入其中。

附錄：作者的話

〈來自克里斯〉

第一章

「……你可以選擇到八十歲，都還活得像是才五十歲的人。」

我們將本書的草稿版本送給一些朋友，以徵求他們的想法。當這句話引起世界上我最尊敬的兩個人，近乎憤怒的回應時，我感到莫名其妙：九十四歲的哈札德．葛拉斯彼，是我四十多年的良師益友，以及我八十二歲的妹妹芮妮．奧斯丁。原來，他們認為這本書太保守了。

「克里斯，」哈札德說，「你讓整件事情聽起來好像在八十歲就結束了，而這完全是錯的。哈利的法則……」然後，他的聲音的力道、節奏和強度加重，這是他這五十年震撼法庭的聲音，「哈利的法則很明顯地適用於你在八十歲時……與九十歲……還有，我敢假定，在一百歲時……就像你在六十歲時執行的那樣有用。」聲音暫停以加強效果。「你只**需要**向人們解釋這一點。」我的妹妹也同樣地堅持。我在此強烈地贊成哈札德和芮妮的話。事實是，「哈利的法則」的影響力和重要性，會隨著年紀增加而**變大**。哈札德和我妹妹就是優雅的例證。

我們並沒有每次讀這本書都想要加入新的想法，但是我確實覺得有義務在此處加上這項簡單的註釋。隨著新版本的上市，我也將年滿八十五歲，我對我妹妹和我的心靈導師的反應也有所了解，而我以極大的熱情支持哈札德的觀點。在八十五歲時，我已經不再是五十歲了，但是我仍然做很多我們在本書中自誇的事情。

我的新見解：當你八十多歲時，哈利的法則和其他所有的事情的重要性就**越來越高**，而不會變低。遵守這些法則非常重要，因為老化的浪潮正在加快速度。如果有的話，就做更多吧。而且，你看，你的狀況會有所退化，你覺得呢？但是，在遵守這些法則與不遵守這些法則的人相比，在生活品質和簡單樂趣上的差異是巨大的。不要停！

第二章

「或是你的戀人或親近朋友？不論你身邊有誰……不論你在誰身邊？」

你可能認為我們寫下打結的這句話，是為了政治上的正確性，這有一部分是正確的。但是更重要的事實是，**任何**深入的連結都很重要，甚至是你的黃金獵犬。這不是開玩笑。所有的連結都算數；所有深入的連結都很重要。讓我重申一下，這本書不僅是為已婚人士所寫的。我們認為這對單身人士（如果有的話）更為重要，他們還有更多的決定要做……還有更多需要思考的事情。

第四章

「讓頹廢的自己全速啟動。」

這些假期活動（以及第十六章中提到的「收錨」假期活動）比聽起來更容易安排。我的好朋友喬治．巴特菲爾（George Butterfield）創立了全球首屈一指的巴特菲爾德與羅賓森自行車旅行公司（Butterfield & Robinson）。你可以寫信至「加拿大安大略省多倫多市邦德街七十號，郵遞區號M5B 1X3」（70 Bond Street, Toronto, Ontario, Canada M5B 1X3）、發送電子郵件至「info@butterfield.com」，或打電話聯繫，他們會給你一本讓你大吃一驚的廣告手冊。他們要價高昂，但服務非常棒。提供很棒的運動，超好的住宿和餐飲，非常有趣。你可以拜訪他們的網站：www.butterfield.com。

有關騎自行車、滑雪和其他運動假期的想法，看看像是《戶外探索》（*Outside*）雜誌這類普通雜誌背面的資訊，或是找針對單項運動的特定雜誌。如果你想找不要太緊湊的假期活動，可以看《旅行與休閒》（*Travel & Leisure*）這類的主流雜誌。森林裡到處都是你可以快速啟動或收錨的好地方，找到這些地方很容易也有趣，去做也是。

「不要因為你沒辦法洗澡就拖延……」

這本書寫完幾週後，我坐在新罕布夏州湖邊小屋的浴缸裡，讀了傑出的文學家弗拉基米爾．納博科夫（Vladimir Nabokov）的自傳，《說吧，記憶》（*Speak, Memory*）。他提到，他的父親是一位具有民主思想的俄羅斯富有貴族，在一九〇五年被沙皇送入大牢。事實上，是被單獨監禁。他說，父親不太介意被監禁，因為他有「他的書，可折疊的浴缸和J．J．穆勒的家庭體操手冊。」我對於浴缸懸掛的鈴有點印象。

我邊滴著水，邊走到我臥室的書架前，果然，我的祖父和納博科夫的父親在一百年前都學同一個大鬍子丹麥人運動。我非常佩服納博科夫，與納博科夫有這種連結真是太好了。我很遺憾地說，這套養生方法沒有使我們兩個的祖先刀槍不入。我的祖父於一九〇四年在塞勒姆因癌症去世，納博科夫的父親於一九二二年在柏林被刺客槍殺。

第八章

「這套計畫最重要的事情，是建立你的有氧基礎。」

其實，建立「有氧的基礎」幾乎可以說有著奇蹟般的功效，接下來的故事可以算是證明。就在哈利和我完成這本書的同時，我完成那趟穿越科羅拉多山峰的「騎車征服洛磯山脈」旅程。想想看：我快七十歲了，超重四點五公斤，而我唯一的訓練就是我們在本書推行的這套養生方法。

我有兩個經驗：我在某天騎完一百三十公里後去按摩。那個按摩的傢伙問這樣或那樣是否覺得痛……是否有特別不舒服的地方……在我的肩膀、雙腿跟其他部位是否有痠痛的地方。親愛的讀者，答案是「不」。不，沒有。我沒有任何一個不舒服的地方。那個按摩的傢伙很驚訝，因為幾乎每個人都有不舒服的地方。唯一的解釋就是：一天一次、累積數年的堅實有氧運動基礎。以及用同樣的、緩慢的方式所建立的堅固關節。

第二天，我們努力騎了兩個山峰之間的一百六十公里，我和我的夥伴以每小時二十四公里的驚人速度做到了。我們騎了大約八九個小時，包括休息站和午餐。在過去的幾年中，我以慢很多的速度完成一百六十公里，而且筋疲力盡。這一次，當我們騎完一百六十公里時，我並不感到疲倦或痠痛。我想出去吃晚飯，在鎮上閒逛……向倒霉的陌生人吹噓。老實說，我可以再騎八十公里。唯一的原因是：我有一個堅實的有氧基礎和堅固的關節，這些是透過這套計畫每天一次所累積而來的。

它確實非常有效，而且很容易，因為你一次只需要做一天份的鍛鍊。然後，你就可以在令人驚嘆的有氧運動基礎上飛入老年，這是只有你一半年齡的年輕人都會羨慕的。

誠實地說，在八十五歲時，我不再做「騎車征服洛磯山脈」的旅行。但是我一直都保持騎自行車三十至八十公里，而且我很喜歡。我仍然大量地滑雪（下坡和越野滑雪）並划船。大多數人幾十年前就已經放棄這些活動了，但是這些活動是我一生中的主要樂趣，並將持續下去。

〔來自哈利〕

生長或退化的科學涉及許多領域，這個主題標準的教科書，因此本書的詳細內容取材自數百篇文章、論文和參考書籍。為了使科學資訊易於閱讀，我們將所有內容精練為一個連貫的故事。它是準確的，但經過徹底的濃縮和簡化，也不可避免地要做出某些讓步，但任何科學上的錯誤都是我自己所造成的。

不過，這並不能使克里斯擺脫責任，因為他是首先要為本書負責的人。克里斯的說法好像當我們初次見面時，「哈利的法則」就已經發展完成，而他只是登記要當示範範例，但事實並非如此。我一直在與患者談論生活方式的問題，並研究了很長期的科學，但是在我們相遇之前，克里斯已經在自己的生活中致力於這些想法很多年。他其實在我的辦公室的第一天，就談過要一起寫這本書。這個念頭花了幾年的時間才有雛型，但這就是這本書的起點。書中的科學來自於我，實作的建議來自於我們兩個人，但生活中實踐的經驗來自於克里斯。

運動

下面列出的書籍適用於所有運動，將為你奠定良好的基礎。幾乎所有的運動，你都可以找到不錯的書籍，因此，一旦你對某個特定的運動感到熱情，請找跟該運動有關的書籍，你會獲得樂趣、動力和建議。（為了幫助你開始，我們的網站也列了許多與運動有關的書籍。）

- **《明年更年輕：鍛鍊計畫》**（暫譯，*The Younger Next Year Exercise Program*），克里斯．克洛利與亨利．洛奇合著／沃克曼出版社（Workman Publishing）

這本書幾乎是給所有人的最佳運動指南，或是教你該如何做的最佳指南。在一本非常精簡的書中，它闡述了進行有氧運動和肌力訓練的關鍵原理（它們有很大的不同，並且由於不同的原因，你兩者都需要）。然後，這本書接著提供該做什麼的具體建議。（以及幾乎同樣重要的是，什麼不該做。）我仍然帶著這本書去健身房。關鍵的內容是比爾．法布羅奇尼（Bill Fabrocini）的精湛說明（和插圖），我認真地認為，他是美國最好且最聰明的物理療師和肌力訓練師之一。以及里格斯．克里卡（Riggs Klika）博士的說明，他知道關於有氧運動的一切。（本段由克里斯撰寫）

- **《精確心率訓練》**（暫譯，*Precision Heart Rate Training*），艾德蒙．伯克（Edmund Burke）著／人類動力學出版社（Human Kinetics Publishers）

這本書是使用心率監測器的細節的出色指南。你在買監測器的同時，真的應該一起買這本書。

- **《給耐力運動員的認真訓練》**（暫譯，*Serious Training for Endurance Athletes*），由羅伯．史萊梅克（Rob Sleamaker）與雷．白朗寧（Ray Browning）合著／人類動力學出版社（Human Kinetics

Publishers）

對於那些想要提高健身水準的人，例如馬拉松跑者和奧運運動員，這本書是聖經。令人驚訝的是，它非常容易閱讀，你可能會發現這本書既有趣又激勵人心。撇開其他不談，它會讓你了解你想要達到什麼樣的程度，就算你不打算點燃運動的火苗，也請閱讀這本書。

- **《遠距離》**（暫譯，*Long Distance*），比爾．麥奇本（Bill McKibben）著／羽毛圖書（Plume Books）

這本書很好玩，用引人入勝的方式讓你一窺極限的快速啟動。本書的作者是一名普通的運動員，曾接受羅伯．史萊梅克（Rob Sleamaker）一年的密集訓練，採用和美國奧運越野滑雪隊相同的訓練計畫。這就像克里斯在佛蒙特州的滑雪營，但是是為期一年的訓練。

- **《我們為什麼跑步》**（暫譯，*Why We Run*），貝恩德．海因里希（Bernd Heinrich）著／艾科出版社（Ecco）

這本書是對跑步的生物學演進背景的精彩觀察。作者是一位生物學家，同時也是超級馬拉松選手。我認為，他是最好的自然作家之一，而這本書是科學與故事的完美融合。如果你喜歡這本書，海因里希還寫了其他幾本書，它們都值得一讀。

營養學

- **《今年就變瘦》**（暫譯，*Thinner This Year*），克里斯．克洛利和珍．薩切克（Jen Sacheck）合著／沃克曼出版社（Workman Publishing）

喬治華盛頓大學營養學教授珍．薩切克（Jen Sacheck）是當紅的明星營養學家，是全美賽艇運動員，也是一個值得學習的好人。在營養建議的沼澤（有時是腐敗的）世界中，她的意見清晰好懂、堅固可靠。遵循她的建議，你會活得很好。本書的後半部分包含詳細的運動建議，是在比爾．法布羅奇尼與里格斯．克里卡博士的寶貴幫助下完成的。比爾是健身教練、肌力與體能訓練專家，在書中負責肌力訓練的部分。里格斯博士則負責有氧運動的部分。（本段由克里斯撰寫）

- **《沖繩飲食法》**（暫譯，*The Okinawa Program*），由布蘭德利．J．威爾考克斯（Bradley J. Willcox）、D．克雷格．威爾考克斯（D. Craig Willcox）與鈴木信（Makoto Suzuki）合著／三和出版社（Three Rivers Press）

這是我最喜歡的營養學書籍，也是關於如何好好變老的指標性書籍之一。這本書探討這一種理想的生活方式。它不是唯一理想的生活方式，你也不太可能採用它，但是這些學習對我們所有人都很重要。這本書的飲食建議很有道理，作者在解釋基本營養原理方面做得很好。將此書作為一本有教育意義的書，而不是實際生活的計畫，但你的書架上要有這本書。

- **《區域飲食法》**（暫譯，*The Zone*），貝瑞．希爾斯（Barry Sears）著／雷根出版社

（ReganBooks）

你可以跳過其中的飲食部分，為了學習營養的部分而讀這本書。這是相當均衡的飲食法，其中的科學雖然不完善，但也相當不錯。這本書的真正優點是寫得很好，而且作者就如何在現代世界中獲得良好營養的闡述很完整。不用理會相關的系列書籍，只要讀最基本的這本就夠了。

- **《飲食與健康》**（暫譯，*Eat, Drink, and Be Healthy*），沃爾特．C．威利特（Walter C. Willett）著／自由出版社（Free Press）

這是克里斯所談過的哈佛營養指南，這本書對於你應該放入嘴裡享用的東西，給予最好且最新的建議。

- **《低 GI 飲食聖經》**（*The G.I. Diet*），力克．蓋洛普（Rick Gallop）著／沃克曼出版社

這本書根據血糖指數（衡量食物中游離糖的含量），將你吃的食物分為三類：紅色表示「避免」，黃色表示「謹慎使用」，綠色表示「吃吧」，使一切變得非常簡單。

認知功能問題

- **《希望的光譜：針對阿茲海默症和其他失智症的，樂觀與全新的見解》**（暫譯，*The Spectrum of Hope: An Optimistic and New Approach to Alzheimer's Disease and Other Dementias*），佳雅特麗．德維（Gayatri Devi）醫學博士著／沃克曼出版社（Workman Publishing）

著名的神經病學家佳雅特麗．德維博士將阿茲海默症重新定義為普性障礙（一種對不同人造成不同影響的疾病），從而改寫了阿茲海默症的故事。她鼓勵擔心記憶力退化的人尋求診斷，因為早期治療可以使醫生和照護者透過藥物和其他療法，更有效地對抗疾病。

生活的其他面向

- **《成功老化》**（暫譯，*Successful Aging*），約翰．羅維（John W. Rowe）與羅伯特．L．卡恩（Robert L. Kahn）合著／戴爾出版社（Dell Publishing）

  我認為這是有史以來最重要的關於老化科學的書，《沖繩飲食法》緊追在後。我只說這些，讓你保留好奇心，希望可以吸引你去看這兩本書。

- **《幸福老年的祕密：哈佛大學格蘭特終生研究》**（*Triumphs of Experience: The Men of the Harvard Grant Study*），喬治．威朗特（George E. Vaillant）著／哈佛大學旗下的貝克納出版社（Belknap Press）

  這是一本極有價值的書，總結了七十五年的哈佛「格蘭特研究」的發現，並得出結論：「愛就是一切。句號。」。愛並非可以讓你活著，而是可以創造一種能被一個人認同的「成功人生」。

- **《哈佛教你幸福一輩子》**（*Aging Well*），喬治．華倫特（George E. Vaillant）著／利特爾布朗公司（Little, Brown）

這本書一探健康和幸福方面幾項最重要的長期研究。這些研究大量招募了在一九三〇年代後期來自不同背景的年輕人，並追蹤了他們生活長達五十幾年。這些研究並不是完美的，但是到目前為止是同類研究中最好的，並且與我們書中的原理直接相關。

- **《狼蹤》**（*Never Cry Wolf*），法利．莫沃特（Farley Mowat）著／後灣圖書（Back Bay Books）

  這是自然作家大師的經典著作，也是一場大腦邊緣系統的盛宴。這本書有些老舊，但絕對是值得閱讀和跟著一起大笑的經典。

- **《G點魔法書》**（*What Your Mother Never Told You About Sex*），希爾達．哈其森（Hilda Hutcherson）著／佩瑞吉圖書（Perigee Books）

  這是一本關於性的好書。它是為女性而寫的；關於男性這方面的主題，沒有什麼書籍，而這本書中的很多資訊也適用於我們，少數男性也因此對女性的性慾有了更多了解。隨著年齡的增加，有關性的部分特別值得你關注。

- **《愛的一般理論》**（暫譯，*A General Theory of Love*），湯瑪斯．路易斯（Thomas Lewis）著／經典圖書（Vintage Books）

  這本書令人著迷的是，一探我們情緒背後的某些生物學現象，新興科學正在改變我們對於感覺和在乎的理解，對此，本書也提出很好的解釋。如果你喜歡情感的科學原理，那麼你會喜歡這本書。

- **《愛與生存》**（*Love and Survival*），狄恩．歐寧胥（Dean Ornish）著／四季現代出版社（Perennial Currents）

奧尼希博士是生活方式對健康的影響力的先驅，在書中歸納大量關於連結和情感支持重要性的研究，闡述很完善。這本書很值得一讀。

- **《心智探奇》**（*How the Mind Works*），史蒂芬．品克（Steven Pinker）著／W．W．諾頓公司（W.W. Norton）

如果你不喜歡閱讀科學書籍，那麼這本書絕對不適合你，但是如果你喜歡，那你將獲得真正的享受。這本書是對大腦生物學的精湛觀察，尤其是大腦皮層，也就是「理性的」人類大腦，這在本書中幾乎被我們跳過。它可能是一本具有挑戰性的書，但我認為它是目前最好的書之一。

致謝

首先，特別感謝哈利[4]。每個人都警告我，合寫一本書是很恐怖的一件事，與我合寫又更糟。哈利制止了這些可能性，哈利不只讓這些事情不會發生，我們的合著與現在的友誼，一直都是我人生中最棒的樂趣。

在完成這本書的過程中，我們獲得了許多神奇的幫助，在此，我需要特別向某些人致謝。我的名單始於亞歷山大．佩尼（Alexandra Penney），她一聽到我的想法就立即「抓到」本書的概念，並從那以後一直幫助我。卡羅．曼恩圖書經紀公司（Carol Mann Agency）的蘿拉．約克（Laura Yorke）為發行這本書所做的，遠超出一般經紀人的工作，她是一位偉大的編輯，一位了不起的朋友，也是一位超級經紀人。我們的編輯蘇珊．布洛汀（Susan Bolotin）也從一開始就「抓到」本書的理念。我和哈利兩個人都是略微強勢的人，我們一起在一本複雜的書上制定內容，而蘇珊在和我們的合作上，是個天才。還要特別感謝我們的文字編輯林恩．史壯（Lynn Strong）。她為了本書辛

4 編注：哈利（Harry）為本書另一位作者亨利．洛奇之暱稱。在本書內容當中保留原書的寫法，皆以此稱呼。

苦了一段時間，她非常擅長於文字編輯，而且她具有幽默感，給予本書很大的助益。最後，感謝沃克曼出版社（Workman）的梅根・尼古拉（Megan Nicolay），她幾乎全包了所有工作，其中最重要的，是繪製重要的「從健康至死亡的生命曲線」圖表。

許多我們的朋友和深愛的家人讀過手稿，特別感謝以下這些人提供幫助：吉米・本卡德（Jimmy Benkard）、泰瑞・康斯丁（Terry Considine）、瓊・克勞利（Joan Crowley），法蘭基・費茲傑羅（Frankie FitzGerald）、哈扎爾・葛拉斯彼（Hazard Gillespie）、埃米特・霍爾登（Emmett Holden）、弗里茲・林克（Fritz Link）、東尼・羅賓遜（Tony Robinson）、洛倫佐・森普爾（Lorenzo Semple）、吉姆・史特巴（Jim Sterba）和傑克・蒂格（Jack Tigue）。我親愛的姊妹芮妮（Ranie）、凱蒂（Kitty）和佩蒂（Petie）都提供了有益的評論。我殘酷的教練艾瑞克・馮・法羅里奇（Eric Von Frolich）對我的肌力訓練和有氧運動章節提供了很大的幫助。紐約體育俱樂部的奧黛麗（Audrey）一直努力讓我保持身體健康，至少直到本書的宣傳巡迴之旅結束為止。我的孩子克里斯（Chris）、提姆（Tim）和芮妮（Ranie）一直對本書很有興趣，給予我不斷的支持與無限的包容。他們現在都已經是老人了，克里斯今年秋天將邁入五十歲，而且，他們一直都在進步。這本書有充分理由獻給希拉蕊・庫伯（Hilary Cooper），因為她的鼓勵，我才開始寫這本書。她的支持堅定不移，她對本書保持濃厚興趣，並且判斷力堅定。她改變了我的一生，同樣地，她也讓本書變得不同。

克里斯・克洛利

我要特別感謝克里斯無限的慷慨。他的慷慨為我們合作關係帶來純粹的樂趣，也造就我們之間日益深厚的感情和友誼，也謝謝他的妻子希拉蕊的支持。我也要感謝二十多年來，我在職場上的家人，哥倫比亞大學（Columbia University）和紐約內科醫生診所（New York Physicians）的同事，他們是世界上最棒的工作夥伴。感謝醫學博士約翰．波斯特利（John Postley）和醫學博士賽思．萊德曼（Seth Lederman），長期以來，他們一直是我的良師益友，他們也針對本書的初稿給予寶貴的意見。謝謝我的兄弟姊妹，並特別感謝我的父母，他們一直跟我站在一起，提供編輯的建議，並用各種方式給我強力的支持。感謝卡羅．曼恩圖書經紀公司，從一開始就抓到本書的重點，並明智地將本書出售給沃克曼出版社，我們在這裡遇到並合作的每個人都非常出色。謝謝厲害的編輯蘇珊．布洛汀，她不僅是真正的合作夥伴，在克里斯和我意見不同時，她也扮演了所羅門王般的仲裁角色。最後，我要感謝蘿拉．約克，她不僅是我的經紀人，而且是我在愛情和人生中的伴侶，以及感謝我的孩子瑪德琳（Madeleine）和莎曼珊（Samantha），她們是我的喜悅之泉。謝謝你們所做的一切。

亨利．洛奇

高寶書版集團
gobooks.com.tw

HD 130
高年級逆齡先修班：逆轉生理時鐘，越活越年輕！老年學權威醫生的飲食×運動×心理全方位回春計畫
作　　者　克里斯・克洛利（Chris Crowley）、亨利・洛奇（Henry S. Lodge）、艾倫・翰彌頓（Allan J. Hamilton）
譯　　者　曾琳之
特約編輯　林婉君
助理編輯　陳柔含
封面設計　黃馨儀
內頁排版　賴姵均
企　　劃　何嘉雯

發 行 人　朱凱蕾
出　　版　英屬維京群島商高寶國際有限公司台灣分公司
　　　　　Global Group Holdings, Ltd.
地　　址　台北市內湖區洲子街88號3樓
網　　址　gobooks.com.tw
電　　話　（02）27992788
電　　郵　readers@gobooks.com.tw（讀者服務部）
　　　　　pr@gobooks.com.tw（公關諮詢部）
傳　　真　出版部（02）27990909　行銷部（02）27993088
郵政劃撥　19394552
戶　　名　英屬維京群島商高寶國際有限公司台灣分公司
發　　行　英屬維京群島商高寶國際有限公司台灣分公司
初版日期　2020年11月

國家圖書館出版品預行編目（CIP）資料

高年級逆齡先修班：逆轉生理時鐘，越活越年輕！老年學權威醫生的飲食×運動×心理全方位回春計畫 / 克里斯.克洛利, 亨利.洛奇, 艾倫.翰彌頓著；曾琳之譯. -- 初版. -- 臺北市：高寶國際出版：高寶國際發行, 2020. 11
面；　公分. --（HD 130）

譯自：Younger Next Year：Live Strong, Fit, Sexy, and Smart-Until You're 80 and Beyond

ISBN 978-986-361-932-1（平裝）

1.長生法　2.中老年人保健　3.老化

411.18　　109016417